中医诊治常见疾病

黄福忠　黄　俊
黄　毅　黄　敏　编著
黄煜坤　黄福发

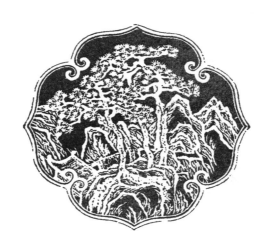

四川科学技术出版社

·成　都·

图书在版编目（CIP）数据

中医诊治常见疾病／黄福忠等编著. —成都：四川科学技术出版社，2021.8

ISBN 978 - 7 - 5727 - 0215 - 0

Ⅰ.①中… Ⅱ.①黄… Ⅲ.①常见病 - 中医诊断学②常见病 - 中医治疗学 Ⅳ.①R24

中国版本图书馆 CIP 数据核字（2021）第 155516 号

中医诊治常见疾病

编　　著	黄福忠　黄　俊　黄　毅
	黄　敏　黄煜坤　黄福发
出 品 人	程佳月
责任编辑	李迎军
封面设计	晓　叶
责任出版	欧晓春
出版发行	四川科学技术出版社

成都市槐树街 2 号　邮政编码 610031
官方微博：http://e. weibo. com/sckjcbs
官方微信公众号：sckjcbs
传真：028 - 87734039

成品尺寸	185mm×260mm
	印张 18.75　字数 400 千
印　　刷	成都市永升印务有限公司
版　　次	2021 年 9 月第一版
印　　次	2021 年 9 月第一次印刷
定　　价	78.00 元

ISBN 978 - 7 - 5727 - 0215 - 0

作者简介

黄福忠,男,生于 1946 年 2 月,汉族,四川省荣县人。主任中医师,自贡市首届十大名中医,四川省首届名中医及四川省首届十大名中医候选人,中华中医药学会全国名医。先后毕业于成都中医药大学和北京中医药大学,张仲景国医大学研究生结业,进修于重庆市中医研究院(所)。曾任内江地区卫生学校、内江地区中医学校、荣县卫生学校、成都中医药大学、四川省广播电视大学、荣县老年大学中医教师,荣县卫生局《荣县卫生志》副总编辑;曾任荣县中医医院住院部负责人、医务干事、门诊部主任,自贡市医学会医疗事故技术鉴定专家库成员,中华中医药学会会员、荣县医学会中医学组组长、中国文化研究会传统医学专委会第五届全国、国际委员,《临床医学荟萃》丛书编委会编委,中国医药教育协会会员,中国疑难病研究协会专家技术委员会委员,兼任华西肝病研究所研究员,成都中医药大学教授等职。

从医近 60 年,长期从事中医临床,兼任教学、科研。秉承大医精诚,熟读经典,勤于临证,攻克疑难,擅长治疗中医内、儿、妇科病证,致力于肝胆脾胃病、心脑血管病及肾病等疾病的临床研究。撰写医学论文一百余篇,曾在国际、国内中医学术会交流和医学刊物发表 60 余篇,并多次获得优秀论文奖。在岗时,获年度"万号医生奖"40 余次,曾先后获得县、市科学技术进步奖各 3 项,并评选为先进个人。享受自贡市人民政府特殊津贴。其业绩载入国家人事部《中国专家大辞典》《中国名医名术大典》《当代传统医学杰出人物》《中国中医疑难病博学荟萃》等书。合著《中医临证经验荟萃》《中医经典著作选释》《杏林耕耘集》《中医诊治疑难杂病》《西医基础理论题解》《中医方药集》等学术专著,先后由四川科学技术出版社出版。

黄福发,男,生于 1954 年 11 月,汉族,四川省荣县人。主任中医师,自贡市第一、二届名中医,荣县首届优秀专家,自贡市十大名中医,四川省名中医,中华中医药学会全国名医。先后毕业于成都中医药大学和北京中医药大学,深造于西南医科大学。曾任荣县人民医院中医科、中西医结合科主任。现任荣县河西中西医结合医院院长。中华中医药学会会员，曾任自贡市中医学会第二、三、四届理事和内科专委会委员。自贡市医学会医疗事故技术鉴定专家库成员。中国疑难病研究协会专家技术委员会委员。中国医药教育协会会员。兼任成都中医药大学和四川省广播电视大学教授等职。

从医近50年，长期从事中医临床，兼任教学、科研。秉承大医精诚，熟读经典、勤于临床证，攻克疑难，擅长治疗中医内、儿、妇科病证，致力于肝胆脾胃病、心脑血管病和肾病等疾病的临床研究。撰写医学论文40余篇，曾在国际、国内中医学术会交流和刊物发表论文30余篇，并多次获得优秀论文奖。在岗时，获年度"万号医生奖"30余次。曾先后获得县、市科学技术进步奖各3项，并评选为"先进个人"，享受自贡市人民政府特殊津贴。其业绩载入国家人事部《中国专家大辞典》《中国名医名术大典》《中国中医疑难病博学荟萃》等书。合著《中医临证经验荟萃》《中医经典著作选释》《杏林耕耘集》《中医诊治疑难杂病》《西医基础理论题解》《中医方药集》等学术专著，先后由四川科学技术出版社出版。

前　言

中医药学，历史悠久，源远流长，学派纷呈。劳动人民，与病作斗，经验总结，升为理论。理论独特，经验丰富，综合复杂，医学科学。民族繁衍，功不可没，生命科学，组成部分。国之精粹，生命力强，文化遗产，宝贵财富。跃居世界，传统医学，主导地位，引领潮流。党和政府，十分重视，发展中医，人类得福。

余自少年，酷爱医学，立志学医，为民除疴。拜师学艺，启蒙入门；中医专业，系统学习。进修深造，名师指点；参观考察，同道切磋。熟读经典，旁参诸家；勤于临证，医技求精。从医执教，五十余载，教学相长，学验俱增。读书有悟，爱笔以志；临证有效，验案妥存。重危病人，精心救治；疑难杂症，专病以攻。长年积存，教案八本，医案医话，三十余册。撰写论文，一百余篇，参会交流，足迹国内，刊物发表，乃至国外。

中医兴亡，匹夫有责，使命光荣，任重道远。年逾古稀，当有所思，老有所为，无愧于民。岐黄生涯，五十余载，勤学深钻，两鬓白发。矢志从医，终身不悔，鞠躬尽瘁，解除民忧。白天应诊，接应无暇，挑灯苦读，深夜笔耕。博采精义，融入新知，结合临证，抒以己见。携其子孙，通力协作，整理旧稿，撰写新篇。中医治病，辨证论治，理法方药，环环相扣。

将中药方剂，选其精要，辑成此书，取名《中医诊治常见疾病》，传之于世，启迪后学，继承发扬，贵在创新。弘扬医学，繁荣学术，杏林之春，百花绽放。

鉴于笔者，才疏学浅，错漏难免，企盼斧正。

黄福忠

于四川省荣县中医医院

2007 年 8 月初稿

2018 年 12 月修改

目　　录

绪　言

　　中医内科学是运用中医学理论和临床思维方法,阐述内科所属疾病的病因病机、辨证论治及预防康复规律的一门临床学科。是以中医脏腑、经络、气血津液等生理病理学说为指导,系统反映辨证论治的特点,是中医学专业的主干课程,也是临床其他各科的基础。

　　中医内科学是中医基础理论与临床各学科的桥梁,具有承上启下的作用。基础理论知识经过内科学的进一步阐述和临床实践,才能深入理解和掌握;临床各学科则是以内科学作为基础,才能更好地熟悉本学科的特点和技能,从而更灵活地运用于临床。这就是内科学的重要性之所在。

　　中医内科古称"疾医""大方脉",即中医内科学研究的范围很广,传统将其研究的疾病分为外感时病和内伤杂病两大类。一般说来,外感时病主要指《伤寒论》及温病学所涉及的伤寒、温病等疾病,它们主要由外感风寒暑湿燥火六淫及疫疠之气所致,其辨证论治是以六经、卫气营血和三焦的生理、病理理论为指导。内伤杂病主要指《金匮要略》及后世内科专著所述的脏腑、经络、气血津液等杂病,它们主要由七情、饮食、劳倦等内伤因素所致,其辨证论治是以脏腑、经络、气血津液的生理、病理理论为指导。随着时代的前进、学术的发展、学科的分化,原来属于中医内科学范畴的外感时病如伤寒、温病等疾病已发展成为单独的学科。

　　温病学是研究温病发生发展规律及其预防和诊治方法的一门学科。主要是阐明温病的病因、病机、诊断、治疗规律。温病学理论不仅对外感温热病的诊治具有重要的临床指导意义,同时又是中医内、外、妇、儿各科及肿瘤临床辨证论治的理论基础。因此,温病学是学习中医学的必修课程,在中医学理论体系中占有重要地位。

　　温病学是历代医家防治温病的经验积累和理论总结,是中医学理论体系的重要组成部分。实践证明,温病学的理论和经验具有较高的实用价值,长期以来一直指导着临床实践,运用温病学的理论和经验,治疗多种包括急性传染病在内的急性感染性疾病及其他一些发热性疾病,取得了可喜的成绩,特别是近年来,在新发的传染性非典型肺炎(SARS)、人猪链球菌病、人禽流感、新型冠状病毒肺炎等突发公共卫生事件的防治中发挥了重要作用,引起了国内外医学界的重视并获得好评。今后,必将更紧密地结合各种传染病和感染性疾病防治的重大需求,拓展传统温病学的研究空间,进一步推动温病学理论和温病防治水平的提高。

温病是临床上一类常见病、多发病，一年四季都有发生，男女老幼皆可罹患。因其发病与四季气候变化密切相关，故又称为四时温病。温病不仅包括种类繁多的急性传染性或感染性疾病，而且还包括一些非感染性发热性疾病。温病大多起病急骤、发展迅速、病情较重，甚至导致死亡，或留有后遗症，尤其是近年来新发传染病的不断出现，严重地威胁着人们的身体健康和生命安全，已经成为当今临床医学一大棘手难题。

因此，本书从临床实践出发，以内科常见疾病为主，将原来属于中医内科的伤寒、温病学说回归大内科学范畴，伤寒学说是温病学说的基础，温病学说是伤寒学说的发展，促进寒温统一，传承创新，拓展临床辨证论治的思维，增加辨证方法，丰富选方用药。

第一篇　理论探讨

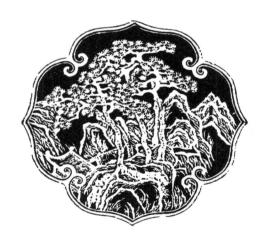

第一章　内科常见疾病辨证论治思路

　　中医内科常见疾病辨证论治思路,是以病机为核心的辨治思路。审察病机是辨证论治的关键环节。

　　《素问·至真要大论》说:"审察病机,无失气宜。"张介宾说:"机者,要也,变也,病变所由出也。"表明病机是指由各种致病因素作用于人体引起疾病的发生、发展与变化的机理。"审证求机"是根据"有诸内必形诸外"的理论,在收集四诊(望、问、闻、切)资料的基础上,采用取象比类的思辨方法,通过辨析疾病内在病变的外在表现,把握疾病的本质,获得辨证的结论。

　　从临床实际的辨证过程来看,病人的症状、舌苔、脉象是辨证的依据,病机是辨证的关键、论治的基础,是理论联系实际的纽带、通向论治的桥梁。对症状的分析、证候的判断皆以病机分析为依据。"审察病机"是辨证论治的前提,"谨守病机"则是论治必须遵守的原则。"求机"的过程,就是辨证的过程,"审证求机"是辨证的基本要求。病机对临床立法组方有着直接的指导作用,中医对相应证候所确立的治法,是通过调整病机而起作用。因此,把握病机是提高中医临床疗效的关键。

一、准确运用病机词汇

　　病机词汇是说明疾病病变机理的专用名词,应有明确的内涵。应用病机词汇表达辨证所得印象,就可作为治疗的依据。常用病机词汇,多以脏腑生理、病理学说为基础。脏腑病机词汇具有高度的概括性,能突出病机的重点,指出疾病的主要矛盾,是进一步演绎、论述病变机理的基础。

　　准确应用病机词汇,不仅要以患者的症状表现作为客观依据,而且要突出矛盾的主要方面(如脾虚与肝郁的先后主次),善于对类证作出对比鉴别,了解某些类证之间的联系(如肝脾不和、肝胃不和)。证候交叉复合、病机错杂多端者,应采用不同的病机词汇组合表达,体现其因果及内在关系(如水不涵木、肝风内动)。切忌内涵不清,外延过大,过于笼统,或主次不明,似是而非。

二、重视脏腑病机

　　脏腑病机在辨证论治中起着主导作用,临证必须熟练掌握,准确运用,尤应明确常用脏腑病机的基本概念、类证之间的联系和鉴别,治疗才有较强的针对性。如肾病病机中的肾气不固与肾不纳气,肾阳不振与肾虚水泛,肾阴亏虚与肾精不足,肾阴亏虚与水亏火旺或相火偏旺等概念的鉴别。认识脏腑病机,应从生理功能和特性入手,结合脏腑相关理论等加以归纳,从而指导临床治疗。如肺主呼吸,肃肺勿忘宣肺;心主血脉,养心勿忘行血;脾为后天之本,补脾宜加运化;肝体阴而用阳,清肝勿忘柔肝;肾司封藏而主水,有补还要有泻。

三、病证结合的辨治思路,病、证、症的关系

病即疾病,是由一组具有特征性的临床症状所构成,不同疾病有其各自不同的发生、发展、转化、传变等病理过程和变化规律。证是归纳分析患者某一阶段出现的各个症状、体征而作出的诊断,即"证候"。症指"症状",是人体因患病而表现出来的种种异常状态和不适。证是多种临床症状的综合表现,是辨证论治的主要依据,又是疾病某一阶段的特征性改变,包括病因、病性、病位、病机、病势等。疾病的本质和属性,往往是通过"证"的形式表现于临床,而病又是各种证的综合表现,临床还常见同病异证和异病同证的情况。因此,病、证、症皆为人体的病理反映,既相互联系,又有区别。

四、辨证与辨病的区别与联系

辨证是指从整体观念出发,把通过望、闻、问、切四诊方法所获得的各种资料,对疾病进行综合分析、归纳、推理、判断,进而作出对疾病某一阶段病情的综合认识。辨证是中医独特的诊断方法,是对疾病临床表现及其动态变化的综合认识,具有较强的个性,体现中医证、因、脉、治及理、法、方、药的系统性。证在横向上涉及许多中医或西医的病,反映了辨证论治的诊疗体系和同病异治、异病同治的基本精神。如气阴两虚证可见于心悸、咳喘、肺痈、肺痨等多种疾病,通过辨证就能突出疾病某一阶段的主要矛盾,给予相应施治。尤其在辨病较困难的情况下,有时可通过辨证取得疗效。

辨病是对疾病本质和特异性的认识,有利于掌握病变发生发展的特殊规律,把握疾病的重点和关键,加强治疗的针对性,也有助于治疗无症状的疾病,避免单纯辨证的局限性。然而对辨病不能单纯理解成辨西医所指的病,必须明确中医学也有其自身的病名诊断,根据四诊认症、辨病,分析内在病变机理,反映病的特异性及其发展转归,为施治提供依据。其治疗又不完全与西医学之辨病治疗相同,既要针对某个病的共性及基本规律进行治疗,又要结合个体及不同证候分别处理。由此可见,中医学的"辨病论治"与"同病异治",两者尚有相互补充的关系。

辨证与辨病相结合,中医内科临证时既要辨证,亦要辨病。其中辨证论治,是认识和解决某一疾病过程中主要矛盾的手段;辨病论治,是认识和解决某一疾病过程中基本矛盾的手段。因此,辨证与辨病两者相辅相成,在辨证的基础上辨病,在辨病的同时辨证,辨证与辨病相结合,有利于对疾病性质的全面准确认识,提高临床疗效。

辨证论治是中医认识疾病和治疗疾病的根本手段。辨病又是对中医辨证的必要和有益补充,辨证治疗可补辨病之不足,辨病有助于掌握不同疾病的特殊性及发展、转归,结合病的特异性进行处理。但临证必须注意西为中用,这种辨病与辨证的双重诊断只可并存,切忌简单地对号入座、生搬硬套,如胃脘痛不单见于消化性溃疡,也可见于胃炎等病。而消化性溃疡也不仅以胃脘痛为主症,也可以吐血、呕吐等为主症,并表现不同的证候。

第二章　内科常见疾病的辨治原则

第一节　辨证原则

一、全面分析病情

首先要收集符合实际的"四诊"信息,参考相关理化检查结果,取得对疾病客观情况的全面认识,这是分析病情,确保辨证正确的前提。

内科疾病的临床辨证,必须注意中医整体观的运用,即在辨证时,不仅要把握病证,还应重视病人的整体和不同个体的特点,以及自然环境对人体的影响。只有从整体观念出发,全面考虑问题、分析问题,才能取得比较符合实际的辨证结论。

二、掌握病证病机特点

各种内科病证具有各自的临床特点和病机变化,掌握不同病证的特点和病机,有利于对各种不同的病证进行鉴别。

中医内科病证,可分为外感时病(包括伤寒和温病)和内伤杂病两大类。外感时病主要应按六经、卫气营血和三焦进行证候归类。内伤杂病中肺系病证主要按肺气失于宣发肃降之病机特点进行辨证论治,以恢复肺主气、司呼吸的生理功能;脾(胃)系病证主要按中焦气机升降失常之病机特点进行辨证论治,以恢复脾(胃)主运化、升清降浊的生理功能;心系病证应按血脉血行障碍和神明失司之病机特点进行辨证论治,以恢复心主血脉和心主神明的生理功能;脑系病证主要按髓海不足、元神失养等病机特点进行辨证论治,以恢复脑藏髓、主元神、司知觉运动等生理功能;肝系病证主要按肝气疏泄不畅、肝阳升发太过、肝风内动等病机特点进行辨证论治,以恢复肝主疏泄、藏血濡筋等生理功能;肾系病证主要按肾阴、肾阳不足的病机特点进行辨证论治,以恢复肾主生长、发育、生殖、主骨、生髓等生理功能。气血津液病证、肢体经络病证应按其寒热虚实、隶属脏腑的不同进行辨证。

第二节 治疗原则

一、调节整体平衡

人体是以五脏为中心,配合六腑,通过经络系统,联合五体、五官、九窍、四肢百骸而组成的有机联系整体,局部病变往往是整体的病理反映。因此,立法选方,既要注意局部,又须重视整体,应通过整体调节以促进局部病变的恢复,使阴阳达到相对平衡,此即调节整体平衡原则。

调节整体平衡可从调整阴阳入手。《素问·至真要大论》云:"谨察阴阳所在而调之,以平为期。"这里的"以平为期",就是通过调整阴阳,以达到恢复整体平衡的方法。

调节整体平衡的目的是恢复和建立相对平衡的阴阳关系,其方法不外去其有余、补其不足两个方面。去其有余,即去其阴阳之偏盛。阴或阳的过盛和有余,或为阴盛,或为阳盛。阴盛则寒,阳盛则热,阴盛还可化生水湿痰饮,阳盛也可化生瘀滞燥结。故去其有余,有温、清、利、下等各种具体治法。补其不足,即补其阴阳之偏衰,有补阴与补阳之不同。调节整体平衡还要求对各种治疗措施和方药的运用应适可而止,不可矫枉过正,以防机体出现偏颇。如攻邪时须注意勿伤正,补虚时注意勿留邪,清热注意不伤阳,散寒注意不伤阴,补脾注意不碍胃等。

二、审证求机论治

审证求机以往一般称为审证求因,但进而言之,所谓求因实是求机,即从整体动态地分析疾病的各种复杂征象,综合归纳推论出疾病发生发展的原因、病变的机理。这种病因观,实与病机融为一体,其本质仍在于求机。证与病机皆为疾病本质的反映,是疾病的主要矛盾,故治疗应遵循审证求机论治的原则,从疾病的根本入手,以解决疾病的关键问题。"同病异治"与"异病同治"是审证求机论治在临证中的基本应用,"证同治亦同,证异治亦异",说明"证"是决定治法方药的最可靠依据。

同病异治,是指同一种疾病,由于患者个体的不同,或处于疾病发展的不同阶段,所形成的病理变化不同,所表现的证候不同,因而治法也不相同。如头痛病证,有外感头痛与内伤头痛的区分。外感头痛又有风寒头痛、风热头痛、风湿头痛的不同。内伤头痛亦有肝阳上亢头痛、痰浊头痛、血瘀头痛之差异。治疗时应分别予以辛温解表、辛凉解表、祛风胜湿、平肝潜阳、化痰息风、活血通窍等不同治法,方能取效。反之,若一见头痛,不求其本,不识其"证",不知究其病机,概施川芎、白芷、吴茱萸、藁本诸止头痛药物,则难以取得满意疗效。由此可见,同病异治是同中求异辩证法思想的具体应用。

异病同治,是指不同的疾病,若出现相同的病理变化,即形成相同的证候时,可以采取相同的治法。如癃闭和遗尿虽系两种临床表现截然不同的疾病,但皆可因肾阳亏虚引起,故皆可予金匮肾气丸温肾助阳,癃闭可借金匮肾气丸恢复膀胱气化功能,遗尿则可借金匮肾气丸恢复肾气的固摄作用。由此可见,异病同治是异中求同辩证法思想的具体应用。但应注意,每一种疾病各有其独特的病理特点,必然有其基本的治疗原则或治疗大法。因而证虽异而存有同性,证虽同也存有差异,临证需准确把握,方不失中医辨证论治之原则。

三、明辨标本缓急

标和本是相对的概念,用以说明病变过程中矛盾的主次关系。本是事物的主要矛盾,标是事物的次要矛盾。张景岳说:"标,末也;本,源也。"如正气与邪气,则正气为本,邪气为标;病因与症状,则病因为本,症状为标;先病与后病,则先病为本,后病为标;表病与里病,则里病为本,表病为标;病情的缓急,则急者为标,缓者为本。

疾病的发生发展过程极其复杂,表现有邪正盛衰、病情缓急、旧病未愈新病又起、表证与里证并见,在临证时必须分清疾病的标本主次、轻重缓急。"甚者独行,间者并行",是指采取"急则治其标,缓则治其本"和"标本同治"的方法进行治疗,也即明辨标本缓急的治疗原则。

急则治其标,是指在疾病的发展过程中,若出现紧急危重证候,危及患者生命,就应先行解除,后再治本。如鼓胀见重度腹水,致呼吸喘促,难以平卧,二便不利,若正气可支,就应攻逐利水,以治其标;待水消病缓,再予补脾养肝,以图其本。

缓则治其本,是指在病情缓和的情况下,应从根本上治疗疾病。因标病由本病而生,消除本病,标病自然随之而解。如阴虚咯血,则咯血为标,阴虚为本,若咯血量少,标症不急,当滋阴润肺,从根本上治疗咯血,阴虚之本得治,则咯血之标自除。

在标本俱急的情况下,必须采取标本同治的原则。如水肿见咳喘、胸满、腰痛、小便不利、一身尽肿、恶寒等症,其本为肾虚水泛,标为风寒束肺,乃标本均急之候,必须用温肾助阳、发汗、利小便的治法,温里解表。

四、把握动态变化

疾病的过程是邪正斗争、此消彼长、不断变化发展的过程,疾病的每个阶段都有不同的病理特点。因此,必须把握其动态变化,分阶段进行治疗。

外感病证,初期阶段邪气未盛,正气未衰,病较轻浅,可发散祛邪;进入中期,病邪深入,病情加重,更当着重祛邪,减其病势;迨至后期,邪气渐衰,正气未复,既要继续祛除余邪,又要兼以扶正,使邪去正复。这是把握动态变化治疗原则在外感病证方面的应用。内伤病证,初病之时,一般不宜用峻猛药物;进入中期,大多正气渐虚,治当轻补;或有因气、血、痰、火郁结而成实证,需用峻剂而治者,亦只宜暂用;及至末期,久虚成损,则宜调气血,养五脏,兼顾其实。如癥瘕,病之初起,其积未坚,治宜消散之;进入中期,所积渐坚,治宜软化之;转入后期,正气已虚,则宜攻补兼施,审其主次处理。

五、顺应异法方宜

疾病的发生、发展受多种因素影响,如时令气候、地理环境等,尤其是患者体质因素的影响更为明显。因此,在治疗疾病时,必须根据季节、气候、地区、病人的体质、年龄等不同特点而选用适宜治疗方法,此即顺应异法方宜的治疗原则,具体包括因时制宜、因地制宜、因人制宜三个方面。

四时气候的变化对人体的生理功能、病理变化均会产生一定影响。即使一日之内,人体的气血也依经络循行有一定的流注次序。因此,在病理状态下会出现旦慧、昼安、夕加、夜甚的时辰变化规律。治疗应结合不同季节、不同时辰的特点,考虑用药的原则,称为"因时制宜"。如春夏季节,气候由温渐热,阳气升发,人体腠理疏松开泄,即便此时外感风寒,治疗时一般也不可过用辛温发散之品,以防止开泄太过,耗气伤阴;而秋冬季节,气候由凉逐渐变寒,阴盛阳衰,腠理致密,阳气敛藏于内,此时若非大温大热之证,寒凉之品断当慎用,以防苦寒伤阳。

根据不同地区的地理环境特点,考虑治疗用药的原则,称为"因地制宜"。如我国西北地区,地势高而寒冷少雨,故其病多燥寒,治宜辛润;东南地区,地势低而温热多雨,故其病多湿热,治宜清化。地区不同,患病亦异,治法应当有别。即使患者有相同病证,治疗用药亦应考虑不同地区的特点而区别对待。如辛温发表药治外感风寒证,在西北地区,药量可以稍重,而东南温热地区,药量则宜稍轻,或改用辛平宣泄之剂。

根据患者年龄、体质、性别、生活习惯等不同特点,来考虑治疗用药的原则,称为"因人制宜"。如女性患者,因有月经、怀孕、产后等特殊情况,治疗用药必须加以考虑,慎用或忌用峻下、破血、滑利等药物。不同年龄其生理机能及病变特点亦不相同,老年人气血衰少,生机减退,患病多虚证或正虚邪实。虚证宜补,而有邪实须攻者应慎重,以免损伤正气。在体质方面,由于个体的先天禀赋和后天调养不同,素质有强有弱,尚有偏寒偏热以及宿疾的不同,故虽患同一疾病,治疗用药亦应有所区别,阳热之体慎用温补,阴寒之体慎用寒凉等。

六、据证因势利导

同一疾病有不同的治疗方案,如何制定最佳方案,须遵守因势利导的原则。因势利导要求顺其病势,就近祛邪,以获得最佳治疗效果。如饮食积滞,应积极祛除,但须注意食积在膈下(亦即入肠)方用泻法,若食积在胃,又当选用探吐或用消食药,才能取得理想的效果,否则反伤正,贻误病情。

七、先期治未病

先期治未病包括未病先防和既病防变两个方面。

未病先防,是指对有可能发生疾病的个体和人群,及早采取预防措施,运用药物培补人体的正气,预防疾病发生的方法。如16世纪前后针对当时天花流行的情况,采取人痘接种法来预防天花的发生,就是未病先防治疗原则的具体应用。在流行性感冒肆虐季节,服用玉屏风散对体弱、气虚者起到补气固表的作用,以预防流行性感冒的侵袭,也是未病先防治疗原则的具体应用。

既病防变,是指医者可根据疾病传变规律,对可能受到传变的脏腑和可能受到影响的气血津液,采取预防措施,阻断和防止病变的发展和传变,把病变尽可能控制在较小的范围内,以利于疾病的彻底治疗,取得最好的疗效。如《金匮要略》说:"见肝之病,知肝传脾,当先实脾。"其意是治疗肝病须应用调补脾胃法,使脾气旺盛而不受邪,以防止肝病传脾。

第二篇　临床实践

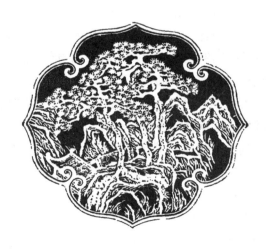

第一章　常见病证

第一节　风　温

　　风温是感受风热病邪所引起的急性外感热病。初期以肺卫表热证为主要证候,继则出现邪热壅肺等气分证候,后期多表现为肺胃阴伤。本病四季均可发生,但以冬春两季多见,发于冬季的又称为冬温。

　　风温之名,首见于《伤寒论》:"太阳病,发热而渴,不恶寒者,为温病;若发汗已,身灼热者,名风温。"但其所指系热病误汗后的坏证。晋代王叔和在《伤寒例》中提出的风温则是感受寒邪,发病过程中复感风邪所形成的一种热病。唐代孙思邈《千金要方》引《小品方》之葳蕤汤作为治疗张仲景所述风温的主方。宋代庞安时《伤寒总病论》说:"病人素伤于风,因复伤于热,风热相搏,则发风温,四肢不收,头痛身热,常自汗出不解,治在少阴厥阴,不可发汗,汗出则谵语",论述了其病因及证治。至清代叶天士《温热论·三时伏气外感篇》说:"风温者,春月受风,其气已温",不仅明确了风温是感受时令之邪所致的春季新感温病,而且还阐明了其病机特点、传变趋向及治疗原则。其后,陈平伯著有关于风温的专著《温热经纬·外感温病篇》,对本病进行了系统的论述:"风温为病,春月与冬季居多,或恶风,或不恶风,必身热,咳嗽,烦渴",指明了本病的发生季节和初期的临床特点。此外,清代一些著名医家如吴鞠通、章虚谷、吴坤安、王孟英等,都对风温的因、证、脉、治作了阐述和补充,从而进一步丰富了风温辨证论治的内容。

　　根据风温的病证特点和临床表现,西医疾病中发生于冬春季节的流行性感冒、急性支气管炎、细菌性肺炎、病毒性肺炎等,均可参考本病辨证论治。此外,其他呼吸系统疾病也可参考本病相关证候的辨治方法进行治疗。

【病因病机】

（一）病因发病

　　风温的病因是感受风热病邪。春季气候温暖多风,阳气升发,易于形成风热病邪。吴鞠通说："风温者,初春阳气始升,厥阴行令,风夹温也。"冬季气候反常,应寒反暖,也易形成风热病邪。吴坤安说："凡天时晴燥,温风过暖,感其气者即是风温之邪。"如素禀不足,正气虚弱,或起居不慎,寒温失调,可使卫气防御能力下降,风热病邪每可入侵而发病。

（二）病机演变

风热病邪属阳邪,其性升散、疏泄,多从口鼻而入。肺位居高,首当其冲,所以本病初期以邪犯肺卫为主。由于肺主气属卫,外合皮毛,卫气敷布皮毛,风热外袭,肺卫失宣,故病变初期即见发热、恶风、咳嗽、口微渴等肺卫证候。风温初期邪在肺卫,若感邪不甚,并经及时治疗,可终止病变发展。如肺卫之邪不解,则其发展趋向大致有两种情况:一是顺传于胃,二是逆传心包。凡邪热由卫入气,属于风温渐进的传变过程,故称"顺传",大多出现邪热侵犯肺脏,肺经邪热亢盛,肺气壅滞,宣降失常的病理改变,常有身热、咳喘、胸痛等临床表现;也可呈阳明邪热炽盛之证,出现大热、大渴、大汗等临床表现。所谓"逆传"是与顺传相对而言,是指邪热由肺卫直接内传心包,闭阻心窍,出现神昏谵语,身热肢厥,舌謇,舌绛等危重证候,因病情急剧变化,骤然加重,故称之为"逆传心包"。叶天士说:"温邪上受,首先犯肺,逆传心包。"在本病的发展过程中,还可出现正气骤然外脱之象,其既可与热闭心包之证同时出现,称为"内闭外脱",也可在病之早期或极期发生,病情极为危重。风温的病理变化以肺经为病变中心。风热病邪由口鼻而入,初期多有肺卫见症;继则表证解而肺热渐炽,出现邪热壅肺,肺失宣降之证;热郁于肺,炼液为痰,可致痰热阻肺,或痰热互结于上焦,气机失于通降而成痰热结胸之证;肺热不解,波及营分,窜入血络可致肺热发疹;肺与大肠相表里,肺热下移大肠,可致肠腑气机不行,肠热内结而便秘,也可因肺热移肠,传导失司而泄泻不止;邪热在肺,易于耗伤肺胃之阴液,故风温后期多呈肺胃阴伤之象。

【辨证论治】

一、辨治要点

（一）辨病依据

1.本病虽一年四季均可见到,但以春季及冬季为多,故发生于春、冬两季的外感热病,应考虑风温的可能性。

2.发病急骤,初期即见发热,恶风,咳嗽,口微渴,舌苔薄白,舌边尖红,脉浮数等肺卫见症。在病变中期,以邪热壅肺等气分证为主要病理改变,后期多呈现肺胃阴伤证候。此为诊断本病的主要依据。

3.传变较速,易出现神昏谵语,舌謇肢厥等逆传心包证候。

（二）辨证要点

1. 辨析肺经证候

风温以手太阴肺经为病变中心，初期即见肺卫表证，症见发热，微恶寒，咳嗽，头痛，咽痛等；继则邪热壅肺，症见身热，咳喘，汗出，口渴；若伤及肺络，可见胸痛，咯痰带血，或吐铁锈色痰；后期多表现为肺胃阴伤，症见低热，咳嗽少痰，口干咽燥等。

2. 重视相关脏腑的病变

如肺热传入阳明胃经，症见壮热，汗出，口渴，脉洪大等；肺热移肠，其热结肠腑者，可见潮热，便秘，腹痛等；其热迫大肠者，可见下利色黄热臭；肺热波及营分，扰及血络者，则见肌肤红疹。

3. 注意证候的传变

邪热由肺卫传入肺、胃、肠腑，热势虽盛，但邪尚在气分；若出现神昏谵语，多为邪热传入心包，病情较重；如出现正气外脱或化源欲绝，则病情更为危重。

（三）论治要点

风温的病变中心在肺经，故以清泄肺热为治疗原则。风温初期邪在肺卫，治以辛凉解表；邪传气分，肺经热盛，治当清热宣肺；阳明热炽治以辛寒清气；阳明腑实则治以苦寒攻下；如热陷心包应清心开窍；后期肺胃阴伤，治宜甘寒清养肺胃之阴。

本病初期，邪在肺卫，当以辛凉疏泄为主，忌用辛温发汗，如麻黄汤、桂枝汤等，以防劫夺肺津、心液，耗散肺气、心阳。本病初期也不可过用寒凉，以免冰伏病邪，阻遏气机，使邪热难以外达，反致内陷。

二、常见证候辨治

（一）邪袭肺卫

证候：发热，微恶风寒，无汗或少汗，头痛，咳嗽，口微渴，苔薄白，舌边尖红，脉浮数。

证机概要：风热病邪，侵袭肺卫。

治法：辛凉解表，宣肺泄热。

代表方药：银翘散或桑菊饮（《温病条辨》）。

银翘散

银花、连翘、苦桔梗、薄荷、竹叶、生甘草、荆芥穗、淡豆豉、牛蒡子。

用法：鲜苇根汤煎，香气大出即取服，勿过煮。

吴鞠通说："治上焦如羽，非轻不举。"本方即是取轻清宣透之品以清宣肺卫之邪，疏表散邪，轻清泄热之力较强，称为"辛凉平剂"。

但咳、身不甚热、微咳者，选用桑菊饮治疗。

桑菊饮

桑叶、菊花、杏仁、连翘、薄荷、苦桔梗、生甘草、苇根。

用法:水二杯,煮取一杯,日二服。

本方亦为辛凉解表之剂,轻清疏表散邪,长于肃肺止咳,称为"辛凉轻剂"。

临床运用:银翘散与桑菊饮均为辛凉解表方剂,适用于风热侵犯肺卫之证,但两者清解之力有轻重之别。"辛凉平剂"银翘散中荆芥穗、淡豆豉等辛散透表之品合于辛凉药物中,其解表之力较胜,且银花、连翘用量大,并配竹叶,清热作用较强;"辛凉轻剂"桑菊饮多为辛凉之品,力轻平和,其解表清热之力逊于银翘散,但方中杏仁肃降肺气,止咳作用较银翘散为优。所以风温初期邪袭肺卫而偏于表热较重者,宜用银翘散;偏于肺失宣降,表证较轻,以咳嗽为主症者,宜用桑菊饮。

在临床运用银翘散时,如恶寒已解,可去荆芥穗、淡豆豉;如因风热灼津而口渴较甚者,则加天花粉、石斛以生津清热;如在高寒地区症见恶寒,身痛明显,无汗者,多属表邪较甚。可适当配合辛温疏散之品,如苏叶、防风之类;若热势较高,邪热化火波及气分者,可加入石膏、知母、青蒿(后下)、板蓝根等,以清热泻火;咽喉肿痛者,可加马勃、玄参等以解毒消肿;因肺失宣降而致咳嗽较甚者,可加杏仁、枇杷叶(去毛)等,以宣肺利气,化痰止咳;肺热盛而咯痰浓稠者,可加黄芩、浙贝母、鱼腥草等,以清肺化痰;鼻衄者去荆芥穗、淡豆豉,加白茅根、焦山栀等以宁络止血;若夹有湿邪而见胸膈满闷者,可加藿香、郁金等以理气化湿。

在运用桑菊饮时,若兼见热入气分而气粗似喘者,加生石膏、知母以清气分之热;如肺热甚,则加黄芩等以清肺热;如热盛伤津口渴者,可加天花粉以生津,咳嗽甚者加白前、款冬花。

(二)邪热壅肺

证候:身热,汗出,烦渴,咳喘,或咯痰黄稠,或痰中带血,或痰呈铁锈色,胸闷胸痛,舌红苔黄,脉数。

证机概要:邪热壅肺。

治法:清热宣肺。

代表方药:麻杏石甘汤(《伤寒论》)。

麻黄(去节)、杏仁(去皮尖)、甘草(炙)、生石膏(碎,绵裹)。

用法:水煎服。

(三)肺热腑实

证候:潮热便秘,痰涎壅盛,喘促不宁,苔黄腻或黄滑,脉右寸实大。

证机概要:肺经痰热壅阻,肠腑热结不通。

治法:宣肺化痰,泄热攻下。

代表方药:宣白承气汤(《温病条辨》)。

生石膏、生大黄、杏仁粉、瓜蒌皮。

用法:水煎服。

（四）肺热移肠

证候：身热，咳嗽，口渴，下利色黄热臭，肛门灼热，腹痛而不硬满，苔黄，脉数。

证机概要：肺胃邪热下移大肠。

治法：清热止利。

代表方药：葛根黄芩黄连汤（《伤寒论》）。

葛根、甘草（炙）、黄芩、黄连。

用法：水煎服。

（五）肺热发疹

证候：身热，肌肤发疹，疹点红润，咳嗽，胸闷，舌红苔薄白，脉数。

证机概要：肺经热邪，外窜肌肤。

治法：宣肺泄热，凉营透疹。

代表方药：银翘散去豆豉加生地丹皮大青叶倍玄参方（《温病条辨》）。

连翘、银花、苦桔梗、薄荷、竹叶、生甘草、荆芥穗、牛蒡子、细生地、大青叶、丹皮、玄参。

用法：水煎服。

临床运用：若无表郁见症，可去荆芥穗；皮疹透发不畅者，则可加入蝉蜕、浮萍等透疹外出。

（六）痰热结胸

证候：身热面赤，渴欲凉饮，饮不解渴，得水则呕，胸脘痞满，按之疼痛，便秘，苔黄滑，脉滑数有力。

证机概要：邪热入里，与痰搏结于胸脘。

治法：清热化痰开结。

代表方药：小陷胸加枳实汤（《温病条辨》）。

黄连、瓜蒌、枳实、半夏。

用法：水煎服。

（七）热炽阳明

证候：壮热，恶热，汗大出，面目红赤，渴喜冷饮，苔黄而燥，脉浮洪或滑数。

证机概要：邪热内盛。

治法：清热保津。

代表方药：白虎汤（《伤寒论》）。

知母、石膏（碎）、甘草、粳米。

用法：水煎服。

白虎汤为清泄阳明胃热的代表方剂。

（八）热结肠腑

证候：日晡潮热，时有谵语，大便秘结，或纯利恶臭稀水，肛门灼热，腹部胀满硬痛，苔老黄而燥,甚则灰黑而燥裂,脉沉实有力。

证机概要:邪热不解,传入胃肠,与肠中积滞糟粕相结。

治法:软坚攻下泄热。

代表方药:调胃承气汤(《伤寒论》)。

甘草(炙)、芒硝、大黄(清酒洗)。

用法:水煎服。

临床运用:如见腹胀满较甚,可加枳实、厚朴以行气破坚,但这两味药性偏温燥,津伤甚者慎用;如见苔灰而燥,为津伤已甚,可加玄参、生地黄、麦冬等以攻下泄热,生津养液,即为增液承气汤;若热毒较甚,可加入黄连、黄芩、栀子以苦寒攻下,清热解毒。

(九)胃热阴伤

证候:身热自汗,面赤,口舌干燥而渴,虚烦不眠,气短神疲,身重难以转侧,时时泛恶,纳谷不馨,苔黄而燥,舌红而干,脉细数。

治法:清泄胃热,生津益气。

代表方药:竹叶石膏汤(《伤寒论》)。

竹叶、生石膏、半夏(洗)、麦冬(去心)、人参、甘草(炙)、粳米。

用法:水煎服。

(十)热陷心包

证候:神昏谵语,或昏愦不语,身体灼热,四肢厥冷,舌寒,舌纯绛鲜泽,脉细数。

证机概要:热入心包。

治法:清心开窍。

代表方药:选用清宫汤煎水送服安宫牛黄丸或紫雪丹、至宝丹等中成药。由于"三宝"药源常缺,且价昂贵,现将处方附于后,供临床处方用药时选择。

清宫汤(《温病条辨》)

玄参心、莲子心、竹叶卷心、连翘心、犀角尖(磨冲)、连心麦冬。

安宫牛黄丸(引《温病条辨》)

牛黄、郁金、犀角、黄连、朱砂、冰片、麝香、珍珠、山栀、雄黄、黄芩。

紫雪丹(引《温病条辨》)

滑石、石膏、寒水石、磁石(水煮,捣煎,去渣,入后药)、羚羊角、木香、犀角、沉香、丁香、升麻、玄参、炙甘草。

至宝丹(引《温病条辨》)

犀角(镑)、朱砂(飞)、琥珀(研)、玳瑁(镑)、牛黄、麝香。

用法:水煎服。

安宫牛黄丸、至宝丹、紫雪丹三方皆有清热解毒、透络开窍、苏醒神志之功,属凉开之剂,是传统治疗温病神昏之要药,俗称"三宝"。三方药物组成不同,功效各异。安宫牛黄丸药性最凉,长于清热兼能解毒,主要用于高热昏迷之症;紫雪丹药性偏凉,长于止痉息风,泄热通便,多用于高热惊厥之症;至宝丹则长于芳香辟秽,多用于窍闭谵语之症。

临床运用:本证与营分证营热扰心而致的神昏有所不同,营分证的神志症状较轻,且无舌謇肢厥,而常见斑点隐隐;热陷心包则有明显的神志症状。热结肠腑证与本证均可出现神志异常,但热结肠腑乃肠腑浊热上扰神明,表现为腹满,便结,脉沉实,谵语或有或无,神志症状一般较轻,时间也较短。

临床运用时,方中犀角均应以水牛角(5~10倍剂量)代替(全书同),并可配合大青叶、生地黄等药,以发挥凉血解毒作用。若见痰热蒙蔽心包,神昏肢厥,舌苔浊腻者,可去莲心、麦冬,加入芳香透泄,宣化湿浊之银花、赤豆皮,以清心豁痰,芳香开窍。本证病情严重,可采用中西医结合治疗,临床上常用清开灵注射液或醒脑静注射液加入葡萄糖液中静滴给药。两者均是以安宫牛黄丸为基础而制成的新剂型,使用较方便,奏效亦快。

(十一)热入心包兼阳明腑实

证候:身热,神昏,舌謇,肢厥,便秘,腹部按之硬痛,舌绛,苔黄燥,脉数沉实。

证机概要:热陷心包,阳明腑实。

治法:清心开窍,攻下腑实。

代表方药:牛黄承气汤(《温病条辨》)。

用法:即用前安宫牛黄丸二丸,化开,调生大黄末,先服一半,不知再服。

(十二)正气外脱

证候:身体灼热,神志昏愦,倦卧,气息短促,汗多,脉散大或细数无力;或发热骤退,面色苍白,四肢厥冷,汗出不止,虚烦躁扰,气息短促,舌淡,脉微细欲绝。

证机概要:正气外脱,热陷心包。

治法:益气敛阴固脱或回阳固脱,如属内闭外脱者,配合清心开窍。

代表方药:生脉散或参附汤,属内闭外脱者配合安宫牛黄丸。

生脉散(引《温病条辨》)

人参、麦冬(不去心)、五味子。

用法:水煎服。

参附汤(《医方类聚》引《济生续方》)

人参、附子(炮,去皮脐)。

临床运用:若见汗出淋漓者,可加龙骨、牡蛎,以止汗固脱。亦可根据病情选用生脉注射液或参附注射液,静脉给药。

第二节　暑　温

暑温是感受暑热病邪引起的一种急性外感热病。本病起病急骤,初期即见壮热、烦渴、汗多、脉洪等气分热盛证候。病机传变迅速,病易耗气伤津,多闭窍动风之变。发病有明显的季节性,发生于夏暑当令之时。由于暑邪有夹湿与不夹湿之别,故又将其中夹湿者称为暑湿。

古代文献中很早就有关于暑病的记载,《素问·热论》说:"凡病伤寒而成温者,先夏至日者为病温,后夏至日者为病暑。"《素问·生气通天论》指出,暑病的临床特点:"因于暑,汗,烦则喘喝,静则多言,体若燔炭,汗出而散。"汉代张仲景《金匮要略》中所论述的中暍,即是暑病,并论述了其因证脉治,提出了用白虎加人参汤等方治疗。宋代陈无择《三因极一病证方论》中认为:冬伤寒至夏而发为热病,夏间即病者即伤暑,二者不同。他还认为:伤暑、中暍,其实一病,但轻重不同。元代朱震亨在《丹溪心法》中把暑病进一步分为冒暑、中暑、伤暑三类,从而使暑病的分类及证治更趋全面。张元素以动静分阴暑和阳暑,认为"静而得之为中暑,动而得之为中热;中暑者阴证,中热者阳证"。张景岳则以受寒受热分阴暑和阳暑,认为:"阴暑者,因暑而受寒者也""阳暑者,乃因暑而受热者也"。王纶《明医杂著》中提出暑邪可自口齿而侵犯人体,伤于心包络之经,为后世温病邪入心包理论开了先河。明末王肯堂《证治准绳》中提出,发于夏季的热病,既有伏寒化热者,也有暴感暑邪为病者。清初喻嘉言提出暑病均为新感暑邪所致,而非伏寒化热引起。叶天士更明确提出了"夏暑发自阳明"及"暑必兼湿"的见解,突出了暑病的病理特点。吴鞠通《温病条辨》中首次提出:"暑温者,正夏之时,暑病之偏于热者也。"至此确立了暑温的病名。其后,关于暑温的证治内容不断丰富,并成为四时温病中的重要病种之一。

根据暑温发病的季节特点和临床表现,西医学中发生于夏季的流行性乙型脑炎、钩端螺旋体病、流行性感冒、登革热、热射病等,可参考本病辨证论治。

【病因病机】

（一）病因发病

暑温的病因是暑热病邪。暑热病邪形成于夏季气候炎热之时,正如朱丹溪所说:"暑乃夏月炎暑也,盛热之气火也。"暑热病邪虽为阳邪,但其致病又常兼夹湿邪。这是因为在夏季炎热的气候条件下,地湿蒸腾,加之雨水较多,以致暑热既盛而湿气亦重,所以暑、湿常易相合为患,其病邪又可称为暑湿病邪,可形成暑温夹湿之证,即暑湿。

暑温的发生与人体内在正气不足,不能抵御暑热病邪侵袭有着直接的关系。夏月暑热当令,若素体虚弱,元气不足;或劳作过度,汗出气伤;或饮食失节伤及正气,均可导致暑热病邪乘虚入侵人体而发为暑温。正如王安道所说："暑热者,夏之令也,大行于天地之间,人或劳动,或饥饿,元气亏乏,不足以御天令之亢极,于是受伤而为病。"此即指出了本病的发生是由于内在元气先亏和外感暑热之邪这两种因素共同作用而致。

(二)病机演变

暑为火热之邪,其性酷烈,传变迅速,故侵犯人体后大多直接入于气分,一般没有明显的卫分过程,初期即见壮热、汗多、口渴、脉洪等阳明气分热盛证候。叶天士说:"夏暑发自阳明。"此即揭示了暑温发病初期的病理特点。由于暑性炎热,致病极易伤人正气,尤多耗伤津气,因而在病变过程中常伴有津气耗损之象,甚至出现津气欲脱的危候。同时,暑热亢盛,易入心营与引动肝风,所以气分热邪不能及时清解,最易化火,深入心营,生痰生风,从而迅速出现痰热闭窍,风火相煽等危重病证,故有"暑气通于心"之说。暑邪亢盛还易于内迫血分,损伤血络而致斑疹、出血等危重症状。由于暑热酷烈,传变极快,因而临床亦有起病之初即见到内陷心包或犯于肝经,引起神昏、痉厥。这些危重的病证于小儿患者更为多见。

如感受暑邪兼有湿邪者,其初期以热盛阳明,兼湿邪困阻太阴为主要病机。若在夏暑之季,贪凉饮冷太过而夹湿兼寒者,则又可有暑湿内阻而寒邪外遏的病机变化。暑邪为病虽有兼湿与不兼湿之分,但其间并无绝对界限,一般把病变初期暑热明显而无明显湿象者称为暑温,兼湿邪较明显者称为暑湿。但暑湿在病变发展过程中,随着湿邪化热、化燥,其病机演变与暑温无异,故暑温与暑湿并不是两种完全不同的温病。

本病后期阶段,暑热渐退而津气未复,大多表现为正虚邪恋证候。若偏于气阴亏损者,可见低热久留、心悸、烦躁,甚或因虚风内动而致手指蠕动。若因包络痰热未净,机窍不利,则可见神情呆钝,甚或痴呆、失语、失明、耳聋等症;若痰瘀阻滞经络,筋脉失利,则可见手足拘挛、肢体强直或瘫痪等后遗症。

【辨证论治】

一、辨治要点

(一)辨病依据

1.有明显的季节性,多发生于夏暑当令之时,即夏至到处暑期间。

2.起病多急骤,初期较少见卫分过程,发病即可见高热、汗多、烦渴、脉洪等暑入阳明气分、里热炽盛的典型表现。

3.病程中传变迅速,变化较多,既可有化火、动风、生痰等较多的病理变化,又易见津气欲脱、闭窍、伤络动血等严重病证。

4.发病初期,若伴有脘痞、身重、苔腻等症状者为暑温兼湿之证;若兼有恶寒、无汗等症者则为暑湿兼寒之候。

（二）辨证要点

1. 辨病邪兼夹

本病初期的典型表现为壮热、烦渴、大汗、脉洪大等阳明气分热盛证候，也有初期见发热恶寒、头痛身痛，苔薄白、脉浮数等卫表症状者，但为时短暂，随即传入阳明气分而见气分热盛之象。如兼夹湿邪者，有时可见明显表证，易误诊为一般暑月感冒，故应注意辨察。若症见高热，同时有背微恶寒者，为暑温阳明热盛而多汗，阳气随汗外泄所致，并非邪在卫表之征。暑邪若夹湿兼寒，又可见暑湿内阻兼外寒束表的表现，临床当认真鉴别。

2. 辨邪热轻重

暑温病火势亢盛程度每与病情轻重密切相关，大多邪热越盛则越易导致津气外脱、闭窍动风、伤络动血等严重病变。因而掌握热势之轻重可以推断本病的轻重及转归。

3. 辨正伤程度

本病过程中尤易耗伤津气，导致多种凶险危证，所以应对气阴耗伤程度予以重视。凡见口渴引饮、舌干少津者为津伤；神疲脉虚为气耗；二者同见即津伤气耗。若出现消渴不已，或渴不咽水，舌光绛而干，脉细数，则为肝肾真阴耗灼；兼见咯血，则为肺阴灼伤，脉络受损；兼心烦失眠，则为心阴亏耗；若汗出淋漓，喘促脉散，则为津气大伤而元气欲脱之危候。

4. 辨昏痉先兆

本病起病急，传变快，神昏、抽搐往往突然发生，为掌握治疗的主动，当对其先兆详加辨析，以便及早发现。凡出现嗜睡，甚而沉睡，或烦躁不寐、神志恍惚者，可能为神昏之兆；若见手足微微抽动，筋惕肉瞤，项强者，则应防肝风内动。

（三）论治要点

暑温以清暑泄热为基本治疗原则。本病初期暑伤气分，阳明热盛者，治以辛寒清气，涤暑泄热；如进而伤及津气，则宜甘寒之剂以清热生津；若暑邪虽去而津气大伤，又当以甘酸之品以益气敛津，酸苦之品以泄热生津。正如叶天士引用张凤逵所说："暑病首用辛凉，继用甘寒，再用酸泄、酸敛。"此即概括指出了本病气分阶段治疗的基本大法。若暑热化火，生痰生风，内传心营，引起闭窍、动风、入营、动血等病变时，则须根据病情而采取清营凉血、化痰开窍、凉肝息风等法。本病为暑热病邪所致，"暑气通于心"，心与小肠相表里，故清心涤暑，导热下行，给暑热外出之机，亦是治暑大法之一。如王纶在《明医杂著》中所说："治暑之法，清心利小便最好。"特别是兼夹湿邪者，更应注意导湿下行。对于暑兼湿邪之证，则应在清暑之中兼以祛湿，若属寒邪遏伏暑湿，则又宜在清暑化湿的同时兼以解表散寒。

本病虽有暑热盛于内，但未成腑实证者，多不用下法，但如有热结肠腑，亦当用之。因暑多夹湿为患，故本病治疗中当慎用滋腻之品，以防助湿而致病势缠绵。

二、常见证候辨治

(一)暑温本病,气分证治

1.暑入阳明

证候:壮热汗多,口渴心烦,头痛且晕,面赤气粗,或背微恶寒,苔黄燥,脉洪数或洪大而芤。

证机概要:暑温初期,邪入气分,邪正交争,邪热炽盛。

治法:清泄暑热,益气生津。

代表方药:白虎汤或白虎加人参汤(《伤寒论》)。

白虎汤

生石膏(研)、知母、甘草、白粳米。

上方加人参即为白虎加人参汤。

用法:水煎服。

临床运用:若暑热较盛,可酌情加入银花、连翘、竹叶、荷叶、西瓜翠衣等以增强清暑透邪之力;若发病之初兼有暑湿而见微恶寒、胸痞、呕恶、苔腻者,可酌加藿香、佩兰、滑石或六一散等芳化渗利之品;若兼邪遏卫表而见微恶风寒,身灼热无汗者,可加香薷、大豆卷、银花、连翘等以疏解表邪。

2.暑伤津气

证候:身热心烦,小溲色黄,口渴自汗,气短而促,肢倦神疲,苔黄干燥,脉虚无力。

证机概要:暑热亢盛,津气两伤。

治法:清热涤暑,益气生津。

代表方药:王氏清暑益气汤(《温热经纬》)。

西洋参、石斛、麦冬、黄连、竹叶、荷梗、知母、甘草、粳米、西瓜翠衣。

用法:水煎服。

3.津气欲脱

证候:身热已退,汗出不止,喘喝欲脱,脉散大。

证机概要:津气耗伤过甚所致的津气欲脱。

治法:益气敛津,扶正固脱。

代表方药:生脉散(引《温病条辨》)。

人参、麦冬、五味子。

用法:水煎,频频温服。

临床运用:对本证的治疗,亦可用生脉注射液静脉注射。如邪热未尽,可加入银花、连翘、石膏、知母等清暑泄热;如见阳气外脱之四肢厥冷、面色苍白、脉微细欲绝等症,则应用人参、附子等以回阳固脱,或选用参附龙牡汤,也可用参附注射液静脉注射。

4.热结肠腑

证候:身灼热,日晡为甚,腹胀满硬痛,谵语狂乱,大便秘结或热结旁流,循衣摸床,舌卷囊缩,舌红,苔黄燥,脉沉数。

证机概要:暑热伤津,热结阳明腑实。

治法:通腑泄热,清热解毒。

代表方药:解毒承气汤(《伤寒瘟疫条辨》)。

白僵蚕(酒炒)、蝉蜕(全)、黄连、黄芩、黄柏、栀子、枳实(麸炒)、厚朴(姜汁炒)、大黄(酒洗)、芒硝(另入)。

用法:水煎服。

临床运用:如热毒炽盛者,可加大青叶、石膏清泄热毒;动风抽搐者,可加羚羊角、钩藤等凉肝息风;兼气虚者,可加入人参以益气。临床上对属暑温的流行性乙型脑炎的治疗,有主张即使未表现有明显阳明腑实者,亦可适当配合大黄等攻下之品,使邪热有外泄之机,可以提高疗效。

(二)营血分证治

1.暑入心营

证候:灼热烦躁,夜寐不安,时有谵语,舌謇肢厥,舌红绛,脉细数;或猝然昏倒,不知人事,身热肢厥,气粗如喘,牙关微紧,舌绛,脉数。

证机概要:暑热之邪,内陷心营。

治法:清营泄热,清心开窍。

代表方药:清营汤(《温病条辨》)送服安宫牛黄丸、紫雪丹(方见风温)等。

清营汤

犀角、生地黄、玄参、麦冬、黄连、丹参、竹叶心。

用法:水煎服。

2.气营两燔

证候:壮热,头痛如劈,口渴饮冷,心烦躁扰,甚或谵语、神昏,或有斑点隐隐,舌绛,苔黄燥,脉弦数或洪大有力。

证机概要:热邪炽于气营,气营两燔。

治法:清气凉营,解毒救阴。

代表方药:玉女煎去牛膝熟地加细生地元参方(《温病条辨》)。

生石膏、知母、元参、细生地、麦冬。

用法:水煎服。

临床运用:如热毒较甚,可加入水牛角、大青叶、板蓝根等以清热解毒;如见便秘、腹胀满者,可加入大黄以攻下泄热;如兼有神昏痉厥者,可配合安宫牛黄丸等清心息风之品,方中可加僵蚕、全蝎、地龙、蝉衣、郁金、菖蒲等,并可静脉点滴醒脑静注射液。也可参照"暑入心营""暑热动风"等证施治。

3.暑热动风

证候:身灼热,四肢抽搐,甚则角弓反张,神志不清,或喉有痰壅,脉弦数或弦滑。

证机概要:暑热亢盛,引动肝风。

治法:清泄暑热,息风定痉。

代表方药:羚角钩藤汤(《通俗伤寒论》)。

羚羊角片(先煎)、双钩藤(后下)、霜桑叶、滁菊花、生地、白芍、茯神木、川贝、竹茹、生甘草。

用法:水煎服。

临床运用:本方在临床运用时,还应结合具体证情灵活加减。若心营热盛者,可加水牛角、玄参、丹皮等清营泄热;阳明邪热亢盛者,加石膏、知母等辛寒之品以清泄气分邪热;若兼有腑实燥结者,可加大黄、芒硝、全瓜蒌以通腑泄热;若热毒炽盛者,加板蓝根、大青叶等以清热解毒;如抽搐频繁,难以控制者,加全蝎、蜈蚣、地龙、僵蚕等以加强息风定痉之功,或加用羚羊角粉口服;若兼邪陷心包者,称为邪陷手足厥阴,可加紫雪丹、至宝丹等以息风开窍,清心化痰;痰涎壅盛者,可加胆星、天竺黄、竹沥等清化痰热。

4.暑入血分

证候:灼热躁扰,神昏谵妄,斑疹密布,色呈紫黑,吐血、衄血、便血,或兼见四肢抽搐,角弓反张,舌绛苔焦。

证机概要:暑热火毒,燔灼血分,内陷心包。

治法:凉血解毒,清心开窍。

代表方药:神犀丹(《温热经纬》)合安宫牛黄丸(方见风温)。

神犀丹

犀角尖(磨汁)、石菖蒲、黄芩、粪清、连翘、真怀生地(冷水洗净绞汁)、银花(如有鲜者捣汁用尤良)、板蓝根(无则以飞净青黛代之)、香豉、玄参、花粉、紫草。

用法:各药生晒研细(忌用火炒),以犀角、地黄汁、粪清和捣为丸(切勿加蜜,可将香豉煮烂),每丸重三钱,凉开水化服,每日二次,小儿减半。

临床运用:若见动风抽搐,则加入羚羊角、钩藤以凉肝息风,或加服止痉散以增强止痉之效;痰涎壅盛者,加天竺黄、胆星、竹沥或送服猴枣散以清化痰热;血热炽盛又伴气分热盛者,加生石膏、知母等清气药,或用清瘟败毒饮加减;若发斑兼吐血者,加茅根、知母、茜草;斑色紫黑加生地黄、紫草、大青叶。

5.暑伤肺络

证候:灼热烦渴,咳嗽气粗或喘促,咯血或痰中带血丝,烦躁,舌质红,苔黄而干,脉象细数。

证机概要:暑热犯肺,损伤阳络。

治法:凉血解毒,清暑安络。

代表方药:犀角地黄汤(引《温病条辨》)合黄连解毒汤(《外台秘要》)。

犀角地黄汤

生地黄、生白芍、丹皮、犀角。

黄连解毒汤

黄连、黄柏、黄芩、山栀。

用法:水煎服。

临床运用:若肺热尚轻,亦可用银翘散去豆豉、荆芥穗、薄荷,合犀角地黄汤清肺宁络止血。若兼气分热盛而烦渴甚,属气血两燔之证者,加石膏、知母等以清气泄热,热毒甚者可投清瘟败毒饮以大清气血热毒;若出血较多者,加参三七、茅根、侧柏叶炭、藕节炭等以清热泻火,凉血止血;若出现气随血脱之证,须急投独参汤、参附汤等益气固脱之剂,或急予生脉注射液或参附注射液益气敛阴,固脱救逆。

三、后期证治

(一)暑伤心肾

证候:心热烦躁,消渴不已,麻痹,舌红绛,苔薄黄或薄黑而干,脉细数。

证机概要:暑热久羁,耗伤肾阴。

治法:清心泻火,滋肾养液。

代表方药:连梅汤(《温病条辨》)。

黄连、乌梅(去核)、麦冬(连心)、生地黄、阿胶。

用法:水煎服。

临床运用:若因气阴不足,脉象虚大而芤者,可加人参以益气养阴;若口干渴饮者,加石斛、花粉、玉竹以生津养液;心烦不寐,可加远志;心火旺,可加莲子心;头晕目眩则加天麻、白芍、何首乌;大便干结者,重用生地黄、麦冬,并加入玄参以"增水行舟";低热者,可加白薇、地骨皮等。

(二)暑热未净,痰瘀滞络

证候:低热不退,心悸烦躁,手足颤动,神情呆钝,默默不语,甚则痴呆、失语、失明、耳聋,或见手足拘挛、肢体强直、瘫痪等。

证机概要:暑温后期,病势迁延,余热夹痰、夹瘀留滞络脉,导致气钝血滞,机窍阻闭。

治法:清透余热,化痰祛瘀搜络。

代表方药:三甲散(《湿热病篇》)。

醉地鳖虫、醋炒鳖甲、土炒穿山甲(现已不用)、生僵蚕、柴胡、桃仁泥。

用法:水煎服。

临床运用:如余热未清而低热难退者,可酌加青蒿、地骨皮、白薇等以清透余邪;如痰浊蒙闭清窍而致意识不清、神呆、失语、失聪、舌苔腻浊而无热者,可酌用苏合香丸以豁痰开窍;如见痰瘀阻络而肢体拘急、强直或手足震颤,不时抽动者,可加止痉散(全蝎、蜈蚣、地龙、僵蚕),还可配合白附子、陈胆星、乌梢蛇、桃仁、红花、白芥子等化痰祛瘀通络,或用华佗再造丸等以加强活血通络之效,同时还应注意选用生地黄、当归、赤白芍等养血活血之品,既有行血息风之效,又有养血护正之功;如肝肾阴亏而致虚风内动者,可用大定风珠滋补肝肾,潜镇虚风。

(三)暑温兼证,暑湿在卫

证候:身热,微恶风寒,头痛胀重,身重肢节酸楚,无汗或微汗,脘痞,口不渴,舌尖红,苔白腻或微黄腻,脉浮滑数或濡数。

若兼寒湿者,可见发热无汗,恶寒,甚则寒战,身形拘急,胸脘痞闷,心中烦,时有呕恶,舌苔薄腻,脉象浮弦。

证机概要:暑湿之邪郁遏肌表。

治法:透邪达表,涤暑化湿。

代表方药:卫分宣湿饮(《暑病证治要略》)或新加香薷饮(《温病条辨》)。

卫分宣湿饮

西香薷、全青蒿、滑石、浙茯苓、通草、苦杏仁、淡竹叶、鲜冬瓜皮、鲜荷叶。

用法:水煎服。

新加香薷饮

香薷、金银花、鲜扁豆花、厚朴、连翘。

用法:水五杯,煮取二杯。先服一杯,得汗,止后服;不汗,再服;服尽不汗,再作服。

(四)暑湿困阻中焦

证候:壮热烦渴,汗多溺短,脘痞身重,脉洪大。

证机概要:暑热盛于阳明,兼有湿困太阴。

治法:清热化湿。

代表方药:白虎加苍术汤(《类证活人书》)。

石膏、知母、甘草(炙)、粳米、苍术。

用法:水煎服。

(五)暑湿弥漫三焦

证候:身热面赤,耳聋眩晕,咳痰带血,不甚渴饮,胸闷脘痞,恶心呕吐,小便短赤,下利稀水,舌质红赤,苔黄腻,脉滑数。

证机概要:暑湿弥漫三焦,邪在气分,暑湿均盛。

治法:清热利湿,宣通三焦。

代表方药:三石汤(《温病条辨》)。

滑石、生石膏、寒水石、杏仁、竹茹(炒)、银花(露更妙)、金汁(冲)、白通草。

用法:水煎服。

(六)暑湿伤气

证候:身热自汗,心烦口渴,胸闷气短,四肢困倦,神疲乏力,小便短赤,大便溏薄,舌苔腻,脉大无力或濡滑带数。

证机概要:暑温夹湿证后期,出现暑湿犹盛,元气已耗。

治法:清暑化湿,培元和中。

代表方药:东垣清暑益气汤(《脾胃论》)。

黄芪、苍术(泔浸,去皮)、人参(去芦)、升麻、橘皮、白术、泽泻、黄柏(酒洗,去皮)、麦冬(去心)、青皮(去白)、葛根、当归身、六曲(炒黄)、五味子、炙甘草。

用法:水煎服。

(七)暑湿未净,蒙扰清阳

证候:低热未除,头目不清,昏眩微胀,口渴不甚,舌淡红,苔薄腻。

证机概要:暑湿余邪未净。

治法:清化暑湿余邪。

代表方药:清络饮(《温病条辨》)。

鲜荷叶边、鲜银花、西瓜翠衣、鲜扁豆花、丝瓜皮、鲜竹叶心。

用法:水煎服。

第三节　湿　温

湿温是由湿热病邪所引起的一种急性外感热病。初期见恶寒、身热不扬、身重肢倦、胸闷脘痞、苔腻脉缓等湿遏卫气证候。临床发病较缓、传变较慢、病程较长、病势缠绵,以脾胃为中心,流连气分阶段较长为特征。本病全年可见,但好发于夏秋雨湿较盛、气候炎热之季。

湿温病名首见于《难经·五十八难》记载"伤寒有五:有中风,有伤寒,有湿温,有热病,有温病",将其归属于广义伤寒的范畴。汉代张仲景《伤寒杂病论》虽未明确论述湿温,但其泻心法为后世辛开苦降、寒温并用治疗湿温所师法。晋代王叔和《脉经》首先提出湿温的病因证治,谓其病因是"常伤于湿,因而中暍,湿热相搏,则为湿温",其主症为"两胫逆冷,腹满叉胸,头目痛苦,妄言",其治则为"治在足太阴,不可发汗"。宋代朱肱《类证活人书》提出以白虎加苍术汤为本病治疗主方。金元时期,刘河间认为湿为土之气,因热而怫郁,不得宣行而化热化火,提出了"因热致湿"的观点,他在《素问病机气宜保命集·病机论》中说:"治湿之法,不利小便,非其治也",并以六一散开清热利湿法之先河。明代李梃说"生湿郁热……清热燥湿兼补中,此治湿热法也"的病因病机和治疗观。

明末清初喻昌也提出"分解湿热"的治则。时至清代,有关湿温的理论认识渐臻完善。叶天士《温热论》中将温病分为夹风、夹湿两大类,提出湿热病与体质有关,即"在阳旺之躯,胃湿恒多;在阴盛之体,脾湿亦不少",还提出分解湿热的具体方法应是"渗湿于热下,不与热相搏,势必孤矣"及"通阳不在温,而在利小便"等观点。薛生白首撰湿热类温病专著《湿热病篇》,并对湿热病的因证脉治作了详细论述,认为"湿热病属阳明太阴经者居多,中气实则病在阳明,中气虚则病在太阴",并创湿热病按上、中、下三焦辨治的湿热病三焦辨证方法,论述了芳香化湿、理气化湿、淡渗利湿、清热燥湿、祛风胜湿治湿五法,为湿热病的辨治奠定了较完整的理论基础,使湿热类温病的辨治自成体系。此后,吴鞠通《温病条辨》详细阐述了湿热病三焦分证论治规律,并创三仁汤、五加减正气散、三石汤等治疗湿温的名方。后经王孟英等医家的不断补充,使湿温病的辨治内容更加丰富和完善。

根据湿温的好发季节和临床特征,西医学中的伤寒、副伤寒、沙门菌属感染、钩端螺旋体病、某些肠道病毒感染等具有湿温临床特征的感染性疾病,可参考本病进行辨治。此外,临床各科消化系统疾病也可参考本病相关证候辨证论治。

【病因病机】

(一)病因发病

湿热病邪是本病的主要致病因素。湿热病邪的感受与季节和地域有关,夏秋季节天暑下逼,地湿上蒸,人处气交之中,则易感受湿热病邪。如吴坤安说:"凡暑月淫雨之后,日气煦照,湿浊上腾,人在湿浊蒸淫中感之……骤发而重者,为湿温。"此外,江南地卑水湿,久居湿地,易感湿邪,湿郁化热,湿热互结而致病。但湿热病邪能否侵入人体,侵入人体后是否发病,还取决于人体脾胃功能。脾胃功能旺盛则感而不病,脾胃功能呆滞则感而发病,因此脾失健运是导致本病发生的内在因素。或因脾胃素虚、劳倦伤脾、过食生冷损伤脾胃;或因湿热偏盛季节,脾胃运化功能受其影响而呆滞,若再饮食不节,恣食生冷,或劳倦过度,或脾胃素虚,运化功能更易受损,导致湿邪内蕴,则"同类相召",外感湿热病邪乘机侵袭,内外相合而发为湿温。薛生白《湿热病篇》说:"太阴内伤,湿饮停聚,客邪再至,内外相引,故病湿热",提示湿温病的发病是内因和外因两方面相互作用的结果。对此,古代温病学家的观点甚为一致,叶天士说:"外邪入里,里湿为合。"吴鞠通亦说:"内不能运化水湿,外复感时令之湿。"可见只有内外合邪,才能引起本病的发生。

(二)病机演变

湿热病邪侵入人体多从口鼻而入,自肌表而伤者较少。如薛生白所言:"湿热之邪,由表伤者十之一二,由口鼻而入者,十之八九。"因脾为湿土之脏,胃为水谷之海,二者同属于中土,而湿为土之气,湿土之气同类相召,湿热病邪致病多太阴、阳明受病,发展演变也以脾胃为病变中心。章虚谷说:"湿土之气同类相召,故湿热之邪始虽外受,终归脾胃。"然湿热病邪具有蒙上流下、弥漫三焦之特性,故病程中其在阻滞脾胃气机基础上,又可随湿热弥漫留著不同部位,引起相应部位的气机阻滞表现。因湿为阴邪,其性重浊黏腻,难以骤化,与热相合,胶着难解,所以本病较一般温病起病迟缓,传变较慢,病势缠绵,病程迁延。

湿温初期以湿遏卫气为主要病理变化,湿热外遏肌表,内蕴脾胃。遂病情发展,湿热郁蒸气分,病变中心以中焦脾胃为主。病偏于脾者,证为湿重于热;病偏于胃者,证为热重于湿;病在脾胃,则证为湿热并重。一般而言,病程前期多以湿重热轻为主,随着病程发展,湿邪逐渐化热,则逐渐转化为热重湿轻。同时脾胃阳气的盛衰也直接影响着湿热的转化。薛生白云:"中气实则病在阳明,中气虚则病在太阴。"此即指素体中阳偏盛者,则邪从热化而病变偏于阳明胃,表现为热重于湿;素体中阳偏虚者,则邪随湿化而病变偏于太阴脾,表现为湿重于热。如中阳无明显偏颇,多为湿热并重之证。

湿热病邪郁蒸气分,虽以中焦脾胃病变为主,但因湿热有蒙上流下的特性,故可见湿热弥漫三焦,波及其他脏腑,导致较为复杂的病证。如石芾南所言:"湿之化气,为阴中之阳,氤氲腻浊,故兼症最多,变迁最幻,愈期最缓。"如湿热郁蒸蒙蔽于上,清窍壅塞,则引起头晕胸闷,甚或神志昏昧;如湿热下注大肠,蕴结膀胱,则致大便溏而不爽、小便不利,甚或二便不通;如湿热蕴毒,上壅咽喉,内聚肝胆,则咽喉肿痛、身目发黄;湿热外蒸肌腠,则发白㾦等。湿热郁阻中焦日久,其热偏盛者,易化燥伤阴;其湿偏盛者,易损伤阳气。若感邪严重,湿热化燥化火,即可深逼营血,除有斑疹、昏谵等营血分一般见症外,多见络伤动血,甚至气随血脱而危及生命。亦有因湿热久羁,致阳气衰微,即湿胜阳微,甚至可转化为寒湿。本病经过顺利者,病变可停留于气分而不再发展,或进入恢复阶段。随着湿热渐消,以胃气未醒,脾虚不运等证候为多。本病后期若善后失当,每有病情反复。

【辨证论治】

一、辨治要点

(一)辨病依据

1.本病多发生于夏秋雨湿季节,其他季节雨湿较重时也可见到。

2.起病较缓,初期即见恶寒,身热不扬,进而热势渐高,稽留不退,并见头重如裹,身重肢倦,胸闷脘痞,苔腻脉缓等。

3.传变较慢,病势缠绵,湿热留恋气分阶段较长,病变以脾胃为中心,也可涉及其他脏腑。

4.病程之中易见白㾦。后期邪随火化,损伤肠络,可见大便下血甚或气随血脱;或湿从寒化,致湿盛阳微等严重证候。

（二）辨证要点

1. 辨病程阶段

湿温病在发展过程中，虽然以脾胃为中心，留恋气分阶段较长，但仍有卫气营血不同阶段之浅深变化。如湿温初期多为湿遏卫气，可见恶寒，身热不扬，身重脘痞，苔腻脉缓。湿温发展至中期气分阶段，停留时间较长，以脾胃湿热为主，可见身热不扬，脘痞呕恶，苔白腻，或黄腻，或黄而微腻，脉濡数或滑数，并可弥漫三焦及其他脏腑。湿温后期可有湿热化燥，深入营血而见大便下血；或湿从寒化而见脘痞便溏、身冷汗泄等。湿温恢复期多表现为余邪未尽，而见脘中微闷、知饥不食等症。

2. 辨病邪部位

湿温病虽以脾胃为中心，但湿热有蒙上流下、弥漫三焦的特点。因此，辨湿热偏上焦、中焦、下焦及所属脏腑，对湿温病诊治至关重要。湿热偏上焦肺卫，多见恶寒发热、头重、胸闷、咽肿、耳聋等；湿热蒙蔽心包，轻则神志淡漠，重则神识昏蒙等。若湿热阻于中焦胃脘，多见胃脘痞满、恶心呕吐、苔白腻或黄腻；偏于脾者，可见知饥不食、大便溏薄；湿热熏蒸肝胆者，可见身目发黄、胁肋胀满等。若湿热阻于下焦膀胱，则见小便不利，尿频尿急，甚或尿闭；阻滞肠道则见大便不爽、腹满、下利黏垢等。

3. 辨湿热轻重

辨别湿热轻重程度是本病的辨证关键。湿温病在卫、气分阶段有湿重于热、湿热并重、热重于湿 3 种病理类型，均有胸痞、身重、苔腻等湿阻气滞之见症。湿重于热者，以身热不扬、口不渴、苔白腻、脉濡缓为特点；湿热并重者，以发热较甚、渴不欲饮、溲赤、苔黄腻、脉濡数为特点；热重于湿者，以壮热、汗多、烦渴、溲短赤、苔黄微腻、脉滑数为特点。临证还应结合患者体质及病程阶段进行分析：脾虚者多湿重，胃热者多热重；初期及前期阶段多表现湿重于热，随着病情发展，湿渐化热，可转为湿热并重或热重于湿。

4. 辨虚实转化

湿温病过程中多以实证为主，初期的卫气同病、中期的气分脾胃湿热及后期化燥入血，均以邪实为主；病至后期，邪退正虚，多表现为脾胃虚弱，此为一般规律。临床也有以下特殊情况，如湿热留恋日久，损伤阳气，致湿从寒化，甚则湿胜阳微；或湿热化燥损伤肠络，出现便血不止，气随血脱时，则病已由实转虚，而见身冷汗泄、脘痞、苔腻或身热骤退、汗出肢冷、面色苍白、脉微欲绝等危重证候。

（三）论治要点

祛湿清热为本病的治疗原则。由于湿热病邪引起的病证具有湿与热的两重性质，为湿中蕴热，蒸酿为患，病情复杂。正如薛生白云："热得湿而愈炽，湿得热而愈横，湿热两分，其病轻而缓；湿热两合，其病重而速。"故以分解湿热，使湿去热孤易于消解。同时祛湿和清热要二者兼顾，合理运用。

根据湿热所在部位的不同，分别施治。在上焦者宜芳化，在中焦者宜苦燥，在下焦者宜淡渗。湿温病初期多邪遏卫表,以上焦气机为湿热所困,肺气不得宣化为主要表现,同时还每兼有湿邪困脾。此阶段以湿重于热为特征,治疗宜用芳香化湿为主,兼以清热。病在中焦,湿渐化热,表现为湿热并重,治以苦辛通降,即以散寒清热燥湿,辛苦行气化湿;如湿热蕴毒,湿毒症状显著者,则予清热解毒化湿;如湿邪进一步化热,出现热重于湿之证,则以清热为主,祛湿为次。如湿热下注下焦膀胱者,以淡渗清热利湿为主。详审湿热之偏盛,确定祛湿与清热的侧重。初期湿邪偏盛,宜芳化之品宣透表里之湿;中期湿热蕴蒸,湿邪偏重者,治以化湿为主,稍佐泄热;热邪偏重者,则以清热为主,兼以化湿;湿热俱甚者,则应清热化湿并重。

湿温初期治疗禁用辛温发汗、苦寒攻下、滋养阴液。吴鞠通说:"汗之则神昏耳聋,甚则目瞑、不欲言;下之则洞泻不止;润之则病深不解。"俗称湿温初期"三禁"。因湿温初期湿遏卫气,症见恶寒少汗、头痛身重、口不渴等类似伤寒在表的表现,易误作伤寒而予辛温发汗。因湿为阴邪,黏滞难于速除,峻发其汗不但湿不易祛,反易助热动湿,使湿随辛温发表药蒸腾上逆,内蒙心窍则神昏,上蒙清窍则耳聋、目瞑、不欲言;若湿阻中焦,气机不畅而见脘痞腹胀,甚或大便数日不解,易误当积滞而予苦寒攻下,则易损伤脾阳,使脾气下陷,致湿邪乘虚内溃,而致洞泻不止;湿热交蒸可见午后热甚,易误为阴虚而予滋润腻补,则滋腻助湿,反致湿热胶着难解,病情迁延难愈。但随着病情的发展,如湿热化燥,内结阳明或湿热夹滞者,则不可不下;而阴液已伤者,则滋阴养液之品又每常使用。因此,对湿温初期治法"三禁"应理解其主要是针对湿温初期而言的,而对湿温全过程的治疗则不可拘泥于"三禁"之说。此外,湿温病以中焦脾胃为病变中心,易于损伤脾胃功能,因此,治疗湿温病过程中应时时注意顾护脾胃,脾胃功能健全有利于湿邪的消散。苦寒之品每可败胃,在湿温病治疗中不可过量、久服;苦寒攻下中病即止,避免损伤脾胃。

二、常见证候辨治

(一)湿重于热

1. 湿遏卫气

证候:恶寒,身热不扬,午后热盛,少汗,头痛如裹,身重肢倦,胸闷脘痞,面色淡黄,口不渴,苔白腻,脉濡缓。

证机概要:湿温初期内外合邪,卫气同病,湿重热轻。

治法:芳香化湿,宣通气机。

代表方药:藿朴夏苓汤(《医原》)或三仁汤(《温病条辨》)。

藿朴夏苓汤

藿香、姜半夏、赤苓、杏仁、生薏仁、蔻仁、猪苓、泽泻、淡豆豉、厚朴。

用法:水煎服。

三仁汤

杏仁、飞滑石、白通草、白蔻仁、竹叶、厚朴、生薏仁、半夏。

用法:甘澜水八碗,煮取三碗,每服一碗,日三服。

临床运用:对湿温初期湿遏卫气证的治疗虽用开上、畅中、渗下之法,但因病邪偏于中上二焦,所以用药主以芳香化湿之品宣化湿邪,常用藿香、佩兰、大豆黄卷、白豆蔻、荷叶等。同时配伍宣展肺气之品,如杏仁、淡豆豉等,以取流气化湿之效。如湿中蕴热者,则伍以连翘、黄芩等清热之品。同时配伍淡渗之茯苓、滑石、通草、薏仁、竹叶等,既可通利小便导湿外出,又有助于湿热从小便外泄。

2. 湿阻膜原

证候:寒热往来,寒甚热微,身痛有汗,手足沉重,呕逆胀满,舌苔白厚腻浊或如积粉,脉缓。

证机概要:湿热秽浊郁伏膜原,阻遏气机。

治法:疏利透达膜原湿浊。

代表方药:达原饮(《温疫论》)或雷氏宣透膜原法(《时病论》)。

达原饮

槟榔、厚朴、草果、知母、白芍、黄芩、甘草。

用法:水煎服。

雷氏宣透膜原法

厚朴(姜制)、槟榔、草果仁(煨)、黄芩、粉甘草、藿香叶、半夏(姜制)。

用法:加生姜三片为引,水煎服。

临床运用:寒热往来是确立本证居半表半里病变层次的特殊表现;寒甚热微,舌苔白厚腻,脉缓是确定本证属于湿重于热的主要凭证;舌苔白厚腻浊如积粉,是邪伏膜原的特征性表现。本证寒热往来似疟,但发作没有定时,故可与疟疾鉴别。

3. 湿困中焦

证候:身热不扬,脘痞腹胀,恶心呕吐,口不渴或渴而不欲饮或渴喜热饮,大便溏泄,小便浑浊,苔白腻,脉濡缓。

证机概要:湿浊偏盛,困阻中焦,脾胃升降失职。

治法:芳香化浊,燥湿运脾。

代表方药:雷氏芳香化浊法(《时病论》)。

藿香叶、佩兰叶、陈广皮、制半夏、大腹皮(酒洗)、厚朴(姜汁炒)。

用法:加鲜荷叶少许为引,水煎服。

临床运用:本证之脘痞腹胀、呕恶,类似邪伏膜原之呕逆胀满,但本证无寒热往来,苔白腻如积粉,可资鉴别。

4. 湿阻肠道

证候:少腹满硬,大便不通,神识如蒙,苔垢腻。

证机概要:湿热久羁,肠道湿郁气结,传导失职。

治法:宣通气机,清化湿浊。

代表方药:宣清导浊汤(《温病条辨》)。

猪苓、茯苓、寒水石、晚蚕沙、皂荚子(去皮)。

用法:水五杯,煮成二杯,分二次服,以大便通快为度。

5.湿浊上蒙

证候:热蒸头胀,呕逆神迷,小便不通,渴不多饮,舌苔白腻。

证机概要:湿浊久困,热为湿遏,热蒸湿动,蒙上流下。

治法:先予芳香开窍,继予淡渗利湿。

代表方药:苏合香丸(《太平惠民和剂局方》),茯苓皮汤(《温病条辨》)。

苏合香丸

白术、青木香、乌犀屑、香附子(炒,去毛)、朱砂(研,水飞)、诃黎勒、白檀香、安息香(别为末,用无灰酒熬膏)、沉香、麝香(研)、丁香、荜茇、龙脑(研)、苏合香油(入安息香膏内)、乳香(别研)。

用法:上药除苏合香油外,均研成极细粉末和匀,然后将苏合香油用白蜜适量(微温)调匀拌入药粉内,加炼蜜制成药丸,内服。

茯苓皮汤

茯苓皮、生薏苡仁、猪苓、大腹皮、白通草、淡竹叶。

用法:水八杯,煮取三杯,分三次服。

(二)湿热并重

1.湿热困阻中焦

证候:发热,汗出不解,口渴不欲多饮,脘痞呕恶,心中烦闷,便溏色黄,小便短赤,苔黄腻,脉濡数。

证机概要:湿郁化热,湿热并重,互结中焦,升降失常。

治法:辛开苦降,燥湿清热。

代表方药:王氏连朴饮(《霍乱论》)。

制厚朴、川连(姜汁炒)、石菖蒲、制半夏、香豉(炒)、焦栀、芦根。

用法:水煎,温服。

临床运用:若湿热较重,加黄芩、滑石、通草、猪苓等增强清热利湿之功;呕吐较甚者,加姜汁、竹茹以降逆止呕。若呕而兼痞,得汤则吐者,为湿热互结,中焦不通之患,可改用半夏泻心汤去人参干姜甘草大枣加枳实生姜方(《温病条辨》:半夏、黄芩、黄连、枳实、生姜)。

2.湿热蕴毒

证候:发热口渴,胸痞腹胀,肢酸倦怠,咽肿溺赤,或身目发黄,苔黄而腻,脉滑数。

证机概要:湿热交蒸,酝酿成毒,充斥气分。湿热俱盛。

治法:清化湿热,解毒利咽。

代表方药:甘露消毒丹(《医效秘传》)。

飞滑石、绵茵陈、淡黄芩、石菖蒲、川贝母、木通、藿香、射干、连翘、薄荷、白豆蔻。

用法:水煎服。

3. 湿热酿痰,蒙蔽心包

证候:身热不退,朝轻暮重,神识昏蒙,似清似昧,或时醒时昧,时或谵语,舌苔黄腻,脉濡滑而数。

证机概要:气分湿热,酿蒸痰浊,蒙蔽心包。

治法:清化湿热,豁痰开窍。

代表方药:菖蒲郁金汤(《温病全书》)。

鲜石菖蒲、广郁金、炒栀子、青连翘、灯心、鲜竹叶、粉丹皮、淡竹沥(冲)、细木通、紫金片(冲)。

用法:水煎服。

(三)热重于湿

证候:高热汗出,面赤气粗,口渴欲饮,身重脘痞,苔黄微腻,脉滑数。

证机概要:热炽阳明,脾湿未化。

治法:清泄胃热,兼化脾湿。

代表方药:白虎加苍术汤(方见暑温)。

用法:水煎服。

临床运用:若热郁化火,津伤不甚,可配以黄芩、黄连、栀子以清热解毒;若中焦湿重,兼见呕恶、不食时,可酌加藿香、佩兰、滑石、大豆卷、通草等芳化渗利之品。

(四)化燥入血

证候:身灼热,心烦躁扰,甚或神昏谵语,发斑或上窍出血,或便下鲜血,舌绛而干。

证机概要:湿邪化燥,热邪化火,深入营血,损伤脉络,动血伤阴,或因饮食不节,损伤肠络,迫血妄行。

治法:清热解毒,凉血止血。

代表方药:犀角地黄汤(《外台秘要》)。

犀角、生地、赤芍、丹皮。

用法:水煎服。

(五)湿从寒化

证候:脘腹胀满,大便不爽或溏泄,食少无味,苔白腻或白腻而滑,脉缓。

证机概要:脾阳素虚或苦寒伤脾,湿邪久羁,从寒而化。

治法:温运脾阳,燥湿理气。

代表方药:四加减正气散(《温病条辨》)或五加减正气散(《温病条辨》)。

四加减正气散

藿香梗、厚朴、茯苓、广皮、草果、楂肉(炒)、神曲。

用法:水煎服。

五加减正气散

藿香梗、广皮、茯苓块、厚朴、大腹皮、谷芽、苍术。

用法:水煎服。

三、后期证治

(一)湿盛阳微

证候:身冷汗泄,胸痞,口渴,苔白腻,脉细缓;或形寒神疲,心悸头晕,面浮肢肿,小便短少,舌淡苔白,脉象沉细。

证机概要:温病后期,湿从寒化,寒湿伤阳。

治法:温肾健脾,扶阳逐湿。

代表方药:薛氏扶阳逐湿汤(《湿热病篇》)或真武汤(《伤寒论》)。

薛氏扶阳逐湿汤

人参、附子(先煎)、白术、益智仁、茯苓。

用法:水煎服。

本方出自薛生白《湿热病篇》,薛生白说:"湿邪伤阳,理合扶阳逐湿。"

真武汤

茯苓、芍药、生姜(切)、白术、附子(先煎,炮,去皮)。

用法:水煎服。

(二)余邪未净

证候:身热已退,脘中微闷,知饥不食,苔薄腻。

证机概要:湿温病恢复期,余邪未净,胃气未舒,脾气未醒。

治法:轻清芳化,涤除余湿。

代表方药:薛氏五叶芦根汤(《湿热病篇》)。

藿香叶、佩兰叶、鲜荷叶、枇杷叶、薄荷叶、芦根、冬瓜仁。

用法:水煎服。

临床运用:本方冬瓜仁可改用冬瓜皮,因其皮祛湿之力更佳。若周身酸楚,头昏面黄,胸闷不饥,小便黄,大便干,舌苔白而微腻,脉濡,应在本方基础上加杏仁、薏苡仁、川朴、通草、蔻仁、半夏等药;若寒湿较盛,困倦乏力,加苍术、茯苓;呕恶,加豆蔻壳、苏梗;便溏,食欲不振,加白扁豆、薏苡仁、大豆黄卷、炒麦芽。

第四节 秋 燥

秋燥是感受燥热病邪引起的,初期病在肺卫并同时具有津液不足表现为特征的一种急性外感热病。一般病情较轻,病程较短,传变较少,易于痊愈,极少数病例可传入下焦肝肾。本病多发生在秋季,尤以初秋多见。

《黄帝内经》中有关于燥邪为病的记载,《素问·阴阳应象大论》说:"燥胜则干"的燥邪致病特点,《素问·至真要大论》说:"燥者濡之"及"燥化于天,治以辛寒,佐以苦甘"等治燥大法。金元时期的刘河间《素问玄机原病式》中说:"诸涩枯涸,干劲皴揭,皆属于燥"的燥病特点。朱丹溪以四物加减,李东垣从养荣血、补肝肾、润肠液等立法,并拟润肠丸等以治燥。清代医家将燥病分为内燥与外燥:内燥多指内伤津血干枯之征,外燥系秋季外感时令之气而致。清初喻嘉言《医门法律》中指出《黄帝内经》中"秋伤于湿"应为"秋伤于燥",并著有论述燥邪为患的专篇——《秋燥论》,首立秋燥病名,并创制清燥救肺汤为治秋燥主方。对燥邪的寒热属性,各医家的看法不同,如喻嘉言认为燥属火热,沈目南认为凉燥属次寒,俞根初、王孟英、费晋卿又认为秋燥有温、凉两类,吴鞠通则以胜复气化之理来论述燥气,以胜气属凉,复气属热。可见,前人所说的秋燥有温燥、凉燥之分。

根据发病季节和临床表观,西医学所说的发于秋季的呼吸系统感染性疾病,如上呼吸道感染、急性支气管炎及某些肺部感染等,可参考本病辨证论治。

【病因病机】

(一)病因发病

秋燥的病因是秋令的燥热病邪。秋承夏后,秋阳以曝,气温尚高,加之久晴无雨,致气候干燥而温热,易形成燥热病邪。本病的发生多为人体正气不足,卫外不固,或摄生不慎,身体防御外邪能力减弱,燥热之邪易通过口鼻侵入肺卫而发病。

(二)病机演变

秋日燥金主令,肺属燥金,燥热病邪从口鼻而入,内应于肺,肺合皮毛,所以本病初期多在肺卫,燥盛则津伤,故以津液干燥的肺卫见症为主。肺卫燥热之邪不解,由卫及气,入里化火,津液耗伤更为突出,除伤及肺脏之外,还可波及胃、肠等脏腑。如燥热伤肺则宣肃失常,甚则肺热伤络,下移大肠,导致肺燥肠热,络伤咯血;肺受燥热,肺津不能下布,大肠失润,则成肺燥肠闭;燥热结滞肠腑而耗伤阴液,可致腑实阴伤。气分证不解,燥热化火,可深入营血,或致气血两燔。若感邪较重,失治、误治或素体较弱,亦可传入下焦肝肾而见肝肾阴伤,虚风内动,但本病甚少出现热入营血和肝肾阴伤的病变。

【辨证论治】

（一）辨病依据

1. 本病具有明显的季节性,多发于秋季,尤以初秋燥热偏盛之时多见。

2. 初期除发热恶寒、咳嗽等肺卫表热证外,同时伴有口、鼻、唇、咽、皮肤等津液干燥征象。

3. 本病以肺为病变中心,以燥伤阴液为主要病理变化。病情较轻,传变较少,后期以肺胃阴伤者为多,较少传入下焦。

4. 本病与风温初期症状相似,皆有发热恶寒、咳嗽、口渴等肺卫见症。但风温多发于冬春两季,初期以表热证为主,津液不足,见症不显,且病情发展快,易发生逆传心包之变;秋燥多发于秋季,初期除肺卫见症外,必伴有口、鼻、咽、唇、皮肤等津液干燥表现。

（二）辨证要点

1. 辨燥性之温凉

燥邪具有温凉不同属性,所致之病亦有温燥、凉燥之分。在初期阶段区别尤为重要。临床辨证,可从发病时气候的温热寒凉、发热恶寒的孰重孰轻、口渴与否、痰质的稀稠、舌质的变化等方面加以辨别。若发热,微恶寒,头痛,少汗,咳嗽少痰,或痰黏色黄,咽鼻燥热,口渴,苔薄白欠润,舌边尖红,发于初秋燥热偏盛之时为温燥;若发热,恶寒,恶寒持续时间较长,头痛,少汗,咳嗽少痰,或痰黏色白,鼻鸣而塞,苔薄白欠润,舌边尖淡红,发于深秋气候转冷之时为凉燥。

2. 辨燥热之部位

秋燥虽以肺为病变中心,但也可波及胃、肠等脏腑。病变若以肺为主,可表现为燥热炽盛、肺津受损,或可因燥热损伤血络而咯血。若肺经燥热下移大肠,则见大便泄泻;如肺不布津于肠而见大便秘结。若燥热循经上干头目清窍,可致清窍干燥。临床须辨别燥热之部位而分别论治。

3. 辨燥热阴伤之程度

秋燥初期即有津液干燥的表现,且随邪深入津伤呈加重之势,同时,燥热病邪可以涉及不同脏腑部位,故燥热和阴伤有程度的差异和部位的不同。一般初期以体表津液和肺津不足为主,见口、鼻、咽、唇、皮肤、舌苔津液干燥之象,津伤程度较轻;若燥热在肺,则以肺津不足表现为主,见干咳或痰少而黏难咯,津液耗伤程度较重;后期出现口渴而不欲多饮,舌红少苔为胃阴受伤,津液耗伤程度较重;如见手足心热、虚烦不得眠、颧红则为肝肾阴伤,津液耗伤程度更重。俞根初《通俗伤寒论》说:"秋燥一证,先伤肺津,次伤胃液,终伤肝血肾阴。"

（三）论治要点

根据《素问·至真要大论》"燥者濡之"原则,治燥当润燥,秋燥为病,燥邪为患,润燥之时还须清热祛邪,故秋燥治疗原则为清热润燥。治疗用药注意"宜柔润,忌苦燥",因燥性虽近火,但又不同于火,"治火可用苦寒,治燥必用甘寒"。

初期邪在肺卫,宜辛凉甘润,透邪外出。中期邪聚上焦,燥干清窍者,宜清散上焦气热,润燥利窍。若燥热化火伤及肺阴者,宜清肺润燥养阴。若肺燥肠热,络伤咯血者,宜润肺清肠,清热止血。若肺燥肠闭津亏而致便秘者,宜肃肺润肠通便。后期,燥热已退,肺胃阴伤未复者,宜甘寒生津,滋养肺胃之阴。

针对秋燥不同阶段的病理特点,前人提出了"上燥治气,中燥增液,下燥治血",可作为秋燥初、中、末三期治疗大法的概括。所谓"上燥治气",是指燥邪上受,首犯肺卫,肺主气,肺津为燥邪所伤,则肺气宣肃失司,治宜辛以宣肺透邪,润以制燥保肺。"治气"即为"治肺"。何廉臣说"上燥治气,吴氏桑杏汤主之",以及叶天士说:"燥自上伤,是肺气受病,当以辛凉甘润之方,气燥自平而愈",皆有助于对"上燥治气"这一治疗原则的理解。"中燥增液",则指燥热病邪由上焦而至中焦,损伤肺胃津液,治当甘凉濡润,以复其津。"下燥治血",乃指少数病例,若最终演变为燥热损伤下焦肝肾精血者,治用甘咸柔润,以补肾填精,其意实指滋补骨阴。

二、常见证候辨治

(一)邪犯肺卫

证候:发热,微恶风寒,少汗,干咳或痰少而黏,咳甚则声音嘶哑,咽干痛,鼻燥热,口微渴,舌边尖红,苔薄白欠润,右脉数大。

证机概要:秋燥初期,燥热上受,邪袭肺卫。

治法:辛凉甘润,轻透肺卫。

代表方药:桑杏汤(《温病条辨》)。

桑叶、杏仁、沙参、象贝、豆豉、栀皮、梨皮。

用法:水二杯,煮取一杯,顿服之,重者再作服。

临床运用:如在深秋气候干燥、寒冷之时,症见恶寒、头痛、无汗、咽干喉燥、咳嗽稀痰、苔白欠润而舌质正常者,属凉燥之邪,侵袭肺卫,治宜辛开温润,疏表透邪,方用杏苏散(《温病条辨》):杏仁、苏叶、半夏、橘皮、前胡、甘草、苦桔梗、枳壳、茯苓、生姜、大枣;随症加减,水煎服。

(二)邪在气分

证候:身热,口渴,耳鸣,目赤,龈肿,咽痛,舌红,苔薄黄而干,脉数。

证机概要:燥热病邪从卫入气,上干头目清窍。

治法:清宣上焦,气分燥热。

代表方药:翘荷汤(《温病条辨》)。

薄荷、连翘、生甘草、黑栀皮、桔梗、绿豆皮。

用法:水煎服。

临床运用:原方可加桑叶、蝉衣以增强宣泄透热功效。目赤、耳鸣重者加菊花、夏枯草、羚羊角粉、苦丁茶清利头目;咽痛者加牛蒡子、僵蚕、黄芩等以清利咽喉。临证时须注意,本证当禁用苦重之品,以免化燥伤阴和药过病所。

(三)燥热伤肺

证候:身热,干咳无痰,气逆而喘,咽喉干燥,鼻燥,齿燥,胸满胁痛,心烦口渴,舌边尖红赤,舌苔薄白而燥或薄黄干燥,脉数等。

证机概要:燥热化火,耗伤阴液。

治法:清肺润燥养阴。

代表方药:清燥救肺汤(《医门法律》)。

煅石膏、冬桑叶、甘草、人参、胡麻仁(炒研)、真阿胶、麦冬(去心)、杏仁(去皮,麸炒)、枇杷叶(去毛,蜜炙)。

用法:水煎服。

临床运用:若肌表尚有邪热,可去阿胶加薄荷叶、连翘、牛蒡子等增强透表之力;若热重津伤明显者,以北沙参或西洋参易人参,加知母、麦冬、桔梗甘寒润燥,增强清润之力;痰多者,可加贝母、竹沥、瓜蒌皮以化痰;咳痰带血者,可加侧柏叶、旱莲草等以凉血止血;胸满胁痛明显者,可加丝瓜络、橘络、郁金等以和络止痛。临证时应慎用苦寒降火,以免重伤肺津。

(四)肺胃阴伤

证候:身热已退,或身有微热,干咳或痰少,口、鼻、咽、唇干燥乏津,口渴,舌干红少苔,脉细数。

证候分析:燥热渐退,肺胃阴伤,邪少虚多。

治法:甘寒滋润,清养肺胃。

代表方药:沙参麦冬汤(《温病条辨》),津伤甚者合五汁饮(《温病条辨》)。

沙参麦冬汤

沙参、麦冬、生甘草、玉竹、扁豆、桑叶、花粉。

用法:水煎服。

五汁饮

梨汁、荸荠汁、鲜苇根汁、麦冬汁、藕汁(或用蔗浆)。

用法:临时斟酌多少,和匀凉服。不甚喜凉者,炖汤温服。

临床运用:若兼肠燥便秘者,可加玄参、鲜生地黄、麦冬、鲜何首乌、鲜石斛、火麻仁以润肠通便。

第五节 温 疫

温疫(古称瘟疫)泛指流行性急性传染病,中医认为是由于感受疫疠之气所致。温疫是以突然发病,传变迅速,病情凶险,具有强烈传染性并能引起广泛流行为其特征的疾病。

疫病一年四季皆可发生,其发病规律,通过呼吸道传染的多发生于冬春季,通过肠道传染的多发生于夏秋季。

现代医学认为,传染病是由病原生物所引起并能传播给他人的疾病。对人类有致病性的病原生物已知有500多种,包括病原微生物,如病毒、衣原体、支原体、螺旋体、细菌、寄生虫等。某种病原体侵犯机体的防御机能,侵入机体的特定部位,并能在入侵处或其他部位生长繁殖者,称为感染。

疫之为病,历史悠久。中医对疫病的认识较早,殷墟出土的骨甲文中刻有"疾年"的记录,《山海经》中也有"天下大疫"的记载。据《礼记·月令》记载:"孟春……行秋令,则其民大疫。"说明古人已认识到疫病流行与气候异常密切相关。

《黄帝内经》对疫病的记载则更为详细,如《素问·刺法论》说:"五疫之至,皆相染易,无问大小,病状相似",强调了疫病发病具有传染性并能引起流行。东汉张仲景《伤寒杂论·自序》中说:"余宗族素多,向余二百,建安纪年以来,犹未十年,其死亡者,三分有二,伤寒十居其七。"该书撰有"辨霍乱病脉证并治"的专篇论述,其"六经辨证"和"脏腑经络辨证"的纲领,是中医诊治疫病的重要法宝,书中一些方剂,如白虎汤、承气汤、麻杏石甘汤、小柴胡汤、五苓散、射干麻黄汤等,也被后世用于疫病的治疗,收效显著。三国时曹植的《说疫气》记述:"建安二十二年,疠气流行,家家有僵尸之痛,室室有号泣之哀。"隋代巢元方等著《诸病源候论》中列有专篇论述疫病,该书"疫疠病候"说:"其病与时气、温热等病相类,皆由一岁之内,节气不和,寒暑乖候,或有暴风疾雨,雾露不散,则民多疾疫,病无长少,率皆相似。"唐代孙思邈著《千金要方》说"故有天行瘟疫者,即天地变化之气也。"对疫病的理论和预防,有了进一步充实和发展。明清时期,疫病的流行更为严重,如鼠疫、霍乱、白喉、天花、猩红热、伤寒、斑疹伤寒等,都在许多地区流行,医家通过大量的临床实践,对疫病的病因病机和诊治规律有了更深入的认识。其中贡献和影响最大者,当推明末医家吴又可著《温疫论》,他在原序中说:"崇祯辛巳,疫气流行,感染者多,于五六月益甚,或合门传染",以至于吴江出现"一巷百余家,无一家幸免;一门数十口,无一口幸存"(《吴江县志》)。书中对温疫的病因、病机、诊断和治疗作了全面系统的阐述,认为温疫是感受"疠气"所致,治疗应重在祛邪,并创疏利透达等法,立达原饮等方,以作祛邪之用。他对后世温疫学说的形成奠定了理论基础。至清代,余霖撰《疫疹一得》,论述温疫中以肌肤外发斑疹为特点的疫病,主张治以清热解毒为主,对后世产生了深刻影响。此外,如戴天章《广瘟疫论》、杨璿《伤寒瘟疫条辨》、刘奎《松峰说疫》、熊立品《治疫全书》、陈耕道《疫痧草》、王士雄《霍乱论》等医著,对各种疫病的辨证论治作了全面论述。其中,吴又可所论之疫属于湿热性质之湿热疫,余师愚所论之疫属于暑热性质的暑热疫,杨璿、刘松峰所论之疫则属于温热性质的温热疫,至此有关温疫的辨治理论渐趋完善,一些疫病专著相继问世。

在距今 3 000 多年的商朝(前 1600—前 1040)就有疫情的文字记载,据《中国疫病史鉴》统计,从西汉到清末,中国至少发生过 321 次大型瘟疫。元明清时期,疫病的流行达到中国历史上的高峰。元朝(1271—1368)疫情流行年份多达 30 余年,明朝(1368—1644)跃至 118 年,清朝(1644—1911)高至 134 年。明清两代几乎有一半的年份都有疫病流行,频率高、传播广,跨省的疫情也时有发生。

1954 年石家庄市流行性乙型脑炎流行,采用纯中医药治疗 34 例,半数是极重型,无一例死亡,治愈率 100%。中医药不仅为我国抗疫做出巨大贡献,也为世界抗击急性传染病贡献出中国智慧。

进入 21 世纪以后,随着社会的不断进步,生产、生活水平的日益提高,卫生防疫工作取得了重大成就,疫病的发生大大减少,但人们与疫病的抗争远远没有结束,不仅某些疫病仍在一定范围内流行,如近年来新发疫病不断出现,2003 年传染性非典型肺炎(SARS)、2009 年甲型 H1N1 流感在国内外暴发肆虐,2014 年西非埃博拉病毒疫情,2020年新型冠状病毒肺炎突然降临,并在全球暴发流行,给我国和世界各国人民身体健康和国民经济及社会生活造成了重大影响,同时也提醒人们,绝不能忽视对疫病的防治。

历代中医药人与各种疫病展开了一次又一次生死对决,开展了力所能及的救治,取得了不少成果,在疫情控制和疾病治疗等方面发挥了重要作用,中医药是防治疫病的重要武器,是中华民族的智慧结晶。

根据疫病的临床特征,现代医学中的霍乱、流行性感冒、艾滋病、流行性脑脊髓膜炎、流行性乙型脑炎、钩端螺旋体病、急性黄疸型肝炎、传染性非典型肺炎、甲型流感、埃搏拉出血热、新型冠状病毒肺炎等,均可参照疫病进行辨证论治。

【病因病机】

(一)病因发病

疫病的病因是疫疠病邪,又称"疠气""疫邪",疫疠病邪可分别兼有风、寒、热、暑、湿、燥之性,就具体而言,其中有风寒疫邪、寒湿疫邪、风热疫邪、暑热疫邪、湿热疫邪等区别。疫疠病邪具有极强的致病力,触之者极易感染而病,所以疫病具有较强的传染性,并可引起程度不同的流行。疫疠病邪的形成往往与反常的或灾害性的气候条件有一定关系,或由于战乱、饥饿、卫生条件低劣、污秽不洁之物处理不善,皆能导致疫疠病邪的形成并侵犯人体。

在不同的气候和环境条件下形成的疫疠病邪致病特性各有不同。如在冬春温风过暖的条件下,其邪属性偏温热;在夏季暑热偏盛的条件下,则其邪属性偏暑热;在夏秋雨湿偏盛的条件下,则其邪属性偏湿热秽浊。岁末春初,天气寒冷、阴雨连绵,见风、寒、湿邪性质的疫邪引起的风寒疫,初期恶寒或发热,头痛身疼,口不渴,苔薄白或厚腻,脉浮或濡缓。寒湿疫,多兼有头重身软,胸脘痞恶,苔腻,脉濡等症。温热疫,发病初期即见明显的里热证,随着病情的发展,温热疠气充斥表里三焦;具有湿热秽浊之性的疫疠病邪易致湿热疫,临床特点是侵犯人体后多遏伏于膜原,初期常见湿热蕴伏膜原的证候;具有暑热性质的疫疠病邪性质暴戾猖獗,所致的暑热疫初期病变多在阳明胃,但病势常可充斥表里上下,易发斑疹,病情复杂,传变迅速。

本病的发病,取决于人体的正气强弱和邪气盛衰两方面。吴又可《温疫论》说:"本气充满,邪不易入;本气适逢亏欠,呼吸之间,外邪因而乘之。"余师愚《疫疹一得》说:"以其胃本不虚,偶染邪气,不能入胃。"无论是"本气"或"胃气",都说明人体正气强盛,则病邪不易伤人,不能引起发病,即使发病,病情也相对较轻。倘若疫疠病邪太盛,超过人体的防御能力,即使人体正气尚无明显不足,也难以抵御疫疠病邪的侵犯,吴又可《湿疫论》说:"无问老少强弱,触之者即病。"总之,本病外因疫疠病邪,内因正气亏虚,邪盛正不敌邪而发病。

(二)病机演变

疫疠病邪侵犯人体往往因疫邪的种类不同而病位各异。但由于疫邪都具备性质暴戾特性,侵入人体后往往迅速充斥表里、内外,弥漫上、中、下三焦,造成多脏腑、多组织广泛损害。倘若患者出现明显神志异常症状、痉厥、肌肤发斑疹或有多部位出血,甚至正气外脱,则大多病势凶险,预后不良。

由于感邪方式、病邪性质及毒蕴部位的差异,所以疫病发病后的病机变化与临床表现十分复杂,更是病情多变的直接因素。温热疫气从口鼻而入,怫郁于里,充斥三焦,初期即表现里热炽盛之证,温热疫邪炽盛可内扰心神,迫血动血,瘀热搏结,或蓄血于下,还可出现多脏腑同病,后期温热疫邪伤及气阴,可出现气阴两伤。暑热疫气致病,初期多为卫气同病,入里则可闭结胃肠或熏蒸阳明,甚则充斥表里上下,气血热毒炽盛明显;热毒深伏,可出现昏愦不语等;若邪来凶猛,病变迅速,则无明显阶段过程,而诸候并见,病甚危笃。湿热疠气多从口鼻而入,可直达膜原,出现邪遏膜原的见症;继之病邪可向里传变,可见表病、里病、表里同病等不同类型,其表病为邪热壅于肌表或里热浮溢于表,里病又有上中下三部之分,有湿热内溃胸膈、阳明实热、劫烁阴液等病理变化。此外,疫疠病邪还可直犯于脾胃,运化失司,则可见腹痛、吐泻;邪伤于肾,膀胱气化失常,则可见少尿、多尿等。如疫邪乘虚深入,病变常可波及十二经,致使变证蜂起,危象毕现。病之后期,还可出现阴液耗伤、脾胃虚弱、心神失常、热流经络等表现。

风寒疫、寒湿疫,病初不宜过早使用寒凉药物,以免伤人之阳气,临证应当详辨。

【辨证论治】

一、辨治要点

（一）辨病依据

1. 起病急骤,初期或见发热恶寒、头身疼痛、口渴心烦等卫气同病证候;或见憎寒壮热,继则但热不寒,苔白如积粉,舌质红绛等邪伏膜原之证;或见身大热、头痛如劈、吐泻腹痛,或吐衄发斑、舌绛苔焦、脉浮大而数等热毒充斥内外之象。

2. 传变迅速,症状复杂,病情凶险。可在短时间内出现闭窍神昏、动风痉厥、伤络动血、喘急、厥脱、尿闭等危重证候。

3. 有强烈的传染性,易发生流行,在一个短时期内即有较多的人患病。应注意有无与温疫患者接触史。

4. 温疫所涉及病种较多,且为病情较重的急性传染病。故诊断中既要重视中医辨证和诊断,又要重视西医传染病的诊断,及时作出疫情报告并采取相应的预防措施。

（二）辨证要点

1. 辨病邪明属性

温疫由疫疠病邪引起,各种疫邪的致病特点不同,所以应强调辨明病邪的属性。如发病初期以但热不恶寒、头身疼痛、口干咽燥、烦躁便干等里热外发为主要证候表现者,多为温热疫气所致;若发病后身热不扬,或憎寒发热、全身重滞、胸脘痞满、苔腻浊或白如积粉,则多为湿热秽浊之邪侵袭;若发病后热势张扬、高热口渴、唇燥舌干、肌肤斑疹、尿少便结,则多为暑热疫气所感。但温疫为病,往往易兼夹秽浊之气,因而在辨证时对有胸闷、腹胀、呕恶、泄泻、苔腻等表现者,应注意是否有秽浊之邪的存在。

2. 辨病机明病位

温疫起病急骤,传变迅速,可在短期内危及患者的生命。因此,应辨清疫疠病邪在卫气营血的浅深层次,明确其病变部位在何脏何腑。

3. 辨病势明预后

温疫起病后发展变化十分复杂,病情可在转瞬间突变。因此,正确推测病势的发展方向,以判断预后的吉凶,并及时制订相应的治疗方案,也非常重要。一般可从热势、神志、斑疹的色泽及分布等方面进行判断。若热势骤降,呼吸急促甚至喘憋,神志由烦躁转为昏谵、昏愦,甚至发生厥脱,动风,肌肤斑疹色深稠密,甚至融合成片,均属病势严重,预后不良之象。相反,若热势逐渐降低,或身热夜甚转为白昼热盛,呼吸平稳,神志无明显异常,虽外发斑疹,但色泽明润不深,则大多提示病势有好的转机,预后亦较好。

（三）论治要点

对于疫病的治疗,总以祛邪为第一要义。《温疫论》说:"大凡客邪贵乎早治,乘人气血未乱,肌肉未消,津液未耗,病患不至危殆,投剂不至掣肘,愈后亦易平复。欲为万全之策者,不过知邪之所在,早拔去病根为要耳。"对疫邪的治疗,往往用药较猛,并投以重剂,意在逐邪务早、务尽。

　　首先应根据疫邪性质的不同,分别采取不同的治法。如风寒疫邪束表,可用辛温解表,祛风散寒之法;外感风寒,内伤湿滞,可用解表化湿,理气和中之法。温热疫邪侵袭,怫热于里,充斥表里三焦,治当升散清泄,逐邪解毒;如湿热疫邪侵袭,治疗应化湿辟秽为主,待湿热疫毒化热化燥,方可治同温热、暑热;如为暑热疫邪所感,治疗应注意清热解毒、清气凉营(血)、生津救阴。其次针对病邪在卫气营血和脏腑部位的不同而确立治法。如属卫气同病者治以解表清里;邪遏膜原者治以辟秽化浊,开达膜原;阳明热盛者治以清泄热毒;热盛迫血外发斑疹者治以凉血化斑;热陷手足厥阴者治以开窍息风;后期余邪未净,阴伤络阻者,治以养阴泄热,清透包络。

　　疫病初期,症见风寒表证的风寒疫,可用辛温解表,祛风散寒之法;若是温疫则不可用辛温解表,若误用犹如抱薪投火,加重热势,助热伤津,邪热会随升提之性而上逆,出现狂躁、发斑、衄血、亡阳等重症。正如杨栗山所说:"在温病,邪热内攻,凡见表证,皆里热郁结,浮越于外,虽有表证,实无表邪""宜以辛凉苦寒清泻为妙"。

二、常见证候辨治

(一)风寒束表

证候:恶寒重,发热轻,无汗,头痛,肢体酸楚,或咳,舌苔薄白,脉浮紧。

证机概要:风寒外束,腠理内闭。

治法:辛温解表,祛风散寒。

代表方药:荆防败毒散(《摄生众妙方》)。

荆芥、防风、羌活、独活、柴胡、前胡、川芎、枳壳、桔梗、甘草、茯苓、薄荷。

用法:水煎服。

(二)外邪犯胃

证候:恶寒发热,头身疼痛,胸脘痞闷,或呕吐,或泻泄,舌苔白腻,脉濡。

证机概要:外感风寒,内伤湿滞。

治法:解表化湿,理气和中。

代表方药:藿香正气散(《太平惠民和剂局方》)。

藿香、紫苏叶、白芷、桔梗、陈皮、半夏曲、茯苓、白术、厚朴、大腹皮、甘草、生姜、大枣。

用法:水煎服。

(三)邪袭肺卫

证候:发热,微恶风寒,无汗或少汗,头痛,咳嗽,口微渴,苔薄白,舌边尖红,脉浮数。

证机概要:风热疫邪,侵袭肺卫。

治法:辛凉解表,宣肺泄热。

代表方药:银翘散(《温病条辨》)

连翘、银花、苦桔梗、竹叶、生甘草、荆芥穗、淡豆豉、牛蒡子、薄荷。

用法:水煎服。

临床运用:发热加青蒿(后下)、板蓝根、贯众;咳加杏仁;痰多加浙贝母。

(四)卫气同病

证候:发热恶寒,无汗或少汗,头痛项强,肢体酸痛,口渴唇焦,恶心呕吐,腹胀便结,或见精神不振、嗜睡,或烦躁不安,舌边尖红,苔微黄或黄燥,脉浮数或洪数。

证机概要:疫病初期,在里之郁热怫郁于表,或疫邪由外传里,均可出现邪热充斥表里的卫气同病证。

治法:透表清里。

代表方药:增损双解散(《伤寒瘟疫条辨》)。

荆芥穗、防风、薄荷叶、白僵蚕、蝉蜕、黄连、黄芩、连翘、山栀、广姜黄、桔梗、白芍、当归、生石膏、滑石、大黄(酒泡)、芒硝(冲服)、甘草。

用法:水煎服。

临床运用:头痛较甚,可加菊花、钩藤、葛根平肝潜阳;呕吐甚者,加竹茹、苏梗降逆和胃;阴伤明显者,加沙参、麦冬以滋养阴液;热毒较甚或发疮疡者,可加银花、大青叶、野菊花、紫花地丁等以清热解毒;斑疹较多者,可加板蓝根、大青叶、丹皮凉血解毒;若便溏可去芒硝。

(五)温热疫邪充斥三焦

证候:壮热不恶寒反恶热,头痛目眩,身痛,鼻干咽燥,口干口苦,烦渴引饮,胸膈胀满,心腹疼痛,大便干结,小便短赤,舌红苔黄,脉洪滑。

证机概要:温热疫邪,怫郁于里。

治法:降浊,透泄里热。

代表方药:升降散(《伤寒瘟疫条辨》)。

用法:水煎服。

白僵蚕(酒炒)、全蝉蜕(去土)、广姜黄(去皮)、川大黄(生)。

杨璿用本方治疗"表里三焦大热,其证治不可名状者"。方中以僵蚕为君,蝉蜕为臣,姜黄为佐,大黄为使,黄酒为引,蜂蜜为导,六法具备。僵蚕味辛气薄,喜燥恶湿,得天地清化之气,轻浮而升阳中之阳;蝉蜕气寒无毒,味咸且甘,为清虚之品,能祛风涤热;姜黄气味辛苦,大寒无毒,行气散郁辟疫;大黄大寒无毒,上下通行,能泻火;黄酒性大热,味辛苦而甘,上行头面,下达足膝,外周毛孔,内通脏腑经络,驱逐邪气,无处不到;蜂蜜甘平无毒,能清热润燥。全方合用,僵蚕、蝉蜕升阳中之清阳,姜黄、大黄降阴中之浊阴,一升一降,内外通和,使疬气之流毒顿消。杨栗山推其为治温疫之总方。

临床运用:临床运用时可配合天花粉、葛根生津解肌;若病偏于上焦者,可配合连翘、银花、栀子、薄荷等以清宣郁热;若病偏于阳明经气者,可配合石膏、知母、黄芩等清泄阳明;若兼便秘者,可配合芒硝、枳实通腑泄热。

(六)湿热疫毒阻遏膜原

证候:初期畏寒(或寒战)壮热,继而但热不寒,头痛且重,面目红赤,疹粒显现,肢体沉重酸楚,纳呆,胸脘痞闷,呕逆或呕吐,秽气喷人,腹满胀痛,腹泻或便秘,小便短赤,舌红绛,苔白厚腻浊或白如积粉,脉濡数。

证机概要:湿热疫疠,邪阻膜原。

治法:疏利透达,辟秽化浊。

代表方药:达原饮(《温疫论》)。

槟榔、厚朴、草果(去壳)、知母、黄芩、白芍、甘草。

用法:水煎服。

临床运用:若热甚者,可加青蒿、柴胡、银花等以清泄郁热;若呕恶甚者,可加制半夏、姜竹茹降逆止呕;若斑疹显现,加丹皮、赤芍、大青叶等以凉血化斑;若大便秘结,可加大黄、芒硝通腑泄热。

(七)阳明热炽,迫及营血

证候:壮热日晡益甚,口渴引饮,烦躁不宁,或腹满便秘,斑色红赤,甚或紫黑,初见于胸膺部,迅速发展至背、腹及四肢等处,舌红,苔黄燥,甚或干裂,脉洪大或沉实。

证机概要:暑热疫疠毒邪,直传阳明胃腑。

治法:清胃解毒,凉血化斑。

代表方药:化斑汤(《温病条辨》)。

该方即白虎汤加犀角、玄参。

用法:水煎服。

临床运用:本方可加丹皮、大青叶以增强凉血、解毒、化斑之力。若兼腑实者可加大黄、芒硝,以泄里之热结。若见神昏谵语,舌謇肢厥,可加用安宫牛黄丸或紫雪丹。热盛神昏者可用醒脑静注射液静脉滴注。

(八)邪毒炽盛,气营(血)两燔

证候:起病急骤,壮热,头痛如劈,两目昏瞀,骨节烦痛,身如被杖,或狂躁谵妄,口渴引饮,或惊厥抽搐,或吐血衄血,斑色深紫,疏密不匀,舌绛苔焦或生芒刺,脉浮大而数或沉细而数。

证机概要:疫病邪毒充斥内外,气营(血)两燔。

治法:气营(血)两清,解毒化斑。

代表方药:清瘟败毒饮(《疫疹一得》)。

真川连、生石膏、生地黄、乌犀角、生栀子、桔梗、黄芩、知母、赤芍、丹皮、玄参、连翘、竹叶、甘草。

用法:先煮石膏数十沸,后下诸药,犀角磨汁和服。

临床运用:斑出不畅,兼腹满胀痛,大便秘结,脉数有力者,加生大黄、芒硝以通腑泻热;咽痛较甚者,加山豆根、板蓝根、马勃解毒利咽;若胃热极盛,气血郁滞不行而见斑色青紫者,加红花、归尾、紫草活血散瘀;惊风抽搐者,加羚羊角、钩藤、全蝎等以息风止痉。

邪毒充斥内外,气(营)血两燔之邪热炽盛,出现神昏谵语者,应注意及时降低体温,可用中药青蒿、薄荷煎浴,浴时可加75%乙醇,或用解热药物。若见神昏谵语,舌謇肢厥,加用安宫牛黄丸或紫雪丹,或用醒脑静注射液静脉滴注。

(九)血分实热,血热妄行

证候:身热,心烦失眠,斑疹连接成片,颜色紫赤,或兼有鼻衄、齿衄、便血,舌深绛紫暗,脉数。

证机概要:疫毒侵入血分,迫血妄行之证。

治法:清热解毒,凉血止血。

代表方药:犀角地黄汤(《温病条辨》)。

犀角、生地黄、赤芍、丹皮。

用法:水煎服。

临床运用:本方可加紫草、栀子、仙鹤草等以增加凉血止血之力。若血瘀较甚者,可加大黄、桃仁、红花等以活血祛瘀;若耗血太过,阴伤明显者,可加地骨皮、知母、麦冬、玄参等养阴退热。

(十)毒陷心包,肝风内动

证候:身灼热,肢厥,神昏谵语或昏愦不语,颈项强直,牙关紧闭,两目上视,手足抽搐,呕吐频作,斑疹紫黑,舌质红绛,脉细数。

证机概要:邪毒内陷心包,肝风内动。

治法:清心开窍,凉血解毒,平肝息风。

代表方药:清宫汤(《温病条辨》)加羚羊角、钩藤。

犀角、莲子心、竹叶卷心、连翘、玄参、麦冬,加羚羊角、钩藤。

用法:水煎服。

临床运用:本证在治疗上应重视清热息风。痉厥可加羚羊角粉口服;神志昏迷,可加用安宫牛黄丸或紫雪丹。热盛神昏者可用醒脑静注射液静脉点滴。

(十一)正气暴脱

证候:身热骤降,面色苍白,气短息微,大汗不止,四肢湿冷,心烦不安或神昏谵语,斑疹暗晦或突然隐退,或见各种出血,舌质淡,脉微欲绝。

证机概要:疫毒亢极,阳气外脱,或因出血过多,气血逆乱,正气暴脱。

治法:益气固脱,回阳救逆。

代表方药:生脉散(引《温病条辨》)或四逆汤(《伤寒论》)。

生脉散

人参、麦冬、五味子。

用法:水煎服。

四逆汤

附子(生用,去皮)、干姜、甘草(炙)。

用法:水煎服。以水三升,煮取一升二合,去渣,分温再服。强人可大附子一枚,干姜三两。

临床运用:临证时应配合选用参附注射液、生脉注射液静脉缓慢注射或静脉滴注。如冷汗淋漓,加龙骨、牡蛎、山茱萸敛汗固脱;若脉急疾,躁扰不卧,神志不清,甚至昏迷,内闭外脱者,送服安宫牛黄丸清热解毒,豁痰开窍。

(十二)正衰邪恋

证候:低热,口不渴,默默不语,肋下痞块,或刺痛,或肢体时疼,脉数。

证机概要:疫病日久,气钝血滞,络脉凝滞。

治法:扶正祛邪,活血通络。

代表方药:三甲散(《湿热病篇》)。

醋炒鳖甲、柴胡、土炒穿山甲、生僵蚕、醉地鳖虫、桃仁泥。

用法:水煎服。

第二章 肺系病证

第一节 感 冒

感冒是以鼻塞、流涕、喷嚏、头痛、恶寒、发热、全身不适为主症的病证,是最常见的外感病之一。

四季皆可发病,以冬春季节多见。在一个时期内广泛流行、病情类似者称为时行感冒。

西医学的普通感冒、急性上呼吸道感染属于本病范畴,可参照本病辨证论治;流行性感冒属于时行感冒范畴,也可部分参考本病辨证论治。

《黄帝内经》早已记载有类似感冒的论述,《素问·骨空论》说:"风者,百病之始也……风从外入,令人振寒,汗出头痛,身重恶寒……"东汉·张仲景《伤寒论·辨太阳病脉证并治》论述太阳病,则用麻黄汤治疗表实证,桂枝汤治疗表虚证,为感冒的辨证论治奠定了基础。

感冒之名,始见于北宋《仁斋直指方论·诸风》,该书引《和剂局方》之"参苏饮"说:"治感冒风邪,发热头疼,咳嗽声重,涕唾稠黏",指出了感冒的相关症状。自此,后代医家沿用此名。元代朱丹溪《丹溪心法·中寒》说:"伤风属肺者多,宜辛温或辛凉之剂散之。"明确提出感冒的病位在肺,治疗分辛温解表和辛凉解表两大治疗法则。至明清时期,医家多将感冒与伤风互称,并对虚人感冒有了进一步的认识,提出了扶正祛邪的治疗原则。

清代不少医家逐渐认识到本病的发生与感受时疫之气有关,且具有较强的传染性。林珮琴《类证治裁·伤风》说"时行感冒,寒热往来,伤风无汗,参苏饮、人参败毒散、神术散",明确提出"时行感冒"的病名及其治疗。清代徐灵胎在《医学源流论·伤风难治论》中说:"凡人偶感风寒,头痛发热,咳嗽涕出,俗语谓之伤风……乃时行之杂感也",指出感冒有触冒时行邪气所致者。

【病因病机】

感冒是因六淫、时行之邪,侵袭肺卫,以致卫表不和,肺失宣肃而为病。

（一）六淫病邪

外感风、寒、暑、湿、燥、火均能侵袭人体而致病，但风邪为主因，因风为六淫之首，流动于四时之中，故常以风邪为感冒的先导。六淫可单独致感冒，但常常是互相兼夹为病，以风邪为首，冬季夹寒，春季夹热，夏季夹暑湿，秋季夹燥，梅雨季节夹湿邪等。由于临床上以冬、春两季发病率较高，故以夹寒、夹热多见而成风寒、风热之证。

（二）时行疫毒

若四时六气失常，非其时而有其气，伤人致病者，一般较感受当令之气发病者为重。而非时之气夹时行疫毒伤人，则病情重而多变，往往相互传染，造成广泛流行，且不限于季节性。《诸病源候论·时气病诸候》说："夫时气病者，此皆因岁时不和，温凉失节，人感乖戾之气而生，病者多相染易。"

六淫病邪或时行之邪侵袭人体能否引起感冒，关键在于卫气之强弱，同时与感邪的轻重有关。"正气存内，邪不可干""邪之所凑，其气必虚"，说明了正气不足或卫气功能低下是感冒的决定因素；邪气能否战胜正气，即感邪的轻重，邪气轻微不足以胜正则不病感冒，邪气偏盛，如气候寒冷或时行病毒，邪气能胜过正气则亦病感冒，所以邪气是感冒的重要因素。

感冒的病位在肺卫，其基本病机是外邪侵袭。以风为首的六淫病邪或时邪病毒，侵袭人体的途径或从口鼻而入，或从皮毛而入。因风性轻扬，为病多犯上焦，《素问·太阴阳明论》说："伤于风者上先受之"，肺为脏腑之华盖，其位最高，开窍于鼻，职司呼吸，外合皮毛，其为娇脏，不耐邪侵，故外邪从口鼻、皮毛入侵，肺卫首当其冲。肺卫功能失调，导致卫表不和，肺失宣肃，尤以卫表不和为主要方面。卫表不和，故见恶寒、发热、头痛、身痛、全身不适等表卫症状；肺失宣肃，故见鼻塞、流涕、喷嚏、喉痒、咽痛等不适。外感六淫邪气不同，证候表现亦有所区别，临床以风寒、风热和暑湿兼夹之证较为多见。但在发病过程中还可见寒与热的转化或错杂。而病久反复，正气受损，或年老体弱，正气不足，卫外不固，亦容易受邪而致疾病反复发作。且体质的差异也可导致感受外邪的差异，如气虚者多易感受风寒，痰湿内盛者多易感暑湿，阴虚内热者则易受风热、风燥。

一般而言，感冒属轻浅之疾，及时有效地诊治，预后良好。但时行感冒或年老体弱者，病邪容易从表入里，迅速传变，临证需加以重视，及时防治以免发生传变，或夹杂其他疾病。此外，病情的长短与感邪的类型、正气的强弱有关。风寒易随汗解，风热须热清方解，而暑湿感冒较为缠绵，虚体感冒则可迁延难愈或容易复感。

【诊断与鉴别诊断】

（一）诊断

1. 以卫表及鼻咽症状为主，可见恶风或恶寒、发热、鼻塞、流涕、喷嚏、咽痛、咽痒、周身酸楚不适等。若风邪兼夹暑湿等其他病邪，还可见胸闷、脘痞、纳呆、便溏等其他症状。

2. 时行感冒多呈流行性,在同一时期发病人数暴增,且病证相似,常表现为突然起病、恶寒、发热(高热多见)、头痛、周身酸痛、疲乏无力。病情一般较普通感冒重。

3. 病程一般 3 ～ 7 天,普通感冒不易传变,而时行感冒少数可传变入里,变生他证。

4. 四季皆可发病,而以冬、春两季为多。

现代医学血常规、呼吸道病毒抗原检测、胸部 X 线检查等有助于进一步明确本病的诊断。

(二)鉴别诊断

1. 风温

发热急骤,寒战发热甚至高热,汗出后热虽降,但脉数不静,身热旋即复起,咳嗽胸痛,头痛较剧,甚至出现神志昏迷、惊厥、谵妄等传变入里的证候。而感冒发热一般体温不高或不发热,病势轻,不传变,服解表药后,多能汗出热退,脉静身凉,病程短,预后良好。

2. 鼻渊

多流浊涕腥臭,眉额骨处胀痛、压痛明显,一般无恶寒发热,病程较长,反复发作,不易痊愈。而感冒多流清涕,并无腥臭味,头痛范围不限于前额或眉骨处,寒热表证明显,急性发作,愈后症状消失。

【辨证论治】

(一)实证感冒

1. 风寒束表

证候:恶寒重,发热轻,无汗,头痛,肢体酸楚,甚则疼痛,鼻塞声重,打喷嚏,时流清涕,咽痒,咳嗽,痰白稀薄,舌苔薄白,脉浮或浮紧。

证机概要:风寒外束,卫阳被郁。

治法:辛温解表,宣肺散寒。

代表方药:荆防败毒散(《摄生众妙方》)。

荆芥、防风、茯苓、独活、柴胡、前胡、川芎、枳壳、羌活、桔梗、薄荷、甘草。

用法:水煎服。

临床运用:若恶寒甚,可加麻黄、桂枝;若鼻塞流涕重者,加苍耳子、辛夷;若周身酸痛,重用防风、独活;若头项强痛,加葛根;若咽痒,咳嗽明显,加杏仁、金沸草(布包煎);若兼有胸闷痞满,不思饮食,舌苔白腻,可加广藿香、苍术、厚朴。

2. 风热犯表

证候:身热较著,微恶风,汗泄不畅,咽干甚则咽痛,鼻塞,流黄稠涕,头胀痛,咳嗽,痰黏或黄,口干欲饮,舌尖红,舌苔薄白干或薄黄,脉浮数。

证机概要:风热犯表,邪郁肌腠。

治法:辛凉解表,疏风清热。

代表方药:银翘散(《温病条辨》)。

金银花、连翘、薄荷、荆芥穗、淡豆豉、桔梗、牛蒡子、甘草、竹叶、芦根。

用法:水煎服。

临床运用:若发热甚,加青蒿(后下)、板蓝根、黄芩、石膏(先煎);若头胀痛甚,加桑叶、菊花、蔓荆子;若咽喉肿痛,加玄参、射干、马勃、板蓝根;若咳嗽,痰黄稠,加浙贝母、瓜蒌皮、黄芩;若口渴多饮,加天花粉、知母。

3. 暑湿伤表

证候:发热,微恶风,身热不扬,汗出不畅,肢体困重或酸痛,头重如裹,胸闷脘痞,纳呆,鼻塞,流浊涕,心烦口渴,大便或溏,小便短赤,舌苔白腻或黄腻,脉濡数或滑。

证机概要:暑湿伤表,卫气不和。

治法:清暑祛湿解表。

代表方药:新加香薷饮(《温病条辨》)。

香薷、厚朴、鲜扁豆花、金银花、连翘。

用法:水煎服。

临床运用:若暑热偏盛,加黄连、青蒿、鲜荷叶清暑泄热;若肢体酸重疼痛较甚,加薏苡仁、秦艽;若胸闷脘痞,腹胀、便溏,加藿香、佩兰、苍术、草豆蔻、法半夏、陈皮;若小便短赤,加滑石、甘草、车前草。

(二)虚体感冒

1. 气虚感冒

证候:恶寒较甚,或并发热,鼻塞,流涕,气短,乏力,自汗,咳嗽,痰白,咳痰无力,平素神疲体弱,或易感冒,舌淡苔薄白,脉浮无力。

证机概要:卫外不固,风邪乘袭。

治法:益气解表,调和营卫。

代表方药:参苏饮(《太平惠民和剂局方》)。

人参、茯苓、甘草、紫苏叶、葛根、前胡、桔梗、半夏、陈皮、枳壳、木香、生姜、大枣。

用法:水煎服。

临床运用:若乏力,自汗,动则加重,可加黄芪、白术、防风。

2. 血虚感冒

证候:头痛,身疼,身热,恶风,无汗或汗少,面色不华,唇甲苍白,心悸,舌淡苔白,脉细。

病证概要:素体血虚,邪犯肌表。

治法:养血解表。

代表方药:葱白七味饮(《外台秘要》)。

葱白、新豉、干葛、生姜、干地黄、生麦门冬。

用法:水煎服。

临床运用:后脑痛,加羌活,前脑痛,加白芷;身疼,加防风。

3.阴虚感冒

证候:身热,微恶风寒,无汗或微汗或盗汗,干咳少痰,头昏,心烦,口干,甚则口渴,舌红少苔,脉细数。

证机概要:阴亏津少,外感风热。

治法:滋阴解表。

代表方药:加减葳蕤汤(《重订通俗伤寒论》)。

玉竹、白薇、葱白、薄荷、淡豆豉、桔梗、炙甘草、大枣。

用法:水煎服。

临床运用:若心烦口渴较甚,加沙参、天花粉;若盗汗明显,加煅龙骨、煅牡蛎、麻黄根、浮小麦、糯稻根;若咳嗽痰少,加百部、白前、炙枇杷叶;若纳差食少,加山药、鸡内金、谷芽。

4.阳虚感冒

证候:恶寒重,发热轻,头痛身痛,无汗,面色㿠白,语声低微,四肢不温,舌质淡,苔薄白,脉沉。

证机概要:阳气亏虚,外感风寒。

治法:助阳解表。

代表方药:麻黄附子细辛汤(《伤寒论》)。

麻黄、附子、细辛。

用法:水煎服。

临床运用:若咳嗽痰白,可加苦杏仁、干姜、法半夏;若全身酸痛,头重如裹,可加苍术、薏苡仁、茯苓;失音,加桔梗、甘草。

【临证要点】

1.诊断之要

需鉴别普通感冒与时行感冒。普通感冒病情较轻,全身症状不重,少有传变。四时气候变化时发病率可升高,但无明显流行性特点。若感冒1周以上不愈,发热不退,或反见加重,应考虑继发他病,传变入里。而时行感冒病情较重,发病急,全身症状显著,具有广泛的传染性、流行性,可以发生传变,化热入里,继发或合并他病。

2.临证之要

应辨清病邪之性质。治疗感冒宜先分清寒热二证,风寒者辛温解表,风热者辛凉解表,若风寒外感,表尚未解,内郁化热,或肺有蕴热,复感风寒之证,可取温清并施,辛温与辛凉合用之法,以解表清里,表里双解。注意根据寒热的主次及其演变,适当配伍,如麻杏石甘汤、大青龙汤即属此类方剂。病邪辨别不清,容易误治而延误病情。如风寒之证误用辛凉,汗不易出,病邪难以外达,反致不能速解,甚或发生变证;而风热之证误用辛温,则有助热燥液动血之弊,或引起传变。

3.谨守病机

须灵活辨证而不拘泥于书本。《临证指南医案·凡例》说:"医道在乎识证、立法、用方,此为三大关键……然三者之中,识证尤为紧要。"故临证时在参考书本之余,"医者意也",须勿忘谨守病机,灵活辨证。外感六淫和正气不足是引起感冒的重要因素。如秋季燥邪肆虐,故风燥感冒亦不少见,多表现为恶风,或并发热,口唇鼻干燥,咽干甚则咽痛,干咳,舌尖红,苔薄而干,此为风燥伤表,卫表不和,肺失清肃所致,治宜辛凉解表,润燥生津,可选用桑杏汤加减治疗。

4.选方用药

当遵循"治上焦如羽,非轻不举"。吴鞠通在《温病条辨·治病法论》中提出治上焦疾病,宜用如羽毛那样轻清升浮之品,其深层含义可理解为选用气薄味辛质轻之品以达轻清宣透之效;用药量轻以取升浮之义;煎药时间宜短。故治疗感冒用药宜以轻清、宣散为贵,过寒、过热、过润、过燥之剂皆所不宜。如感冒初期,表现为恶风、微热、头胀、鼻塞者,可予辛平轻剂以疏风解表,药用桑叶、薄荷、防风、荆芥穗等微辛轻清透邪之品。咽痒咳嗽者,酌加牛蒡子、前胡、蝉蜕、桔梗等清宣肺气。

【预防调护】

生活上应起居有常,加强体育锻炼,气候突变时适时增减衣服,防寒保暖。注意个人卫生,保持室内通风,空气清新,阳光充足。平素容易感冒者,可坚持每天按摩迎香穴,并适当服用调理防治方药。在流行季节,室内可用食醋熏蒸法进行空气消毒,并尽量减少去人口密集的公共场所,防止交叉感染。

感冒患者应适当休息,多饮温开水,饮食清淡为主,忌吃肥甘厚味和辛辣酒食之品。对时行感冒重症患者、老年人、婴幼儿或平素体弱者,须加强观察,注意病情变化。

【医论精选】

《素问·玉机真藏论》说:"是故风者百病之长也,今风寒客于人,使人毫毛毕(笔)直,皮肤闭而为热,当是之时,可汗而发也。"

《伤寒论》说:"太阳病,头痛发热,身疼腰痛,骨节疼痛,恶风,无汗而喘者,麻黄汤主之。"

《伤寒论》说:"太阳病,头痛发热,汗出恶风,桂枝汤主之。"

《症因脉治·伤寒总论》说:"外感风寒,从毛窍而入,必要从毛窍而出,故伤寒发热症,首重发表解肌。"

《类证治裁·伤风》说:"惟其人卫气有疏密,感冒有浅深,故见症有轻重……凡体实者,春夏治以辛凉,秋冬治以辛温,解其肌表,风从汗散;体虚者,固其卫气,兼解风邪,恐专行发散,汗多亡阳也。"

《证治汇补·伤风》说:"如虚人伤风,屡感屡发,形气病气俱虚者,又当补中,佐以和解,倘专泥发散,恐脾气益虚,腠理益疏,邪乘虚入,病反增剧也。"

《医学心悟·论汗法》说:"汗者,散也……风寒初客于人也,头痛发热而恶寒,鼻塞身重而体痛,此皮毛受病,法当汗之……凡一切阳虚者,皆宜补中发汗。一切阴虚者,皆宜养阴发汗。"

《伤寒论·辨少阴病脉证并治》说:"少阴病,始得之,脉沉者,麻黄附子细辛汤主之。"

第二节　咳　嗽

咳嗽是以发出咳声或伴有咳痰为主症的一种肺系病证。它既是肺系疾病中的一个症状,又是独立的一种疾患。有声无痰为咳,有痰无声为嗽,临床上多表现为痰声并见,难以截然分开,故以咳嗽并称。

西医学中的急性支气管炎、慢性支气管炎、咳嗽变异型哮喘等以咳嗽为主要症状的疾病均属于本病范畴,可参照本病辨证论治。

《黄帝内经》对咳嗽的病因、病机、证候分类和治疗列有专篇论述。《素问·咳论》说:"皮毛者,肺之合也;皮毛先受邪气,邪气以从其合也。其寒饮食入胃,从肺脉上至于肺则肺寒,肺寒则外内合邪,因而客之,则为肺咳""五脏六腑皆令人咳,非独肺也",说明外邪犯肺和其他脏腑功能失调均可导致咳嗽。咳嗽不只限于肺,也不离乎肺,根据咳嗽的症状,将其划分为五脏之咳:肺咳、肝咳、心咳、脾咳、肾咳,六腑之咳:胃咳、大肠咳、小肠咳、胆咳、膀胱咳、三焦咳,为咳嗽的辨证奠定了理论基础。

后世医家对咳嗽的病因、证治等,作了全面的阐发。金元时期张子和《儒门事亲·嗽分六气毋拘以寒》说:"后人见是言,断嗽为寒,更不参较他篇。岂知六气皆能嗽人?若谓咳止为寒邪,何以'岁火太过,炎暑流行,金肺受邪,民病咳嗽'",补充了既往仅以寒邪为外感致病之因的不足。

明代张介宾《景岳全书·咳嗽》说:"以余观之,则咳嗽之要,止惟二证,何为二证? 一曰外感,一曰内伤而尽之矣。"据此执简驭繁地将咳嗽分为外感和内伤两大类,至今仍为临床所遵循。明代王纶《明医杂著·咳嗽》提出咳嗽的治法须分新久虚实。清代叶天士则阐明了咳嗽的基本规律和治疗原则,《临证指南医案·咳嗽》说:"咳为气逆,嗽为有痰。内伤外感之因甚多。确不离乎肺脏为患也。若因于风者,辛平解之;因于寒者,辛温散之;因于暑者,当与微辛微凉……"以上关于咳嗽论述等,至今仍对临床具有较大的参考价值。

【病因病机】

咳嗽按病因分外感咳嗽和内伤咳嗽两大类。外感咳嗽为六淫外邪侵袭肺系;内伤咳嗽为脏腑功能失调,内邪干肺。不论邪从外而入,或自内而发,均可引起肺失宣肃,肺气上逆而致咳嗽。

1. 外感六淫

邪从口鼻或皮毛而入,侵袭肺系,郁闭肺气,肺失宣肃,而致肺气上逆作声,咳吐痰液。多因起居不慎、气候失常、冷暖失宜,或过度疲劳,正气不足,以致肺的卫外功能减退或失调,邪从外而入,内舍于肺导致咳嗽。《河间六书·咳嗽论》说:"寒、暑、燥、湿、风、火六气,皆令人咳。"风为六淫之首,易夹其他外邪侵袭人体,因此外感咳嗽常以风为先导,表现为风寒、风热、风燥等相合为病,但以风寒袭肺者居多。《景岳全书·咳嗽》说:"六气皆令人咳,风寒为主。"

2. 饮食不节

因嗜好烟酒等辛温燥烈之品,熏灼肺胃,酿生痰热;或因过食肥甘厚味,伤及脾胃,痰浊内生;或因平素脾失健运,水谷不能化为精微上输以养肺,反而聚为痰浊,痰邪干肺,肺气上逆,乃生咳嗽。

3. 情志内伤

情志不遂,郁怒伤肝,肝气郁结,失于条达,气机不畅,日久气郁化火,因肝脉布胁而上注于肺,故气火循经犯肺,发为咳嗽。

4. 肺失肃降

肺系疾病反复迁延不愈,伤阴耗气,肺主气司呼吸功能失常,以致肃降无权,肺气上逆。

咳嗽的主要病机为邪犯于肺,肺失宣肃,肺气上逆作咳。因肺主气,司呼吸,开窍于鼻,外合皮毛,内为五脏六腑之华盖,其气贯百脉而通他脏。由于肺体清虚,不耐寒热,故称为娇脏,易受内外之邪侵袭而致病。肺脏为祛邪外出,以致肺气上逆,冲激声门而发为咳嗽。《医学三字经·咳嗽》说:"肺为脏腑之华盖,呼之则虚,吸之则满。只受得本脏之正气,受不得外来之客气。客气干之,则呛而咳矣。亦只受得脏腑之清气,受不得脏腑之病气。病气干之,亦呛而咳矣。肺体属金,譬若钟然,一外一内,皆所以撞之使鸣也。"说明咳嗽是内外病邪犯肺祛邪外达的一种病理反应。

本病的病变部位在肺,涉及肝、脾、肾等多个脏腑。外感或内伤导致肺气失于宣发、肃降时,均会使肺气上逆而引起咳嗽。明代张介宾说:"咳症虽多,无非肺病。"因此,咳嗽的病变主脏在肺。肺与肝既有经络相连,又有五行相克的内在联系,如肝郁化火,木火偏旺或金不制木,木火刑金,则气火上逆犯肺为咳。脾与肺有五行相生的内在联系,脾为肺之母,如饮食不节,内伤于脾,脾失运化,痰浊内生,上渍犯肺,则肺失宣肃,肺气上逆而咳。

肺为气之主,肾为气之根,肺司呼吸,肾主纳气,且有五行相生的关系,因此久咳肺虚,金不生水,则肺病及肾,肾虚气逆犯肺而咳嗽。

咳嗽虽有外感、内伤之分,但互为因果,可相互为病。外感咳嗽迁延不愈,伤及肺气,更易反复感邪,咳嗽频作,肺脏日益耗伤,可成内伤咳嗽,若夹湿夹燥,病势更为缠绵,难以痊愈。内伤咳嗽,肺虚卫外不固,更易感受外邪,侵袭肺脏而致咳嗽加重。外感咳嗽,大多预后良好,但若反复罹患或调治失当,则可能会转变为内伤咳嗽。内伤咳嗽若治疗不彻底或迁延难愈,日久则导致肺、脾、肾等脏腑亏虚,痰浊、水饮、气滞、血瘀互结而演变成肺胀,预后相对较差。

【诊断与鉴别诊断】

(一)诊断

1. 咳而有声,或伴咳痰。

2. 由外感引发者,多起病急、病程短,常伴恶寒发热等表证;由外感反复发作或其他脏腑功能失调引发者,多病程较长,可伴喘及其他脏腑失调的症状。

咳嗽按时间分为三类:急性咳嗽、亚急性咳嗽和慢性咳嗽。急性咳嗽小于 3 周,亚急性咳嗽为 3~8 周,慢性咳嗽大于 8 周。肺部影像学、肺功能、诱导痰细胞学检查等有助于进一步明确本病的诊断。

(二)鉴别诊断

1. 肺痨

因感染痨虫所致,以咳嗽,咯血,潮热,盗汗以及身体逐渐消瘦为主症,而咳嗽以发出咳声或伴有咳痰为主要临床表现,多不伴有咯血、消瘦等。

2. 肺胀

多见于老年人,有慢性肺系疾患病史,以咳嗽,咳痰,喘息气促,胸部膨满,憋闷如塞,面色晦暗为特征,或见唇舌发绀,颜面四肢浮肿,症状反复发作,时轻时重,经久不愈。咳嗽则不同年龄均可罹患,症状以咳嗽、咳痰为主,病程可长可短,但咳嗽日久可发展为肺胀。

【辨证论治】

(一)外感咳嗽

1. 风寒袭肺

证候:咳嗽声重,气急,咽痒,咳白稀痰,常伴有鼻塞,流清涕,头痛,肢体酸痛,恶寒发热,无汗,舌苔薄白,脉浮或浮紧。

证机概要:风寒袭肺,肺气失宣。

治法:疏风散寒,宣肺止咳。

代表方药:三拗汤(《太平惠民和剂局方》)合止嗽散(《医学心悟》)。

三拗汤

麻黄、杏仁、甘草、生姜。

用法:水煎服。

止嗽散

桔梗、紫菀、百部、白前、陈皮、荆芥、甘草。

用法:水煎服。

临床运用:前方以宣肺散寒为主,后方以疏风润肺为主。若咽痒咳嗽较甚,加金沸草、前胡、白芍;若鼻塞声重较甚,加苍耳子、辛夷;若咳痰黏腻,胸闷,苔腻,加法半夏、茯苓;若风寒袭肺,兼夹湿邪,咳嗽,痰液清稀,胸闷气急,舌淡红,苔白腻,脉浮紧或弦者,治以疏风散寒,化痰止咳,可用杏苏散加减。

2. 风热犯肺

证候:咳嗽频剧,气粗或咳声嘶哑,喉燥咽痛,咳痰不爽,痰黏稠或色黄,常伴有鼻流黄涕,口渴,头痛,恶风,身热,舌红,苔薄黄,脉浮数或浮滑。

证机概要:风热犯肺,肺失清肃。

治法:疏风清热,宣肺止咳。

代表方药:桑菊饮(《温病条辨》)。

桑叶、菊花、苦杏仁、连翘、薄荷、桔梗、芦根、甘草。

用法:水煎服。

临床运用:若咳甚,加浙贝母、枇杷叶;若肺热甚,加黄芩、鱼腥草;咽痛,加牛蒡子、射干;若热伤肺津,咽燥口干,舌质红,加南沙参、天花粉、芦根;若痰中带血,加白茅根、藕节;若夏令兼夹暑湿,症见咳嗽胸闷,心烦口渴,尿赤,舌红苔腻,脉濡数,加滑石、荷叶。

3. 风燥伤肺

证候:干咳无痰,或痰少而黏,不易咳出,或痰中带有血丝,咽喉干痛,口鼻干燥,初期或伴有少许恶寒,身热头痛;舌尖红,苔薄白或薄黄而干,脉浮数或小数。

证机概要:风燥伤肺,肺失清润。

治法:润燥止咳,疏风清肺。

代表方药:桑杏汤(《温病条辨》)。

桑叶、苦杏仁、北沙参、象贝、淡豆豉、栀子、梨皮。

用法:水煎服。

临床运用:若津伤较甚,舌干红苔少,加麦冬、南沙参;若痰中带血,加白茅根、侧柏叶;若痰黏难出,加紫菀、瓜蒌子;若咽痛明显,加玄参、马勃。若属温燥伤肺重证,症见身热头痛,干咳无痰,气逆而喘,咽干鼻燥,心烦口渴,可用清燥救肺汤加减。

（二）内伤咳嗽

1. 痰湿蕴肺

证候：咳嗽反复发作，咳声重浊，因痰而嗽，痰出则咳缓，痰多色白，黏腻或稠厚成块，每于晨起或食后咳甚痰多，胸闷脘痞，纳差乏力，大便时溏，舌苔白腻，脉濡滑。

证机概要：脾湿生痰，壅遏肺气。

治法：燥湿化痰，理气止咳。

代表方药：二陈汤（《太平惠民和剂局方》）合三子养亲汤（《韩氏医通》）。

二陈汤

半夏、橘红、茯苓、甘草。

用法：水煎服。

三子养亲汤

白芥子、紫苏子、莱菔子。

用法：水煎服。

临床运用：前方燥湿化痰，理气和中；后方降气化痰。若寒痰较重，痰黏白如沫，畏寒背冷，加干姜、细辛；若咳逆气急，痰多胸闷，加旋覆花、白前；若久病脾虚，神疲倦怠，可加党参、白术、黄芪。

2. 痰热郁肺

证候：咳嗽气粗，喉中可闻及痰声，痰多黄稠或黏厚，咳吐不爽，或有热腥味，或夹有血丝，胸胁胀满，咳时引痛，常伴有面赤，或有身热，口干欲饮，舌红，苔薄黄腻，脉滑数。

证机概要：痰热壅肺，肺失宣降。

治法：清热化痰，肃肺止咳。

代表方药：清金化痰汤（《医学统旨》）。

桑白皮、黄芩、栀子、知母、浙贝母、瓜蒌子、桔梗、橘红、茯苓、麦冬、甘草。

用法：水煎服。

临床运用：若痰热较甚，咳黄脓痰或痰有热腥味，可加鱼腥草、薏苡仁、冬瓜子；若胸满咳逆，痰多，便秘，加葶苈子、大黄、芒硝；若口干明显，舌红少津，加北沙参、麦冬、天花粉。

3. 肝火犯肺

证候：上气咳逆阵作，咳时面红目赤，引胸胁作痛，咽干口苦，常感痰滞咽喉而咳之难出，量少质黏，或痰如絮条，症状可随情绪波动而增减，舌红，苔薄黄少津，脉弦数。

证机概要：肺郁化火，上逆侮肺。

治法：清肺泻肝，化痰止咳。

代表方药：泻白散（《小儿药证直诀》）合黛蛤散（《中华人民共和国药典》）。

泻白散

桑白皮、地骨皮、粳米、甘草。

用法:水煎服。

黛蛤散

青黛、海蛤壳。

用法:水煎服。

临床运用:前方顺气降火,清肺化痰;后方清肝化痰。若咳嗽频作,痰黄,加栀子、丹皮、浙贝母;若胸闷气逆,加枳壳、旋覆花;若咳时引胸胁作痛明显,加郁金、丝瓜络;若痰黏难咳,加瓜蒌皮、浙贝母;若咽燥口干,舌红少津,加北沙参、天冬、天花粉。

4.肺阴亏虚

证候:干咳,咳声短促,痰少质黏色白,或痰中带血丝,或声音逐渐嘶哑,口干咽燥,午后潮热,颧红盗汗,常伴有日渐消瘦,神疲乏力,舌红少苔,脉细数。

证机概要:肺阴亏虚,肺失润降。

治法:养阴清热,润肺止咳。

代表方药:沙参麦冬汤(《温病条辨》)。

沙参、麦冬、天花粉、玉竹、桑叶、白扁豆、甘草。

用法:水煎服。

临床运用:若咳而气促明显,加杏仁;痰多,加川贝母;若痰中带血,加白茅根、藕、仙鹤草;若潮热明显,加龙骨、青蒿、银柴胡、胡黄连;若盗汗明显,加地骨皮、牡蛎、浮小麦、麻黄;若咳吐黄痰,加知母、黄芩;若手足心热,腰膝酸软,加黄柏、龟板、女贞子、旱莲草;若倦怠无力,少气懒言,加太子参、五味子。

【临证要点】

1.随证变法

注意病机的演变转化。疾病的发生发展会导致病机相应发生演变和转化,此时治疗应随证变法。如外邪犯肺,风寒客肺化热,而表邪未解,见外寒内热者,应解表清里。风寒化热入里,转用清法。风热化燥者,转用润法。

2.灵活辨证

外感咳嗽以风邪为先导,易夹寒、热、燥等外邪犯肺,风寒袭肺、风热犯肺和风燥伤肺多见,但风邪亦可单独犯肺,邪客于肺络,气道挛急而致咳嗽,表现为咽痒,气急,干咳无痰或少痰,夜卧晨起加剧,伴有呛咳阵作,遇外界寒热变化、异味等因素突发或加重,舌苔薄白,脉浮。辨证当属风邪客肺,治宜疏风宣肺止咳,可选用止咳,随症加减。

3.审证求因

切勿见咳止咳。咳嗽的轻重程度在一定程度上可以反映病邪的深浅和微甚,但咳嗽涉及面广,治疗时如不辨明病因病机,不探求标本缓急,不讲究辨证论治,而只是一味应用所谓对症止咳药物,见咳而止咳,则会耽误病情,轻则迁延难愈,重则变证百出。咳嗽是人体祛邪外达的一种病理反应,须按照不同的病因辨证处理。如外感咳嗽初期,需慎用敛肺镇咳之品,误用则致肺气郁遏不得宣畅,外邪不能外达而出,邪恋不去,咳嗽难愈。因此,必须疏散外邪,以宣肃肺气之法,因势利导,肺气宣畅则咳嗽自止。内伤咳嗽病势较缓,咳嗽周期长,时轻时重,止咳亦要辨证论治。如肺阴亏虚之咳嗽,虽然初期时病势轻微,但若延误失治,往往日益加重,渐渐趋于劳损。正气亏虚日久,无力祛邪外达,咳嗽虽轻微,然则病情甚重,应加以警惕。

4. 病涉多脏当重整体治疗

咳嗽涉及多个脏腑病变时,应从脏腑整体观进行辨治。外感咳嗽夹湿或夹燥者,病势缠绵,容易慢性迁延转为内伤咳嗽。如湿邪困脾,脾湿生痰,久则脾虽已健运,脾气亏虚,可转为内生痰湿或气虚咳嗽,为脾虚肺弱所致,故当从肺脾论治,健脾益肺,理气止咳,可选用六君子汤随症加减。内伤咳嗽病程长、病势深,易伤及脏腑。如咳嗽日久,痰白质稀,伴有神疲食少,气短懒言,甚则咳喘,为肺气虚寒,伤及脾肾,脾肾两虚之象,所谓“肺不伤不咳,脾不伤不久咳,肾不伤不喘,病久则咳喘并作”,因此治疗时应从整体出发,权衡主次,可考虑用健脾补肾,温肺化痰的方法。

【预防调护】

注意四时调摄,积极锻炼,饮食调理,提高机体卫外功能,增强皮毛腠理御邪抗病能力。咳嗽的预防,应注意气候的变化,做到防寒保暖;饮食不宜肥甘厚味,或辛辣过咸,戒除烟酒等不良嗜好;适当进行体育锻炼以增强体质。

咳嗽痰多者应尽量鼓励病人将痰排出。咳而无力者,可翻身拍背以助痰排出,尤其是长时间卧床者。内伤咳嗽多呈慢性反复发作,病程较长,尤其应当注意起居有度,合理饮食,可根据病情适当选用雪梨、山药、百合、薏苡仁等作为食疗调护;坚持缓则治本的原则,补虚固本以图根治。

【医论精选】

《素问病机气宜保命集·咳嗽论》说:“咳谓无痰而有声,肺气伤而不清也;嗽是无声而有痰,脾湿动而为痰也。咳嗽谓有痰而有声,盖因伤于肺气动于脾湿,咳而为嗽也。”

《医学心悟·咳嗽》说:“凡治咳嗽,贵在初期得法为善。经云:微寒微嗽,咳嗽之因,属风寒者十居其九。故初治必须发散,而又不可过散,不散则邪不去,过散则肺气必虚,皆令缠绵难愈……久咳不已,必须补脾土以生肺金。此诚格致之言也。”

《医学入门·咳嗽》说:“新咳有痰者,外感,随时解散;无痰者便是火热,只宜清之。久咳有痰者燥脾化痰,无痰者清金降火。盖外感久则郁热,内伤久则火炎,俱宜开郁润燥……苟不治本而浪用兜铃、粟壳涩剂,反致缠绵。”

附 喉 咳

喉咳是以阵发性咽喉奇痒、干咳连连为主要特征的疾病。本病是临床常见病、多发病。中医古典医籍中的风咳、干咳、呛咳、燥咳、郁咳等与本病有相似之处,现代医学称为"喉源性咳嗽"。

【病因病机】

喉咳常因肺脾气虚或肺肾阴虚于内,风邪或异气侵袭于外,邪壅咽喉,不得外越而致。气候、饮食、情志、环境等可诱发本病。

1. 风邪犯肺

咽喉为肺胃之气出入之通道,若起居不慎,冷暖失调,或过度疲劳,致风邪犯肺,肺失清肃,邪壅咽喉,发为喉咳。

2. 肺卫不固

咽喉与皮毛同为人体之藩篱,素体肺气虚弱,卫表不固,易遭风邪、异气侵袭,正邪相争,正不胜邪,邪滞咽喉,而发为喉咳。

3. 脾气虚弱

脾主运化,如脾气虚弱,运化失司,则津不上承,咽喉失养,易遭外邪侵袭,发为喉咳。

4. 阴虚火旺

素体阴虚或久病损伤肺肾之阴,阴津不足,不能濡养咽喉,加之阴虚则火旺,虚火上灼咽喉,发为喉咳。

【诊断与鉴别诊断】

本病主要表现为阵发性咽喉奇痒,咳嗽连连,且咳而不爽,很少有痰,常反复发作,迁延不愈。检查咽喉及肺部无明显异常表现。

本病应与喉痹、乳蛾及肺部疾病所致的咳嗽加以鉴别:

1. 喉痹及乳蛾亦可出现咽痒、咳嗽,但痒、咳的程度一般较轻,属伴随症状,其突出症状为咽痛或咽异物感,检查时,喉痹者可见咽黏膜红肿,喉底颗粒突起;乳蛾者则见喉核肿大或干瘪,表面或有黄白色脓点,喉咳的突出症状是咽喉作痒而干咳,无明显咽喉疼痛,咽喉部检查无明显异常。

2. 因肺部疾病而引起的咳嗽,多伴有咳痰,且咳出痰后暂时感到舒畅,病变主要在肺部,通过肺部听诊、影像学检查可明确诊断。

【辨证论治】

1. 风邪犯肺

证候:阵发性咽喉发痒,干咳,遇风则加重,咳甚则声嘶,或兼鼻塞,流涕,恶风发热。舌质淡红,苔薄黄或薄白,脉浮。

证机概要:风邪犯肺,肺失清肃。

治法:疏风散邪,宣肺止咳。

代表方药:止嗽散加减。

荆芥、桔梗、白前、紫菀、百部、陈皮、甘草。

用法:水煎服。

临床运用:风寒可合三拗汤治疗;风热者可加蝉蜕、薄荷、牛蒡子等以疏风清热、利咽止痒。

2. 肺卫不固

证候:咽喉发痒,干咳,稍遇风冷或异气则咳嗽加剧。经常鼻塞,流涕,易喷嚏,自汗。舌质淡,苔薄白,脉细弱。

证机概要:卫表不固,风邪侵袭。

治法:益气固表,祛风止咳。

代表方药:玉屏风散(《丹溪心法》)合桂枝汤(《伤寒论》)加减。

黄芪、白术、防风、桂枝、白芍、生姜、大枣、炙甘草。

用法:水煎服。

临床运用:咳甚者可加用杏仁、川贝母止咳化痰之品;鼻塞者可加苍耳子、辛夷花以芳香通窍。

3. 脾气虚弱

证候:咽喉发痒,痒即作咳,劳则加重。神疲乏力,少气懒言,纳呆便溏,脘腹胀满,面色不华。舌淡胖,边有齿印,苔白,脉细弱。

证机概要:脾气虚弱,津不上承。

治法:健脾益气,利咽止咳。

代表方药:补中益气汤(《脾胃论》)加减。

人参、黄芪、白术、甘草、橘皮、当归、升麻、柴胡。

用法:水煎服。

临床运用:可酌加防风等祛风;紫菀、款冬花等肃肺止咳。

4. 阴虚火旺

证候:咽喉痒及干燥不适,干咳无痰,似夜间尤甚。五心烦热,颧红盗汗,腰膝酸痛,形体消瘦。舌红苔少,脉细数。

证机概要:肺肾阴虚,咽喉失养。

治法:滋阴降火,润肺止咳。

代表方药:百合固金汤加减(《医方集解》)。

百合、生地黄、熟地黄、麦冬、玄参、当归、白芍、贝母、桔梗、甘草。

用法:水煎服。

临床运用:若咳而遗溺,可加入山药、益智仁、覆盆子等以固肾;咽痒甚者加防风、荆芥等祛风止痒;久咳甚者可加五味子、乌梅、诃子等敛肺止咳。

【预防与调护】

1. 患病期间应注意戒烟酒,忌肥甘厚腻及生冷寒凉食物。
2. 避免接触刺激性、敏感性气体。
3. 忌滥用甜味的糖浆制剂。
4. 注意起居有常,增强体质,避免受风。

第三节　喘　证

喘证是以呼吸困难,甚至张口抬肩,鼻翼扇动,不能平卧为特征的病证。

喘证的症状轻重不一,轻者仅表现为呼吸困难,不能平卧;重者稍动则喘息不已,甚则张口抬肩,鼻翼扇动;严重者,喘促持续不解,烦躁不安,面青唇紫,肢冷,汗出如珠,脉浮大无根,发为喘脱。

西医学中的肺炎、慢性阻塞性肺疾病、肺源性心脏病、心源性哮喘等属于本病范畴,可参照本病辨证论治;肺结核、尘肺等发生呼吸困难时,也可参考本病辨证论治。

《黄帝内经》最早记载了喘证的名称、症状表现和病因病机。《灵枢·五阅五使》说:"肺病者,喘息鼻张。"《灵枢·本脏》说:"肺高则上气肩息。"描述了喘息、鼻张、肩息为喘证发作时轻重不同的临床表现,并提出了病变主脏在肺。《灵枢·五邪》说:"邪在肺,则病皮肤痛,寒热,上气喘,汗出,喘动肩背。"《灵枢·本神》说:"肺气虚……实则喘喝,胸膺仰息。"《素问·举痛论》说:"劳则喘息汗出。"提出喘证的病因既有外感又有内伤,病机也有虚实之别。《素问·痹论》说:"心痹者,脉不通,烦则心下鼓,暴上气而喘。"《素问·经脉别论》说:"有所坠恐,喘出于肝。"提示喘虽以肺为主,亦涉及他脏。

东汉时期,张仲景《金匮要略》有"上气"专篇论述。所谓"上气"即指气喘肩息、不能平卧的证候,亦包括"喉中水鸡声"的哮病和"咳而上气"的肺胀,辨证已分虚实,并列方治疗,如射干麻黄汤、越婢汤、皂荚丸等。

金元时期的医家对喘证的论述各有补充。刘河间论喘因于火热,他说:"病寒则气衰而息微,病热则气甚而息粗……故寒则息迟气微,热则息数气粗而为喘也。"元代朱丹溪认识到七情、饱食、体虚等皆为喘证的病因,《丹溪心法·喘》说:"六淫七情之所感伤,饱食动作,脏气不和,呼吸之息,不得宣畅而为喘急。亦有脾肾俱虚,体弱之人,皆能发喘",充实了内伤致喘的论说。明代张介宾把喘证归纳成虚实两大证,《景岳全书·喘促》说:"实喘者有邪,邪气实也;虚喘者无邪,元气虚也",指出了喘证的辨证纲领。清代叶天士《临证指南医案·喘》说:"在肺为实,在肾为虚。"清代林珮琴《类证治裁·喘证》说:"喘由外感者治肺,由内伤者治肾。"这些论点,对指导临床实践皆具有重要意义。

【病因病机】

喘证常由多种疾患引起,病因复杂,既有外感,又有内伤。外感为六淫外邪侵袭肺系;内伤为痰浊内蕴,情志失调,久病劳欲等,致使肺气上逆,宣降失职,或气无所主,肾失摄纳而成。

1. 外邪侵袭

外邪以风寒为常见,风寒袭表犯肺,肺卫为邪所伤,肺气不得宣畅,或因风热犯肺,肺为热壅,清肃失司,以致肺气上逆为喘。若表寒未解,内已化热,或肺有蕴热,寒邪外束,热不得泄,热为寒郁,或热蒸液聚成痰,痰热壅肺,肺失宣降,气逆而喘。如明代张介宾《景岳全书·喘促》说:"实喘之证,以邪实在肺也,非风寒则火邪耳。"

2. 饮食不当

过食生冷肥甘,或嗜酒伤中,损伤脾胃,以致脾湿不运,痰浊内生,上干于肺,肺气壅阻,升降不利,发为喘促如复加外感诱发,可见痰浊与风寒、邪热等内外合邪的错杂证候。若痰湿郁久化热,或肺热素盛,痰火交阻于肺,痰壅火迫,上逆为喘。若湿痰寒化,可见寒饮伏肺,常因外邪袭表犯肺,引动伏饮,壅阻气道,发为喘促。

3. 情志所伤

情志不遂,忧思气结,气机不利,或郁怒伤肝,肝气上逆于肺,肺气不得肃降,则气逆而喘。明代李梴《医学入门·喘》说"惊忧气郁,惕惕闷闷,引息鼻张气喘,呼吸急促而无痰声者"即属此类。

4. 劳欲久病

久咳伤肺,或病久肺虚,气失所主,气阴亏耗,因而短气喘促,故明代王肯堂《证治准绳·喘》说:"肺虚则少气而喘。"若劳欲伤肾,精气内夺,真元损耗,根本不固,则气失摄纳,上出于肺,出多入少,气逆喘促。正如明代赵献可《医贯·喘》说:"真元损耗,喘出于肾气之上奔……乃气不归元也。"或肾阳衰弱,肾不主水,水气凌心,心阳不振,肺气上逆,亦可致喘。此外,如中气虚弱,肺气失于充养,亦可因气虚而喘。

喘证的发病部位主要在肺和肾,但与肝、脾、心有关。因肺为气之主,司呼吸,外合皮毛,内为五脏华盖,为气机出入升降之枢纽;肾主摄纳,有助于肺气肃降,故有"肺为气之主,肾为气之根"之说。若外邪侵袭,或他脏病气上犯,皆可使肺失宣降,肺气胀满,呼吸不利而致喘;如肺虚气失所主,亦可少气不足以息而为喘;肾为气之根,与肺同司气体之出纳,故肾元不固,摄纳失常则气不归原,阴阳不相接续,亦可气逆于肺而为喘。另外,如脾虚生痰,痰浊上干;或中气虚弱,土不生金,肺气不足;或肝气上逆乘肺,升多降少,均可致肺气上逆而为喘。

喘证的病理性质有虚实之分。有邪者为实,因邪壅于肺,宣降失司所致;无邪者属虚,因肺不主气,肾失摄纳引起。实喘病久伤正,由肺及肾,或虚喘复感外邪,或夹痰浊,则病情虚实错杂,每多表现为邪气壅阻于上、肾气亏虚于下的上盛下虚证候。

【诊断与鉴别诊断】

(一)诊断

1.以喘促短气,呼吸困难,甚至张口抬肩,鼻翼扇动,不能平卧,口唇发绀为特征。

2.多有慢性咳嗽、哮病、肺痨、心悸等病史,每遇外感、情志刺激及劳累而诱发。

血常规、胸部影像、心电图、血气分析、肺功能测定等辅助检查,有助于本病西医病因的诊断。

(二)鉴别诊断

1.气短

气短与喘证同为呼吸异常,喘证呼吸困难,张口抬肩,摇身撷肚,实证气粗声高,虚证气弱声低;短气亦即少气,主要表现呼吸浅促,或短气不足以息,似喘而无声,亦不抬肩撷肚。清代李用粹《证治汇补·喘病》说:"若夫少气不足以息,呼吸不相接,出多入少,名曰气短。气短者,气微力弱,非若喘证之气粗奔迫也。"可见,气短不若喘证呼吸困难之甚,但气短进一步加重,亦可呈虚喘表现。

2.哮病

喘指气息而言,为呼吸气促困难。哮指声响而言,必见喉中哮鸣有声,有时亦伴有呼吸困难。正如清代程钟龄《医学心悟》说:"夫喘促喉间如水鸡声者谓之哮,气促而连续不能以息者谓之喘。"喘未必兼哮,而哮必兼喘。

【辨证论治】

(一)实喘

1.风寒犯肺

证候:喘息咳逆,呼吸急促,胸部胀闷,痰多色白清稀,恶寒无汗,头痛鼻塞;或有发热,口不渴,舌苔薄白而滑,脉浮紧。

证机概要:风寒袭肺,邪实气壅。

治法:宣肺散寒。

代表方药:麻黄汤(《伤寒论》)合华盖散(《太平惠民和剂局方》)。

麻黄汤

麻黄、桂枝、杏仁、甘草。

用法:水煎服。

华盖散

麻黄、紫苏子、杏仁、陈皮、桑白皮、赤茯苓、甘草。

用法:水煎服。

临床运用:前方宣肺平喘,解表散寒力强,适用于咳喘,寒热身痛者;后方宣肺化痰,降气化痰功著,适用于喘咳胸闷,痰气不利者。

若寒痰较重,痰白清稀,量多起沫者,加细辛、生姜;若咳喘重,胸满气逆者,加厚朴、紫菀、款冬花。

2. 表寒肺热

证候:喘逆上气,息粗鼻扇,胸胀或痛;咳而不爽,吐痰稠黏,伴形寒,身热,烦闷,身痛,有汗或无汗,口渴,舌苔薄白或厚黄,舌边红,脉浮数或滑。

证机概要:寒邪束表,热郁于肺。

治法:解表清里,化痰平喘。

代表方药:麻杏石甘汤(《伤寒论》)。

麻黄、杏仁、石膏、甘草。

用法:水煎服。

临床运用:痰热重,痰黄黏稠量多者,加瓜蒌、贝母;痰鸣息涌者,加葶苈子、苏子、射干、地龙。

3. 痰热郁肺

证候:喘咳气涌,胸部胀痛,痰多质黏色黄或夹血痰;伴胸中烦闷,身热有汗,口渴而喜冷饮,面赤咽干,尿赤便秘,舌质红,苔黄腻,脉滑数。

证机概要:邪热郁肺,蒸热成痰。

治法:清热化痰,宣肺平喘。

代表方药:桑白皮汤(《景岳全书》)。

桑白皮、半夏、苏子、杏仁、贝母、栀子、黄芩、黄连。

用法:水煎服。

临床运用:身热重者,可加石膏;喘甚痰多,黏稠色黄者,可加葶苈子、海蛤壳、鱼腥草、冬瓜仁、薏苡仁;腑气不通,便秘者,加瓜蒌仁、大黄或玄明粉。

4. 痰浊阻肺

证候:喘咳痰鸣,胸中满闷,甚则胸盈仰息,痰多黏腻色白,咳吐不利,呕恶纳呆,口黏不渴,舌质淡,苔白腻,脉滑或濡。

证机概要:积湿生痰,痰浊壅肺。

治法:祛痰降逆,宣肺平喘。

代表方药:二陈汤(《太平惠民和剂局方》)合三子养亲汤(《韩氏医通》)。

二陈汤

半夏、橘红、茯苓、甘草。

用法:水煎服。

三子养亲汤

紫苏子、白芥子、莱菔子。

用法:水煎服。

临床运用:两方同治痰湿,前方重点在胃,痰多脘痞者较宜;后方重点在肺,痰涌气急者较宜。痰湿较重,舌苔厚腻者,可加苍术、厚朴;脾虚,纳少,神疲,便溏者,加党参、白术;痰从寒化,色白清稀者,加干姜、细辛;痰浊郁而化热,按痰热证治疗。

5. 肝气乘肺

证候:每遇情志刺激而诱发,突然呼吸短促,息粗气憋;胸胁闷痛,咽中如窒,但喉中痰鸣不著,平素多忧思抑郁,或失眠,心悸;或心烦易怒,面红目赤,舌质红,苔薄白或黄,脉弦。

证机概要:肝气郁结,气逆犯肺。

治法:开郁降气平喘。

代表方药:五磨饮子(《医方考》)。

沉香、槟榔、乌药、木香、枳实。

用法:水煎服。

临床运用:肝郁气滞较著者,可加用柴胡、郁金、青皮等;心悸、失眠者,加百合、合欢皮、酸枣仁、远志等;若气滞腹胀,大便秘结者,加大黄即六磨汤,以降气通腑。

6. 水凌心肺

证候:喘咳气逆,倚息难于平卧,咳痰稀白,心悸,全身浮肿,尿少,怯寒肢冷,面色瘀暗,唇甲青紫,舌淡胖或胖暗,或有瘀斑、瘀点,舌下青筋显露,苔白滑,脉沉细或涩。

证机概要:阳虚水泛,上凌心肺。

治法:温阳利水,泻肺平喘。

代表方药:真武汤(《伤寒论》)合葶苈大枣泻肺汤(《金匮要略》)。

真武汤

制附片、茯苓、白术、芍药、生姜。

用法:水煎服。

葶苈大枣泻肺汤

葶苈子、大枣。

用法:水煎服。

临床运用:可酌加泽兰、桂枝、益母草、黄芪、防己等益气温阳,活血行水之品。若唇舌紫暗,瘀血内阻,加丹参、当归、红花等;阳虚明显,加肉桂、干姜;全身浮肿者,可合五皮饮治疗。

(二)虚喘

1. 肺虚证

证候:喘促短气,气怯声低,喉有鼾声,咳声低弱,痰吐稀薄,自汗畏风,或咳呛,痰少质黏,烦热口干,咽喉不利,面颧潮红,舌淡红,或舌红少苔,脉软弱或细数。

证机概要:肺气亏虚,气失所主。

治法:补肺益气。

代表方药:生脉散(《内外伤辨惑论》)合补肺汤(《永类钤方》)。

生脉散

人参、麦冬、五味子。

用法:水煎服。

补肺汤

人参、黄芪、桑白皮、熟地黄、紫菀、五味子。

用法:水煎服。

临床运用:前方益气养阴,后方重在补肺益肾。若咳逆,咳痰稀薄者,加款冬花、苏子、钟乳石等;偏阴虚者,加沙参、玉竹、百合、诃子;咳痰稠黏,加川贝母、百部;兼肾虚,动则喘甚,加山萸肉、胡桃肉、蛤蚧;肺脾两虚,中气下陷者,配合补中益气汤加减治疗。

2. 肾虚证

证候:喘促日久,动则喘甚,呼多吸少,气不得续,形瘦神惫,跗肿,汗出肢冷,面青唇紫;或见喘咳,面红烦躁,口咽干燥,足冷,汗出如油,舌淡苔白或黑润,或舌红少津,脉沉弱或细数。

证机概要:肺肾俱虚,气失摄纳。

治法:补肾纳气。

代表方药:金匮肾气丸(《金匮要略》)合参蛤散(《济生方》)。

金匮肾气丸

制附片、肉桂、干地黄、山茱萸、山药、茯苓、泽泻、丹皮。

用法:水煎服。

参蛤散

人参、蛤蚧。

用法:水煎服。

临床运用:前者偏于温阳,用于久喘而势缓者;后者长于益气,用于喘重而势急者。若脐下筑筑跳动,气从少腹上冲胸咽,为肾失潜纳,加紫石英、磁石、沉香;肾阴虚者,宜用七味都气丸合生脉散加减。本证一般以阳气虚为多见,若阴阳两虚应分清主次治之。

3.喘脱证

证候:喘逆剧甚,张口抬肩,鼻翼扇动,不能平卧,稍动则咳喘欲绝,或有痰鸣,心悸烦躁,四肢厥冷,面青唇紫,汗出如珠,脉浮大无根,或脉微欲绝。

证机概要:阳气欲脱,肾不纳气。

治法:扶阳固脱,镇摄肾气。

代表方药:参附汤(《济生方》)送服黑锡丹(《太平惠民和剂局方》)。

参附汤

人参、炮附子、生姜。

用法:水煎服。

黑锡丹

黑锡、硫黄、阳起石、附子、木香、胡芦巴、小茴香、肉豆蔻、桂心、沉香、川楝子、补骨脂。

用法:水煎服。

临床运用:前方扶阳同脱,后方镇摄肾气。可配合蛤蚧粉加入汤方中服,以温肾阳,散阴寒,降逆气,定虚喘。若阳虚,气息微弱,汗出肢冷,舌淡,脉沉细者,加干姜;阴虚甚,气息急促,心烦内热,汗出黏手,口干舌红,脉沉细数者,加麦冬、玉竹,人参改用西洋参;神昏不清者,加丹参、远志、菖蒲;浮肿者,加茯苓、炙蟾皮、万年青根。

【辨治备要】

(一)辨证要点

1.首辨虚实(表2-2-1)

表2-2-1　实喘与虚喘辨别表

项目	实喘	虚喘
呼吸	深长有余,呼出为快	短促难续,深吸为快
声音	气粗声高	气怯声低
兼证	痰鸣咳嗽	少有痰咳
脉象	数而有力	微弱或浮大中空
病势	急骤	徐缓,时轻时重,遇劳即甚

2.实喘辨外感内伤

外感起病急,病程短,多有表证;内伤病程久,反复发作,无表证。

3.虚喘辨病位

肺虚者劳作后气短不足以息,喘息较轻,常伴有面色㿠白,自汗易感冒;肾虚者静息时亦有气喘,动则更甚,伴有面色苍白,颧红,怕冷,腰酸膝软;心衰者喘息持续不已,难以平卧,伴有心悸,紫绀,浮肿,脉结代。

(二)治疗方法

喘证的治疗应分清虚实邪正。实喘治肺,以祛邪利气为主。区别寒、热、痰、气的不同,分别采用温化宣肺,清化肃肺,化痰理气的方法。虚喘以培补摄纳为主,或补肺,或健脾,或补肾,阳虚则温补之,阴虚则滋养之。至于虚实夹杂,寒热互见者,又当按具体情况分清主次,权衡标本,辨证选方用药,此外,由于喘证多继发于各种急慢性疾病,所以,还应当注意积极治疗原发病,不能见喘治喘。

【临证要点】

1.注意寒热的转化互见

喘证的证候之间,存在着一定的联系。临床辨证除分清实喘、虚喘之外,还应注意寒热的转化。如实喘中的风寒壅肺证,若风寒失于表散,入里化热,可出现表寒肺热;痰浊阻肺证,若痰郁化热,或痰阻气壅,血行瘀滞,又可呈现痰热郁肺,或痰瘀阻肺证。

2.掌握虚实的错杂

本病在反复发作过程中,每见邪气尚实而正气已虚,表现肺实肾虚的"下虚上实"证。因痰浊壅肺,见咳嗽痰多,气急,胸闷,苔腻;肾虚于下,见腰酸,下肢欠温,脉沉细或兼滑,治疗宜化痰降逆,温肾纳气,以苏子降气汤为代表方,并根据上盛下虚的主次分别处理,上盛为主加用杏仁、白芥子、莱菔子,下虚为主加用补骨脂、胡桃肉、紫石英。

3.虚喘尤重治肾,扶正当辨阴阳

虚喘有补肺、补肾及健脾、养心的不同治法,每多相关,应结合应用,但肾为气之根,故必须重视治肾,纳气归原,使根本得固。扶正除辨别脏器所属外,须进一步辨清阴阳。阳虚者温养阳气,阴虚者滋阴填精,阴阳两虚者根据主次酌情兼顾。一般而论,以温阳益气为主。

【预防调护】

对于喘证的预防,平时要慎风寒,适寒温,节饮食,少食黏腻和辛热刺激之品,以免助湿生痰动火。

已病则应注意早期治疗,力求根治,尤需防寒保暖,防止受邪而诱发。忌烟酒,远房事,调情志,饮食清淡而富有营养。加强体育锻炼,增强体质,提高机体的抗病能力,但不宜过度疲劳。

【医论精选】

《济生方·喘》:"将理失宜,六淫所伤,或因坠堕惊恐,渡水跌仆,饱食过伤,动作用力,遂使脏气不和,荣卫失其常度,不能随阴阳出入以成息,促迫于肺,不得宣通为喘也。"

《仁斋直指附遗方论·喘嗽》:"惟夫邪气伏藏,痰涎浮涌,呼不得呼,吸不得吸,于是上气喘促……有肺虚夹寒而喘者,有肺实夹热而喘者,有水气乘肺而喘者……如是等类,皆当审证而主治之。"

《景岳全书·喘促》:"凡虚喘之证,无非由气虚耳。气虚之喘,十居七八,但察其外无风邪,内无实热而喘者,即皆虚喘之证。若脾肺气虚者,不过在中上二焦,化源未亏,其病犹浅。若肝肾气虚,则病出下焦而水木俱病,其病则深,此当速救其根以接助真气,庶可回生也。"

《医宗必读·喘》:"治实者,攻之即效,无所难也。治虚者,补之未必即效,须悠久成功,其间转折进退,良非易也。故辨证不可不急,而辨喘证为尤急也。"

附　慢性阻塞性肺病(慢阻肺)的中医防治

2019年新英格兰医学杂志(NEJM)发布的一篇慢阻肺(COPD)临床方面最新研究进展文章指出:慢阻肺在全世界死因中位居第三位,全球慢阻肺在过去20年间增加了17.5%,2017年慢阻肺导致320万人死亡,预计2040年,慢阻肺每年死亡人数将达到440万人。2017年中国在疾病死亡人数排名:第一是卒中,第二是缺血性心脏病,第三是慢阻肺,第四是肺癌。

慢阻肺疾病初发阶段可无明显症状,不被患者重视,疾病进展期出现咳嗽、吐痰、胸闷、活动耐力明显下降;但在疾病进程中不可避免出现急性加重;反复急性加重后肺功能下降,肺气肿加重,出现呼吸衰竭而死亡。慢阻肺死亡是逐渐发展的疾病过程,是①危险因素暴露(如吸烟、生物燃料、空气污染)→②气道上皮损伤→③慢阻肺发生→④急性加重→⑤肺气肿出现或加重→⑥呼吸衰竭(缺氧)→⑦死亡。

由此可见,吸烟、生物燃料等是慢阻肺发生的主要危害因素,慢阻肺早期,症状不明显,但肺部已受损,患者易忽略疾病的存在,慢阻肺早期肺功能下降速度快,与健康人群比较慢阻肺患者的运动耐量降低。肺损伤、气道改变使气道上皮细胞受损、气道炎症反应、气道结构变化、肺功能明显下降、气流受阻,而出现咳嗽、咳痰、喘息。急性加重是慢阻肺疾病进展过程中的重要因素。加之诱发因素:污染、病毒、细菌而致慢阻肺炎症性气道,气道炎症加剧,支气管狭窄、水肿、分泌黏液使呼气性气流受阻,肺泡过度膨胀,全身性炎症而导致心血管疾病,使病程进展,症状逐渐加重,主要表现为呼吸困难和胸闷,晚期患者有体重下降、食欲减退形成恶性循环,引发或加重而成肺气肿。到晚期肺气肿会继续加重,引起低氧和二氧化碳潴留,最终导致呼吸衰竭而死亡。

从临床实践中观察,急性发作期选用西药抗生素、激素治疗,很快控制病情,疗效优于中药,稳定期先用中医辨证论治效果更佳,所以中西医结合治疗 COPD 在临床常取得非常好的疗效。

COPD 稳定期的主要病理生理特征是:①免疫功能下降;②气道炎症,黏液高分泌,气道阻力增加;③血液动力紊乱,肺泡结构破坏。而中医对 COPD 的认识属于"喘证、肺胀"范畴。肺胀是由于长期慢性咳喘,反复发作以致引起五脏功能失调,气血津液运行输布于障碍而形成,因此其病位主要在肺,兼及他脏。主要病机是肺脾肾气虚夹血瘀痰浊,主要表现是以热、痰、喘为主。多种肺系疾病致久病肺虚,使痰浊潴留,伏于肺间,肺气壅滞,痰浊久滞,气滞血瘀,痰瘀互结,滞留肺心导致肺胀,病情反复发作或加剧,病及脾肾及心。故病变首先在肺,继则累及脾、肾,后期及心,以痰浊、水饮、血瘀为主,三者相互影响而致病。

在治疗和预防方面,《黄帝内经》中道:"五脏六腑皆令人咳,非独肺也!"或三焦同时治疗,充分恢复肺脾肾功能。"急则治其标,缓则治其本"。治标以肺为主。治本以肾为主。慢阻肺仲景经方指出,按"实证、虚证、虚实夹杂证"进行辨证论治。

一、经方中慢性肺病诊治思维——实证

1. 射干麻黄汤

寒饮郁肺:咳而上气,喉中水鸡声,射干麻黄汤主之。临床表现为,咳(咳声重浊),痰(痰多,质清稀),喘(不得平卧),鸣(喉中水鸡声)。

2. 皂荚丸

痰浊壅肺:咳逆上气,时时吐浊,但坐不欲眠,皂荚丸主之。证候特点,咳(咳逆连连),痰(量多质黏,虽痰出而咳喘不减),喘(但坐不得卧)。

3. 越婢加半夏汤

热饮郁肺:咳而上气,此为肺胀。其人喘,目如脱状,脉浮大者,越婢加半夏汤主之。病机:热饮郁肺,热重于饮;治法:宣肺泻热,降气平喘。

4. 小青龙加石膏汤

外寒里饮夹热:肺胀,咳而上气,烦躁而喘,脉浮者,心下有水,小青龙加石膏汤主之。病机:外寒内饮,饮重于热。治法:解毒化饮,清热除烦。

5. 厚朴麻黄汤

寒饮夹热:咳而脉浮者,厚朴麻黄汤主之。

6. 泽漆汤

脉沉者,泽漆汤主之。病机:水饮夹热,上迫于肺。

7. 桔梗汤

热毒壅肺:咳而胸满,振寒脉数,咽干不渴,时而浊唾腥臭,久久吐脓如米粥者,为肺痈,桔梗汤主之。病机:热毒壅肺,肺气不利。治法:祛痰排脓,清热解毒。

8. 葶苈大枣泻肺汤

①肺痈,喘不得卧,葶苈大枣泻肺汤主之;②肺痈,胸满胀,一身面目浮肿,鼻塞、清涕出,不闻香臭酸辛,咳逆上气,喘鸣迫塞,葶苈大枣泻肺汤主之;③支饮不得息,葶苈大枣泻肺汤主之。

9. 小青龙汤

咳逆:咳逆倚息不得卧,小青龙汤主之。

10. 大青龙汤

溢饮:病溢饮者,当发其汗,大青龙汤主之。

二、经方中慢性肺病诊治思维——虚证

1. 麦门冬汤

大气上逆:咽喉不利,止逆下气者,麦门冬汤主之。证候:上气,咽喉不利,咳吐浊唾。病机:大气上逆。治法:清养肺胃,止逆下气,半夏、麦冬。

2. 甘草干姜汤

肺痿吐涎沫而不咳者,其人不渴,必遗尿,小便数,所以然者,上虚不能制下故也。此为肺中冷,必眩,多涎唾,甘草干姜汤主之。若服汤已渴者,属消渴。证候:吐涎沫不咳,不渴,遗尿,小便数,头眩。病机:上虚不能制下。治法:温肺复气,培土生金。

三、经方中慢性肺病诊治思维——虚实夹杂证

木防己汤

膈间支饮,其人喘满,心下痞坚,面色黧黑,其脉沉紧,得之数十日,医吐下之不愈,木防己汤主之。病机:饮热互结于心下,上迫于肺,正气已虚。治法:通阳利水,清热补虚。

综上所述,防治本病,主要是提高患者机体的免疫能力,"正气存内,邪不可干""邪之所凑,其气必虚"。预防感冒,饮食有节,起居有常,适当配合呼吸保健操,对该病的防治和康复起到良好的作用。

第四节 喉痹

喉痹是以咽部红肿疼痛,或有异物哽阻不适感、喉底或有颗粒状突起为主要特征的疾病。

本病为临床常见多发病,可发生于各种年龄,病程可长可短,亦可反复发作。喉痹一词,首见于《黄帝内经》并多次论述了喉痹,《素问·阴阳别论》说:"一阴一阳结,谓之喉痹。"历代医家对喉痹的认识不尽一致,其包括范围甚广,与所论喉痹的含义不尽相同。

西医学的急慢性咽炎、喉炎及某些全身性疾病在咽喉部的表现等,皆可参考本病进行辨证治疗。

【病因病机】

咽喉是十二经脉循行交汇之要冲,宜空宜通。诸脉失和,咽喉痹阻,其症不一,病因如下。

1. 外邪侵袭

气候骤变,寒暖不调,风邪乘虚侵袭;风热之邪壅遏肺系,肺失宣降,邪热上壅咽喉,发为喉痹;风寒之邪阻遏卫阳,不得宣泄,壅结咽喉,亦可发为喉痹。

2. 肺胃热盛

外邪不解,壅盛传里,过食辛热、醇酒厚味之类,肺胃蕴热,复感外邪,内外邪热搏结,蒸灼咽喉而为喉痹。

3. 肺肾阴虚

温热病后,或劳伤过度,耗伤肺肾阴液,咽喉失于滋养;加之阴虚水不制火,虚火上灼咽喉,发为喉痹。

4. 脾气虚弱

饮食不节,思虑过度,劳伤脾胃,或久病伤脾、过用寒凉,致脾胃虚弱,中焦升降失调,气血津液化生不足,咽喉失养,发为喉痹。

5. 脾肾阳虚

禀赋不足,或疲劳、房劳过度,或久病误治,以致脾肾阳虚,咽失温煦,寒湿凝闭为病,或肾阳虚,虚阳浮越于咽喉而为病。

6. 痰凝血瘀

情志不遂,气机不畅,气滞痰凝,或脾虚生痰,久病生瘀,或喉痹反复,余邪留滞,经脉瘀阻,使痰凝血瘀,结聚咽喉而为病。

【诊断与鉴别诊断】

喉痹主要表现为咽喉部痹阻不通,具体表现为两种类型:一是以咽喉部疼痛为主,吞咽时尤甚,检查见咽部黏膜红肿,患者多有外感病史,病程较短。二是以咽部异物感、哽哽不利为主,或出现咽干、咽痒、咽部微痛及灼热感等各种不适,可反复发作,病程一般较长,检查见咽黏膜肥厚增生,咽后壁颗粒状突起,或见咽黏膜干燥。

本病须与乳蛾相鉴别,鉴别要点参见"乳蛾"。

【辨证论治】

喉痹以咽喉部红肿疼痛为主者,多属实证、热证;以咽部异物哽阻不适感为主者,多属阴阳气虚或痰凝血瘀之证。

1. 外邪侵袭

证候:咽部疼痛,吞咽不利。偏于风热者,咽痛较重,吞咽时痛增,咽部黏膜鲜红、肿胀,或颌下有瘰核;伴发热,恶寒,头痛,咳痰黄稠;舌红,苔薄黄,脉浮数。偏于风寒者,咽痛较轻,咽部黏膜淡红;伴恶寒发热,身痛,咳嗽痰稀;舌质淡红,苔薄白,脉浮紧。

证机概要:风热外袭,肺失宣降。

治法:疏风清热,宣肺利咽。

代表方药:普济消毒饮去升麻柴胡黄芩黄连方(《温病条辨》)。

连翘、薄荷、僵蚕、银花、元参、芥穗、马勃、桔梗、板蓝根、牛蒡子、甘草。

用法:水煎服。

临床运用:咳加杏仁、痰多加瓜蒌皮、浙贝母;发热加青蒿(后下);热甚加黄芩、黄连。

2. 肺胃热盛

证候:咽部红肿疼痛较剧,吞咽困难,喉底颗粒红肿或有脓点,颌下有瘰核。发热,口渴喜饮,口气臭秽,大便燥结,小便短赤;舌质红,苔黄,脉洪数。

证机概要:肺胃热盛,燔灼咽喉。

治法:清热解毒,消肿利咽。

代表方药:清咽利膈汤加减(《证治准绳·幼科》)。

金银花、连翘、薄荷、牛蒡子、栀子、荆芥、防风、黄芩、黄连、桔梗、玄参、生大黄、玄明粉。

用法:水煎服。

临床运用:若咳嗽痰黄、颌下瘰核痛甚,可加射干、瓜蒌仁、夏枯草;高热者,可加水牛角、大青叶;如有白腐或伪膜,可加蒲公英、马勃等。

3. 肺肾阴虚

证候:咽部干燥,灼热疼痛不适,午后较重,或咽部哽哽不利,黏膜暗红而干燥。干咳痰少而稠,或痰中带血,手足心热,或见潮热盗汗,颧红,失眠多梦;舌红少苔,脉细数。

证机概要:阴虚津少,虚火上炎。

代表方药:养阴清肺汤(《重楼玉钥》)。

生地黄、玄参、麦冬、白芍、贝母、丹皮、薄荷、甘草。

用法:水煎服。

临床运用:若喉底颗粒增多者,可酌加桔梗、香附、郁金、合欢花等以行气活血,解郁散结。

4. 脾气虚弱

证候:咽喉哽哽不利或痰黏着感,咽燥微痛,咽黏膜淡红或微肿,喉底颗粒较多,或有分泌物附着。口干而不欲饮或喜热饮,易恶心,时有呃逆反酸,若受凉、疲倦、多言则症状加重。平素倦怠乏力,少气懒言,胃纳欠佳,或腹胀,大便溏薄。舌质淡红,边有齿印,苔白,脉细弱。

证机概要:脾胃虚弱,运化失职。

治法:益气健脾,升清降浊。

代表方药:补中益气汤(《内外伤辨惑论》)。

人参、白术、当归、升麻、柴胡、橘皮、甘草、黄芪。

用法:水煎服。

临床运用:若咽部脉络充血,咽黏膜肥厚者,可加丹参、川芎、郁金以活血行气;痰黏者可加法半夏、香附、枳壳以理气化痰、散结利咽;易恶心、呃逆反酸者,可加法半夏、厚朴、陈皮、柿蒂等以和胃降逆;若纳差,腹胀便溏,苔腻者,可加砂仁、藿香、茯苓、薏苡仁等,以健脾化湿。

5. 脾肾阳虚

证候:咽部异物感,微干微痛,哽哽不利,咽部黏膜淡红。痰涎稀白,面色苍白,形寒肢冷,腰膝冷痛,夜尿频而清长,腹胀纳呆,下利清谷。舌淡胖,苔白,脉沉细弱。

证机概要:脾肾阳虚,阴寒内生。

治法:补益脾肾,温阳利咽。

代表方药:附子理中丸(《太平惠民和剂局方》)。

人参、白术、炮姜、炮附子、甘草。

用法:水煎服。

临床运用:若腰膝酸软冷痛者,可酌加补骨脂、杜仲、牛膝等;若咽部不适、痰涎清稀量多者,可酌加半夏、陈皮、茯苓等;若腹胀纳呆者,可加砂仁、木香等。

6. 痰凝血瘀

证候:咽部异物感,痰黏着感,灼热感,或咽微痛,咽干不欲饮,咽黏膜暗红,喉底颗粒增多或融合成片,咽侧部肥厚,易恶心呕吐,胸闷不适。舌质暗红,或有瘀斑、瘀点,苔白或微黄,脉弦滑。

证机概要:痰凝血瘀,结于咽喉。

治法:祛痰化瘀,散结利咽。

代表方药:瓜蒌贝母散(《医学心悟》)。

瓜蒌、贝母、橘红、桔梗、天花粉、茯苓。

用法:水煎服。

临床运用:夹瘀可加赤芍、丹皮、桃仁活血祛瘀散结。若咽部不适,咳嗽痰黏者,可酌加杏仁、紫菀、款冬花、半夏等;若咽部刺痛、异物感、胸胁胀闷者,可加香附、枳壳、郁金、合欢皮疏肝解郁,行气宽胸。

第五节 乳 蛾

乳蛾是以咽痛或咽部不适感,喉核(即扁桃体)红肿疼痛,或表面有黄白脓点为主要特征的疾病。

本病是临床常见多发病,以儿童及青壮年为多见。乳蛾一名首见于宋代,《仁斋直指方论》二十一卷中说:"吹喉散,治咽喉肿痛、急慢喉痹、悬痈、乳蛾,咽物不下。"历代医著有关乳蛾的名目繁多,如乳鹅、单蛾、双蛾、连珠乳蛾、烂乳蛾等。

西医学的急、慢性扁桃体炎,急性化脓性扁桃体炎等病,皆可参考本病进行辨证论治。

【病因病机】

起病急骤者,多为风热之邪乘虚外袭,火热邪毒搏结喉核而致。若病久体弱,脏腑失调,邪毒久滞喉核,易致病程迁延,反复发作。

1. 风热外袭

风热外袭,肺气不宣,肺经风热循经上犯,结聚于喉核,发为乳蛾。

2. 肺胃热盛

邪热传里,肺胃受之,肺胃热盛,上灼喉核而为病,或因饮食不节,脾胃蕴热,热毒上攻,蒸灼喉核而为病。

3. 肺肾阴虚

素体阴虚,或病后伤阴,肺肾阴虚,津液不足,喉核失养,加之虚火上炎,上灼喉核而发病。

4. 脾胃虚弱

素体脾胃虚弱,不能运化水谷精微,气血生化不足,喉核失养,加之脾失运化,湿浊内生,结聚于喉核而为病。

5. 痰瘀互结

饮食不节,脾胃损伤,痰湿内生;情志不遂,气滞血瘀,痰瘀互结喉核,脉络闭阻而为病。

【诊断与鉴别诊断】

本病有两种表现形式:急骤发作者,常有受凉、疲劳、外感病史,咽痛剧烈,吞咽困难,痛连耳窍,可伴有畏寒,高热,头痛,纳差,乏力,周身不适等症状,小儿可有高热,抽搐,呕吐,昏睡等症状。检查见喉核红肿,喉核上有黄白色脓点,重者喉核表面腐脓成片,但不超出喉核范围,且易拭去,颌下多有臖核。慢性发作者,常见咽干痒不适,哽哽不利,或咽痛、发热反复发作。检查见喉关暗红,喉核肥大或干瘪、表面凹凸不平,色暗红,上有白星点,挤压喉核,有白色腐物自喉核溢出。

本病应与喉痹、白喉相鉴别。

1.乳蛾与喉痹的症状非常相似,但乳蛾的病位在喉核,故见喉核红肿,表面有脓点;喉痹的病位在咽部,可见喉底有颗粒状突起,喉核一般无明显红肿及脓点。《喉科心法·单蛾双蛾》一语道出了乳蛾与喉痹的鉴别要点:"凡红肿无形为痹,有形是蛾。"

2.乳蛾若喉核表面腐脓成片时应与白喉相鉴别:白喉病喉核上可见灰白色假膜,假膜可超越腭弓,覆盖软腭、悬雍垂或咽后壁,假膜与组织紧密粘连,不易剥离,如强行剥离则易出血;乳蛾的白色分泌物一般不超出喉核范围,且易于拭去。

【辨证论治】

本病发病急骤者,多为实证、热证,如风热外袭或肺胃热盛,病程迁延或反复发作者,多为虚证或虚实夹杂证,如肺肾阴虚、脾胃虚弱、痰瘀互结等。

1. 风热外袭

证候:咽部灼热、疼痛,吞咽时痛甚,喉核红肿,表面有少量黄白色腐物。发热,微恶寒,头痛,咳嗽。舌质红,苔薄黄,脉浮数。

证机概要:风热邪毒,气血壅滞。

治法:疏风清热,利咽消肿。

代表方药:银翘马勃散(《温病条辨》)。

银花、连翘、马勃、射干、牛蒡子。

用法:水煎服。

临床运用:可加桔梗、甘草、板蓝根;夹湿,加芦根、滑石。

2. 肺胃热盛

证候:咽部疼痛剧烈,连及耳根,吞咽困难,痰涎较多,喉核红肿,有黄白色脓点,甚者喉核表面腐脓成片,颌下有瘰核。高热,口渴引饮,咳嗽痰黄稠,口臭,腹胀,便秘,溲黄。舌质红,苔黄厚,脉洪大而数。

证机概要:肺胃热盛,火毒上攻。

代表方药:清咽利膈汤加减(《证治准绳·幼科》)。

银花、连翘、薄荷、牛蒡子、荆芥、防风、黄芩、黄连、栀子、玄参、大黄、玄明粉、甘草。

用法:水煎服。

临床运用:若咳嗽痰黄稠,颌下有瘰核,可加射干、瓜蒌、贝母以清化热痰而散结;持续高热,加石膏、天竺黄以清热泻火,除痰利咽;若喉核腐脓成片,加入马勃、蒲公英等以祛腐解毒;肿痛甚者可含服六神丸,以清热解毒,消肿止痛。

3. 肺肾阴虚

证候:咽部干燥,微痒微痛,哽哽不利,午后症状加重,喉核肿大或干瘪,表面不平,色潮红,或有细白星点,喉核被挤压时,有黄白色腐物溢出。午后颧红,手足心热,失眠多梦,或干咳痰少而黏,腰膝酸软,大便干。舌红少苔,脉细数。

证机概要:肺肾阴虚,津不上承。

治法:滋养肺肾,清利咽喉。

代表方药:百合固金汤加减(《医方集解》)。

百合、生地黄、熟地黄、麦冬、玄参、当归、白芍、贝母、桔梗、甘草。

用法:水煎服。

临床运用:咽痛者,可加牛蒡子、蝉蜕以利咽;失眠者,可加酸枣仁以安神。

4.脾胃虚弱

证候:咽干痒不适,异物梗阻感,喉核淡红或淡暗肥大,溢脓白黏。易恶心呕吐,口淡不渴,纳呆便溏,神疲乏力。舌质淡,苔白,脉缓弱。

证机概要:脾胃气虚,清阳不升。

治法:健脾和胃,祛湿利咽。

代表方药:六君子汤加减(《医学正传》)。

人参、白术、茯苓、甘草、陈皮、半夏。

用法:水煎服。

临床运用:健脾胃,除痰湿。若痰湿重者加苍术、厚朴宣畅气机、祛湿利咽;若喉核肿大不消加浙贝母、牡蛎。

5.痰瘀互结

证候:咽干涩不利,或刺痛胀痛,痰黏难咯,迁延不愈,喉关暗红,喉核肥大质韧,表面凹凸不平。咳嗽痰白,胸脘痞闷。舌质暗有瘀点,苔白腻,脉细涩。

证机概要:痰瘀互结,气机不畅。

治法:活血化瘀,祛痰利咽。

代表方药:会厌逐瘀汤(《医林改错》)合二陈汤(《太平惠民和剂局方》)加减。

会厌逐瘀汤

桃仁、红花、当归、赤芍、生地、枳壳、桔梗、甘草、玄参。

用法:水煎服。

二陈汤

陈皮、法半夏、茯苓、甘草。

用法:水煎服。

临床运用:喉核暗红,质硬不消,加昆布、莪术;复感热邪,溢脓黄稠,加黄芩、蒲公英等。

第六节　喉　瘖

喉瘖是以声音嘶哑为主要特征的疾病。

本病是临床常见多发病,可发生于任何年龄,教师、歌唱演员等职业用声者尤为多见。早在殷商甲骨文中已有"音有疾""疾言"的记载,《黄帝内经》中始称为"瘖",并有"暴瘖""卒瘖"等记载。喉瘖作为病名,始见于明代的医籍,《保婴撮要·卷五》说:"喉中声嘶者,则为喉瘖。"

西医学的急性喉炎、慢性喉炎、声带小结、声带息肉、喉肌无力、声带麻痹等疾病均可参考本病进行辨证治疗。

【病因病机】

喉瘖有虚实之分。实证多由外邪犯肺,或肺热壅盛,或血瘀痰凝,致声门开合不利而致,即所谓"金实不鸣";虚证多因脏腑虚损,咽喉失养,声门开合不利而致,即所谓"金破不鸣"。

1. 风寒袭肺

风寒外袭,肺气失宣,气机不利,风寒之邪凝聚于喉,致声门开合不利,发为喉瘖。

2. 风热犯肺

风热外袭,肺失清肃,气机不利,邪热上犯于喉,致声门开合不利,发为喉瘖。

3. 肺热壅盛

肺胃积热,灼津为痰,痰热壅肺,肺失宣降,致声门开合不利,发为喉瘖。

4. 肺肾阴虚

素体阴虚,或久病失养,肺肾阴亏,虚火上炎,蒸灼于喉,致声门失健,开合不利,发为喉瘖。

5. 肺脾气虚

素体气虚,或劳倦太过,久病失调,或过度用嗓,气耗太甚,致肺脾气虚,无力鼓动声门,发为喉瘖。

6. 血瘀痰凝

用嗓太过,耗气伤阴,喉部脉络受阻,经气郁滞不畅,气滞则血瘀痰凝,致声带肿胀或形成小结及息肉,妨碍声门开合,发为喉瘖。

【诊断与鉴别诊断】

本病主要表现为声音嘶哑,轻者仅声音发毛、变调或声音不扬;重者,则有明显声嘶,甚至完全失音。病程可长可短。检查可见:喉黏膜及声带充血、肿胀;或声带淡红肥厚,边缘有小结或息肉,声门闭合不全;或喉黏膜及声带干燥、变薄;或声带活动受限、固定;或声带松弛无力。

声嘶除见于喉瘖外,还见于多种喉部疾病,如白喉、喉癣、喉瘤、喉菌等,应加以鉴别。

1. 喉瘖与白喉均有声嘶,但白喉多见于小儿,声嘶显著,咳嗽呈犬吠样,神情萎靡,脸色苍白,全身中毒症状明显,易发生喉哽阻,咽喉部检查可见有不易剥落的白膜,白膜处分泌物涂片或培养可查出白喉杆菌。

2. 喉癣除声嘶外,咽喉干燥疼痛如芒刺,检查见喉部溃疡,多有劳瘵病史。

3. 喉瘤、喉菌检查喉腔可见新生物,或触之易出血,取病变组织行病理检查有助于鉴别。

【辨证论治】

本病初期多为实证,临床辨证多属风寒、风热或肺热壅盛;病久则多为虚证或虚实夹杂证,临床辨证多属肺肾阴虚、肺脾气虚或血瘀痰凝。治疗方面,在辨证用药的基础上应注意配合开音法治疗。

1. 风寒袭肺

证候:猝然声音不扬,甚则嘶哑,喉黏膜淡红肿胀,声门闭合不全。鼻塞,流清涕,咳嗽,恶寒发热,头身痛。舌淡红,苔薄白,脉浮紧。

证机概要:风寒袭肺,肺气不宣。

治法:疏风散寒,宣肺开音。

代表方药:三拗汤加减(《太平惠民和剂局方》)。

麻黄、杏仁、甘草。

用法:水煎服。

临床运用:可加桔梗、苏叶、生姜以助散寒;鼻塞者可加白芷、辛夷花以通窍。

2. 风热犯肺

证候:声音不扬,甚则嘶哑,喉黏膜及声带红肿,声门闭合不全。咽喉疼痛,干痒而咳或发热微恶寒,头痛。舌质红,苔薄黄,脉浮数。

证机概要:风热犯肺,肺失清肃。

治法:疏风清热,利喉开音。

代表方药:银翘散加减(《温病条辨》)。

银花、连翘、薄荷、桔梗、竹叶、荆芥、豆豉、牛蒡子、芦根、甘草。

用法:水煎服。

临床运用:可加蝉蜕、胖大海、木蝴蝶以利喉开音;若痰黏难出者,可加瓜蒌皮、浙贝母以化痰。

3.肺热壅盛

证候:声音嘶哑,甚则失音,喉黏膜及声带深红肿胀,声带上有黄白色分泌物附着,闭合不全,咽喉疼痛,咳嗽痰黄,口渴,大便秘结。舌质红,苔黄厚,脉滑数。

证机概要:肺胃积热,炼津为痰。

治法:清热泻肺,利喉开音。

代表方药:泻白散加减(《小儿药证直诀》)。

桑皮、地骨皮、粳米、甘草。

用法:水煎服。

临床运用:可加黄芩、杏仁以加强本方清肺热、宣肺利气之功;加瓜蒌仁、浙贝母、天竺黄、竹茹以清化痰热;加蝉蜕、木蝴蝶以利喉开音;大便秘结者,可加大黄。

4.肺肾阴虚

证候:声音嘶哑日久,喉黏膜及室带、声带微红肿,声带边缘肥厚,或喉黏膜及声带干燥、变薄,声门闭合不全。咽喉干涩微痛,干咳,痰少而黏,时时清嗓,或兼颧红唇赤、头晕、虚烦少寐、腰膝酸软、手足心热等症状。舌红少津,脉细数。

证机概要:肺肾阴虚,咽喉失养。

治法:滋阴降火,润喉开音。

代表方药:百合固金汤加减(《医方集解》)。

百合、生地、熟地、玄参、川贝母、当归、白芍、知母、桔梗、甘草。

用法:水煎服。

临床运用:可加木蝴蝶、诃子、藏青果利喉开音;若虚火旺者,加黄芪、知母以降火坚阴。

5.肺脾气虚

证候:声嘶日久,语音低沉,高音费力,不能持久,劳则加重,喉黏膜色淡,声门闭合不全。少气懒言,倦怠乏力,纳呆便溏,面色萎黄。舌淡胖,边有齿痕,苔白,脉细弱。

证机概要:肺脾气虚,无力鼓动发声。

治法:补益肺脾,益气开音。

代表方药:补中益气汤加减(《脾胃论》)。

党参、黄芪、白术、当归、升麻、柴胡、陈皮、炙甘草、生姜、大枣。

用法:水煎服。

临床运用:可加生诃子收敛肺气、利喉开音;若声带肿胀,湿重痰多者,可加半夏、茯苓、扁豆健脾化痰。

6.血瘀痰凝

证候:声嘶日久,讲话费力,喉黏膜及声带暗红肥厚,或声带边缘有小结、息肉。喉内异物感或有痰黏着感,常需清嗓,胸闷不舒。舌质暗红或有瘀点,苔腻,脉细涩。

证机概要：气滞血瘀，痰凝结聚咽喉。

治法：行气活血，化痰开音。

代表方药：会厌逐瘀汤加减（《医林改错》）。

当归、赤芍、红花、桃仁、生地、枳壳、柴胡、玄参、桔梗、甘草。

用法：水煎服。

临床运用：加贝母、瓜蒌仁、海浮石以化痰散结。若痰多者，可加贝母、瓜蒌仁、海浮石以化痰散结。

第三章　心系病证

第一节　心　悸

　　心悸,是指病人自觉心中悸动,惊惕不安,甚则不能自主的一种病证。临床一般多呈发作性,每因情志波动或劳累过度而发作,且常伴胸闷、气短、失眠、健忘、眩晕、耳鸣等症。病情较轻者为惊悸,病情较重者为怔忡,可呈持续性。

　　西医学中各种原因引起的心律失常,心功能不全等,以心悸为主症者,可参照本病辨证论治。

　　《黄帝内经》虽无心悸或惊悸、怔忡之病名,但已认识到心悸的病因有宗气外泄,心脉不通,突受惊恐,复感外邪等。《素问·平人气象论》说:"乳之下,其动应衣,宗气泄也。"《素问·举痛论》说:"惊则心无所倚,神无所归,虑无所定,故气乱矣。"《素问·痹论》说:"脉痹不已,复感于邪,内舍于心""心痹者,脉不通,烦则心下鼓"。心悸的病名,首见于东汉·张仲景著《金匮要略·惊悸吐衄下血胸满瘀血病脉证治》和《伤寒论·辨太阳病脉证并治》,称之为"心动悸""心下悸""心中悸"及"惊悸"等,并认为其主要病因有惊扰、水饮、虚劳及汗后受邪等,提出了基本治则,并以炙甘草汤等为治疗心悸的常用方剂。元·朱丹溪认为心悸的发病应责之虚与痰,《丹溪心法·惊悸怔忡》说:"惊悸者血虚,惊悸有时,以朱砂安神丸""怔忡者血虚,怔忡无时,血少者多,有思虑便动,属虚;时作时止者,痰因火动"。明·虞抟《医学正传·惊悸怔忡健忘证》说:"怔忡者,心中惕惕然动摇而不得安静,无时而作者是也;惊悸者,蓦然而跳跃惊动,而有欲厥之状,有时而作者是也。"对惊悸、怔忡的区别与联系有详尽的描述。明·张介宾在《景岳全书·怔忡惊恐》中认为怔忡由阴虚劳损所致。清·王清任重视瘀血内阻导致心悸怔忡,《医林改错》中记载了用血府逐瘀汤治疗每多获效。

【病因病机】

　　心悸的发生多因体质虚弱、饮食劳倦、七情所伤、感受外邪及药食不当等,以致气血阴阳亏损,心神失养,心主不安,或痰、饮、火、瘀阻滞心脉,扰乱心神。

1. 体虚劳倦

禀赋不足,素体虚弱;或久病伤正,耗损心之气阴;或劳倦太过伤脾,生化之源不足,致气血阴阳亏损,脏腑功能失调,心神失养,发为心悸。《丹溪心法·惊悸怔忡》说:"人之所主者心,心之所养者血,心血一虚,神气不守,此惊悸之所肇端也。"

2. 七情所伤

平素心虚胆怯,突遇惊恐,忤犯心神,心神动摇,不能自主而发心悸。《济生方·惊悸论治》说:"惊悸者,心虚胆怯之所致也。"长期忧思不解,心气郁结,阴血暗耗,不能养心而心悸;或化火生痰,痰火扰心,心神失宁而心悸。此外,大怒伤肝,大恐伤肾,怒则气逆,恐则精却,阴虚于下,火逆于上,动撼心神亦可发为惊悸。

3. 感受外邪

风、寒、湿三气杂至,合而为痹。痹证日久,复感外邪,内舍于心,痹阻心脉,心血运行受阻,发为心悸。或风寒湿热之邪,由血脉内侵于心,耗伤心气心阴,亦可引起心悸。温病、疫毒均可灼伤营阴,心失所养,或邪毒内扰心神,如春温、风温、暑温、白喉、梅毒等病,往往伴见心悸。

4. 药食不当

嗜食醇酒厚味、煎炸炙煿,蕴热化火生痰,痰火上扰心神则为悸。清·吴澄《不居集·怔忡惊悸健忘善怒善恐不眠》说:"心者,身之主,神之舍也。心血不足,多为痰火扰动。"或因药物过量或毒性较剧,耗伤心气,损伤心阴,引起心悸。如中药附子、乌头、雄黄、蟾酥、麻黄等;西药锑剂、洋地黄、奎尼丁、阿托品、肾上腺素等,或补液过快、过多等。

心悸病位在心,与肝、脾、肾、肺等脏腑关系密切,病机不外乎气血阴阳亏虚,心失所养,或邪扰心神,心神不宁。如心之气血不足,心失滋养,搏动紊乱;或心阳虚衰,血脉瘀滞,心神失养;或肾阴不足,不能上制心火,水火失济,心肾不交;或肾阳亏虚,心阳失于温煦,阴寒凝滞心脉;或肝失疏泄,气滞血瘀,心气失畅;或脾胃虚弱,气血乏源,宗气不行,血脉凝留;或脾失健运,痰湿内生,扰动心神;或热毒犯肺,肺失宣肃,内舍于心,血运失常;或肺气亏虚,不能助心以治节,心脉运行不畅,均可引发心悸。

心悸的病理性质主要有虚实两方面。虚者为气、血、阴、阳亏损,使心失滋养,而致心悸;实者多由痰火扰心,水饮上凌或心血瘀阻,气血运行不畅所致。虚实之间可以相互夹杂或转化。实证日久,病邪伤正,可分别兼见气、血、阴、阳之亏损,而虚证也可因虚致实,兼见实证表现。临床上阴虚者常兼火盛或痰热;阳虚者易夹水饮、痰湿;气血不足者,易兼气血瘀滞。心悸初期以心气虚为常见,可表现为心气不足,心血不足,心脾两虚,心虚胆怯,气阴两虚等证。病久阳虚者则表现为心阳不振,脾肾阳虚,甚或水饮凌心之证;阴虚血亏者多表现为肝肾阴虚,心肾不交等证。若阴损及阳,或阳损及阴,可出现阴阳俱损之候。

【诊断与鉴别诊断】

（一）诊断

1. 自觉心中悸动不安，心搏异常，或快速，或缓慢，或跳动过重，或忽跳忽止，呈阵发性或持续不解，神情紧张，心慌不安，不能自主；可见数、促、结、代、涩、缓、沉、迟等脉象。

2. 伴有胸闷不舒，易激动，心烦寐差，颤抖乏力，头晕等症。中老年患者，可伴有心胸疼痛，甚则喘促，汗出肢冷，或见晕厥。

3. 发病常与情志刺激如惊恐、紧张及劳倦、饮酒、饱食、服用特殊药物等有关。

心悸病人应做心电图检查。心电图是检测心律失常有效、可靠、方便的手段，必要时行动态心电图、阿托品试验等检查。临床配合测量血压、X线胸部摄片、心脏超声检查等更有助于明确诊断。

（二）鉴别诊断

1. 惊悸与怔忡

心悸可分为惊悸与怔忡。惊悸发病，多与情绪因素有关，可由骤遇惊恐，忧思恼怒，悲哀过极或过度紧张而诱发，多为阵发性，病来虽速，病情较轻，实证居多，可自行缓解，不发时如常人。怔忡多由久病体虚，心脏受损所致，无精神等因素亦可发生，常持续心悸，心中惕惕，不能自控，活动后加重，多属虚证，或虚中夹实。病来虽渐，病情较重，不发时亦可兼见脏腑虚损症状。惊悸日久不愈，亦可形成怔忡。

2. 奔豚

奔豚发作之时，亦觉心胸躁动不安，乃冲气上逆，发自少腹。《难经·五十六难》说："发于小腹，上至心下，若豚状，或上或下无时。"

【辨证论治】

1. 心虚胆怯

证候：心悸不宁，善惊易恐，坐卧不安，不寐多梦而易惊醒，恶闻声响，食少纳呆；苔薄白，脉细数或细弦。

证机概要：心虚胆怯，心神失养。

治法：镇惊定志，养心安神。

代表方药：安神定志丸（《医学心悟》）。

人参、茯苓、茯神、石菖蒲、远志、龙齿。

用法：水煎服。

临床运用：气短乏力，头晕目眩，动则为甚，静则悸缓，为心气虚损明显，重用人参；兼见心阳不振，加肉桂、炮附子；兼心血不足，加阿胶、制何首乌、龙眼肉；兼心气郁结，心悸烦闷，精神抑郁，加柴胡、郁金、合欢皮、绿萼梅；气虚夹湿，加泽泻，重用白术、茯苓；气虚夹瘀,加丹参、红花、川芎、郁金。

2.心血不足

证候:心悸气短,头晕目眩,失眠健忘,面色无华,倦怠乏力,纳呆食少;舌淡红,脉细弱。

证机概要:气血亏虚,心失所养。

治法:补血养心,益气安神。

代表方药:归脾汤(《济生方》)。

白术、当归、茯神、黄芪、龙眼肉、远志、酸枣仁、木香、炙甘草、人参、生姜、大枣。

用法:水煎服。

临床运用:五心烦热,自汗盗汗,胸闷心烦,舌淡红少津,苔少或无,脉细数或结代,为气血阴阳俱虚,治以益气养血,滋阴温阳安神,用炙甘草汤。若兼阳虚甚者而汗出肢冷,加炮附子、黄芪、煅龙骨、煅牡蛎;兼阴虚甚者,重用麦冬、生地黄、阿胶,加北沙参、玉竹、石斛;纳呆腹胀,加陈皮、谷芽、鸡内金、红曲、山楂;失眠多梦,加白芍、制何首乌、琥珀(冲服)等;若热病后期心阴亏虚而心悸者,用加减复脉汤。

3.阴虚火旺

证候:心悸易惊,心烦失眠,五心烦热,口干,盗汗,思虑劳心则症状加重,伴耳鸣腰酸,头晕目眩,急躁易怒;舌红少津,苔少或无,脉象细数。

证机概要:心阴亏虚,扰动心神。

治法:滋阴清火,养心安神。

代表方药:天王补心丹(《摄生秘剖》)合朱砂安神丸(《医学发明》)。

天王补心丹

人参、茯苓、玄参、丹参、桔梗、远志、当归、五味子、麦冬、天冬、柏子仁、酸枣仁、生地黄、朱砂(水飞)。

用法:水煎服。

朱砂安神丸

朱砂(水飞)、黄连、炙甘草、生地黄、当归。

用法:水煎服。

临床运用:前方滋阴养血,补心安神;后方清心降火,重镇安神。肾阴亏虚,虚火妄动,遗精腰酸者,加龟甲、熟地黄、知母、黄柏,或加服知柏地黄丸;若阴虚而热不明显者,可单用天王补心丹;若阴虚兼有瘀热者,加赤芍、牡丹皮、桃仁、红花、郁金等。

4.心阳不振

证候:心悸不安,胸闷气短,动则尤甚,面色苍白,形寒肢冷;舌淡苔白,脉象虚弱或沉细无力。

证机概要:心阳虚衰,心神失煦。

治法:温补心阳,安神定悸。

代表方药:桂枝甘草龙骨牡蛎汤(《伤寒论》)合参附汤(《济生方》)。

桂枝甘草龙骨牡蛎汤

桂枝、炙甘草、煅龙骨、煅牡蛎。

用法:水煎服。

参附汤

人参、炮附子。

用法:水煎服。

临床运用:前方温补心阳,安神定悸;后方益心气,温心阳。形寒肢冷者,重用人参、黄芪、炮附子、肉桂;大汗出者,重用人参、黄芪、煅龙骨、煅牡蛎、山萸肉,或用独参汤;兼见水饮内停者,加葶苈子、五加皮、车前子、泽泻等;夹瘀血者,加丹参、赤芍、川芎、桃仁、红花;兼见阴伤者,加麦冬、枸杞子、玉竹、五味子;若心阳不振,以致心动过缓者,酌加蜜麻黄、补骨脂,重用桂枝。

5. 水饮凌心

证候:心悸眩晕,胸闷痞满,渴不欲饮,小便短少,或下肢浮肿,形寒肢冷,伴恶心,欲吐,流涎;舌淡胖,苔白滑,脉象弦滑或沉细而滑。

证机概要:脾阳虚衰,水饮内停。

治法:振奋心阳,化气行水,宁心安神。

代表方药:苓桂术甘汤(《金匮要略》)。

茯苓、桂枝、白术、甘草。

用法:水煎服。

临床运用:兼见恶心、呕吐,加姜半夏、陈皮、生姜;兼见肺气不宣,肺有水湿者,咳喘,胸闷,加杏仁、前胡、桔梗、葶苈子、五加皮、防己;兼见瘀血者,加当归、川芎、刘寄奴、泽兰、益母草;若见因心功能不全而致浮肿、尿少、阵发性夜间咳喘或端坐呼吸者,当重用温阳利水之品,可用真武汤加味。

6. 瘀阻心脉

证候:心悸不安,胸闷不舒,心痛时作,痛如针刺,唇甲青紫;舌质紫暗或有瘀斑,脉涩或结或代。

证机概要:血瘀气滞,心脉瘀阻。

治法:活血化瘀,理气通络。

代表方药:桃仁红花煎(《陈素庵妇科补解》)。

丹参、赤芍、桃仁、红花、香附、延胡索、青皮、当归、川芎、生地黄、乳香。

用法:水煎服。

临床运用:气滞血瘀,加用柴胡、枳壳;兼气虚加黄芪、党参、黄精;兼血虚加制何首乌、枸杞子、熟地黄;兼阴虚加麦冬、玉竹、女贞子;兼阳虚加炮附子、肉桂、淫羊藿;络脉痹阻,胸部窒闷,加沉香、檀香、降香;夹痰浊,胸满闷痛,苔浊腻,加瓜蒌、薤白、半夏、陈皮;胸痛甚,加乳香、没药、五灵脂、蒲黄、三七粉等。

7. 痰火扰心

证候:心悸时发时止,受惊易作,胸闷烦躁,失眠多梦,口干苦,大便秘结,小便短赤;舌红,苔黄腻,脉弦滑。

证机概要:痰火扰心,心神不宁。

治法:清热化痰,宁心安神。

代表方药:黄连温胆汤(《六因条辨》)。

半夏、陈皮、茯苓、甘草、枳实、竹茹、黄连、生姜、大枣。

用法:水煎服。

临床运用:痰热互结,大便秘结者,加生大黄;心悸重者,加珍珠母、石决明、磁石;火郁伤阴,加麦冬、玉竹、天冬、生地黄;兼见脾虚者,加党参、白术、谷芽、麦芽、砂仁。

【辨治备要】

(一)辨证要点

心悸者首应分辨虚实,虚者系指脏腑气血阴阳亏虚,实者多指痰饮、瘀血、火邪上扰。

心悸的病位在心,心脏病变可以导致其他脏腑功能失调或亏损,其他脏腑病变亦可以直接或间接影响心。故临床亦应分清心脏与他脏的病变情况,有利于决定治疗的先后缓急。

心悸预后转归主要取决于本虚标实的程度、邪实轻重、脏损多少、治疗当否及脉象变化情况。如患者气血阴阳虚损程度较轻,未见瘀血、痰饮之标证,病损脏腑单一,呈偶发、短暂、阵发,治疗及时得当,脉象变化不显著者,病证多能痊愈;反之,脉象过数、过迟、频繁结代或乍疏乍数,反复发作或长时间持续发作者,治疗颇为棘手,预后较差,甚至出现喘促、水肿、胸痹、心痛、厥证、脱证等变证、坏证,若不及时抢救治疗,预后极差,甚至猝死。

(二)治法方药

心悸应分虚实论治。虚证分别予以补气、养血、滋阴、温阳;实证则应祛痰、化饮、清火、行瘀。但本病以虚实错杂为多见,且虚实的主次、缓急各有不同,故治当相应兼顾。同时,由于心悸均有心神不宁的病理特点,故应酌情配合安神宁心或镇心之法。

【临证要点】

1. 治法

治法上,辨病与辨证相结合。

(1)快速型心律失常:功能性心律失常多由自主神经功能失常所致,临床以快速型多见。辨证多为气阴两虚,心神不安,肝气郁结,治疗以益气养阴,重镇安神,疏肝解郁为法。器质性心律失常,临床以风湿性心脏病、冠心病、病毒性心肌炎为多见。冠心病伴心律失常者以气虚血瘀为主,常用益气活血之法;风心病伴心律失常者,以"通"为主要治则,常用活血化瘀通络之品;病毒性心肌炎伴心律失常者,在益气养阴、活血通阳基础上加用清热解毒之剂。

(2)缓慢型心律失常:病机主要为心气虚弱,推动气血运行无力;肾阳不足,不能助心阳搏动。治疗应以补心气、温肾阳为法。

2. 用药

用药上,基于辨证论治,酌情加用经现代药理研究证实有抗心律失常作用的中草药。

(1)快速型心律失常:加用苦参、益母草、炙甘草、莲子心等。

(2)缓慢型心律失常:(北方)加用麻黄、附片、细辛、桂枝等。

此外,根据"久病必虚""久病入络"的理论,心悸日久当补益与通络并用。

3. 心律失常的急危重症及处理

临床上心律失常变化往往比较迅速。一般地说室性期前收缩较房性期前收缩病情严重,室性早搏中多源性室早、频发室早、两个室早联发以及期前收缩的 R 波落在前一个心动周期的 T 波上,均被认为是危险征象,必须严密观察,及时处理。室性心动过速及室性扑动是严重的心律失常,必须立即处理以防室颤。室颤是快速性心律失常中最为严重的情况,心脏已经失去泵血作用,必须争分夺秒给予除颤。

【预防调护】

心悸每因情志内伤,恐惧而诱发,故患者应经常保持心情愉快、精神乐观、情绪稳定,避免情志为害,减少发病。居住环境宜安静,避免噪声、突然性的声响等一切不良刺激。室内空气清新,温度适宜,避免外邪侵袭。一般心悸患者宜参加适当活动,有利于调畅气机,怡神养心,但久病或心阳虚弱者以休息为主,避免过劳耗伤心气。保持良好的精神状态,避免情志刺激以及思虑过度,有利于心悸的少发或不发。

心悸病势缠绵,应坚持长期治疗。获效后亦应注意巩固治疗,可服人参等补气药,改善心气虚症状,增强抗病能力。积极治疗原发证,如胸痹、痰饮、肺胀、喘证、痹证等,对预防心悸发作具有重要意义。

【医论精选】

《景岳全书·怔忡惊恐》说:"怔忡之病,心胸筑筑振动,惶惶惕惕,无时得宁者是也。……此证惟阴虚劳损之人乃有之,盖阴虚于下,则宗气无根,而气不归源,所以在上则浮撼于胸臆,在下则振动于脐旁,虚微动亦微,虚甚动亦甚。凡患此者,速宜节欲、节劳,切忌酒色。"

《医林改错·血府逐瘀汤所治证目》说："心跳心慌,用归脾、安神等方不效,用此方百发百中。"

《医学衷中参西录·论心病治法》说："有其惊悸恒发于夜间,每当交睫于甫睡之时,其心中即惊悸而醒,此多因心下停有痰饮。心脏属火,痰饮属水,火畏水迫,故作惊悸也。宜清痰之药与养心之药并用。方用二陈汤加当归、菖蒲、远志,煎汤送服朱砂细末三分,有热者加玄参数钱,自能安枕稳睡而无惊悸矣。"

第二节　胸　痹

胸痹,是以胸部闷痛,甚则胸痛彻背,喘息不得卧为主症的疾病,轻者仅感胸闷如窒,呼吸欠畅,重者则有胸痛,严重者心痛彻背,背痛彻心。真心痛,是胸痹进一步发展的严重病证,其特点为剧烈而持久的胸骨后疼痛,伴心悸、水肿、肢冷、喘促、汗出、面色苍白等症状,甚至危及生命。

西医学中冠状动脉粥样硬化性心脏病之心绞痛、心肌梗死与本病密切相关,可参照本病辨证论治。

胸痹之名,始于《黄帝内经》,和肺系病证有关。《灵枢·本脏》说："肺大则多饮,善病胸痹。"东汉·张仲景明确提出了"胸痹"病名,并设专篇讨论,《金匮要略·胸痹心痛短气病脉证治》说："胸痹之病,喘息咳唾,胸背痛,短气,寸口脉沉而迟,关上小紧数""胸痹不得卧,心痛彻背"。胸痹的范围由相关肺系病证扩展到心系病证。隋·巢元方《诸病源候论》将胸痹的内涵进一步扩展,除了心、肺相关疾病外,还涉及胸膈痹阻病变,其云："胸痹之候……胸前皮皆痛,手不能犯,胸满短气,咳唾引痛……"明代一些医家又将胸痹范围扩展到胃系疾病。明·虞抟《医学正传》认为除真心痛外的心胸疼痛皆为胃痛。明·秦景明《症因脉治》说："胸痹之症,即胃痹也。胸前满闷,凝结不行,食入即痛,不得下咽,或时作呕。"可见胸痹内涵逐渐丰富,由最初的肺系疾病,到心、肺病证,再扩展到胸壁、咽喉、食管、胃等疾病。本节主要介绍心系疾病相关的胸痹之症。

胸痹临床表现最早见于《黄帝内经》。《灵枢·五邪》说："邪在心,则病心痛。"《素问·脏气法时论》说："心病者,胸中痛,胁支满,胁下痛,膺背肩胛间痛,两臂内痛。"《素问·缪刺论》又有:"卒心痛""厥心痛"之称。《灵枢·厥论》把心痛严重,并迅速造成死亡者,称为"真心痛",谓："真心痛,手足青至节,心痛甚,旦发夕死,夕发旦死。"

胸痹的治疗,《黄帝内经》提出了针刺治疗的穴位和方法,《灵枢·五味》有"心病宜食薤"的记载。《金匮要略·胸痹心痛短气病脉证治》将其病因病机归纳为"阳微阴弦"。治疗方面,根据不同证候,制定了栝蒌薤白白酒汤、栝蒌薤白半夏汤等方剂,以通阳宣痹为主,体现了辨证论治的特点。宋金元时代胸痹的治法也颇为丰富,《太平圣惠方》收集治疗本病的方剂甚丰,芳香、温通、辛散之品,每与益气、养血、滋阴、温阳之药相互为用;元·危亦林《世医得效方》提出用苏合香丸"治卒暴心痛";明·王肯堂《证治准绳》用失笑散及大剂桃仁、红花、降香等治疗死血心痛;清·陈念祖《时方歌括》以丹参饮治心腹诸痛;王清任《医林改错》以血府逐瘀汤治胸痹心痛等,沿用至今。

【病因病机】

本病的发生多与寒邪内侵、饮食失调、情志失节、劳倦内伤、年迈体虚等因素有关。其病机有虚实两方面,实为寒凝、血瘀、气滞、痰浊,痹阻胸阳,阻滞心脉;虚为气虚、阴伤、阳衰,肺、脾、肝、肾亏虚,心脉失养,在本病证的形成和发展过程中,大多因实致虚,亦有因虚致实者。

1. 寒邪内侵

寒主收引,既可抑遏阳气,即所谓暴寒折阳,又可使血行瘀滞,发为本病。《素问·调经论》说:"寒气积于胸中而不泻,不泻则温气去,寒独留,则血凝泣,凝则脉不通。"《医学正传·胃脘痛》说:"有真心痛者,大寒触犯心君。"素体阳衰,胸阳不足,阴寒之邪乘虚侵袭,寒凝气滞,痹阻胸阳,而成胸痹。《医门法律·中寒门》说:"胸痹心痛,然总因阳虚,故阴得乘之。"《类证治裁·胸痹》说:"胸痹,胸中阳微不运,久则阴乘阳位,而为痹结也。"

2. 饮食失调

饮食不节,如过食肥甘厚味,或嗜烟酒而成癖,以致脾胃损伤,运化失健,聚湿生痰,上犯心胸清旷之区,阻遏心阳,胸阳失展,气机不畅,痰阻血瘀,心脉闭阻,而成胸痹。

3. 情志失节

忧思伤脾,脾运失健,津液不布,遂聚为痰。郁怒伤肝,肝失疏泄,肝郁气滞,甚则气郁化火,灼津成痰。无论气滞或痰阻,均可使血行失畅,脉络不利,而致气血瘀滞,或痰瘀交阻,胸阳不运,心脉痹阻,不通则痛,而发胸痹。《杂病源流犀烛·心病源流》说:"总之七情之由作心痛。"七情失调可致气血耗逆,心脉失畅,痹阻不通而发心痛。

4. 劳倦内伤

劳倦伤脾,脾虚转输失能,气血生化乏源,无以濡养心脉,拘急而痛。积劳伤阳,心肾阳微,鼓动无力,胸阳失展,阴寒内侵,血行涩滞,而发胸痹。

5. 年迈体虚

本病多见于中老年人,年过半百,脏气渐亏,精血渐衰。如肾阳虚衰,则不能鼓舞五脏之阳,可致心气不足或心阳不振,血脉失于温运,痹阻不畅,发为胸痹;肾阴亏虚,则不能濡养五脏之阴,水不涵木,又不能上济于心,因而心肝火旺,心阴耗伤,心脉失于濡养,而致胸痹;心阴不足,心火燔炽,下及肾水,又可进一步耗伤肾阴;心肾阳虚,阴寒痰饮乘于阳位,阻滞心脉。凡此均可在本虚的基础上形成标实,导致寒凝、血瘀、气滞、痰浊,而使胸阳失运,心脉阻滞,发生胸痹。

胸痹的主要病机为心脉痹阻,病位在心,涉及肝、肺、脾、肾等脏。心主血脉,肺主治节,两者相互协调,气血运行自畅。心脉不畅,肺失治节,则血行瘀滞;肝失疏泄,气郁血滞;脾失健运,聚生痰浊,气血乏源;肾阴亏损,心血失荣,肾阳虚衰,君火失用,均可引致心脉痹阻,胸阳失旷而发胸痹。其临床主要表现为本虚标实,虚实夹杂。本虚有气虚、气阴两虚及阳气虚衰;标实有血瘀、寒凝、痰浊、气滞。二者可相兼为病,如气滞血瘀,寒凝气滞,痰瘀交阻等。

胸痹轻者多为胸阳不振,阴寒之邪上乘,阻滞气机,临床表现为胸中气塞,短气;重者则为痰瘀交阻,壅塞胸中,气机痹阻,临床表现为不得卧,心痛彻背。同时有缓作与急发之异,缓作者,渐进而为,日积月累,始则偶感心胸不舒,继而心痹痛作,发作日频,甚则掣及后背;急作者,素无不舒之感,或许久不发,因感寒、劳倦、七情所伤等诱因而猝然心痛欲窒。

胸痹病机转化可因实致虚,亦可因虚致实(图2-3-1)。痰踞心胸,胸阳痹阻,病延日久,每可耗气伤阳,向心气不足或阴阳并损证转化;阴寒凝结,气失温煦,日久寒邪伤人阳气,亦可向心阳虚衰转化;瘀阻脉络,血行滞涩,瘀血不去,新血不生,留瘀日久,心气痹阻,心阳不振。此三者皆因实致虚。心气不足,鼓动不力,易致气滞血瘀;心肾阴虚,水亏火炎,炼液为痰;心阳虚衰,阳虚外寒,寒痰凝络。此三者皆由虚而致实。本病多在中年以后发生,如治疗及时得当,可获较长时间稳定缓解,如反复发作,则病情较为凶险。病情如若骤变,可见心胸猝然大痛,出现真心痛,甚则"旦发夕死,夕发旦死"。

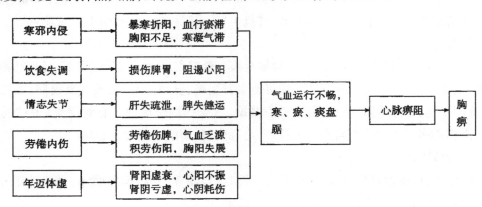

图2-3-1 胸痹病因病机演变图

【诊断与鉴别诊断】

(一)诊断

1.胸痹以胸部闷痛为主症,一般持续几秒到几十分钟,休息或用药后可缓解。患者多见膻中或心前区憋闷疼痛,甚则痛彻左肩背、咽喉、胃脘部、左上臂内侧等部位,呈反复发作性。常伴有心悸、气短、汗出,甚则喘息不得卧。

2.突然发病,时作时止,反复发作。严重者可见胸痛剧烈,持续不解,汗出肢冷,面色苍白,唇甲青紫,脉散乱或微细欲绝等危候,可发生猝死。

3.多见于中年以上,常因操劳过度、抑郁恼怒、多饮暴食或气候变化而诱发,亦有无明显诱因或安静时发病者。

心电图应作为必备的常规检查,必要时,可选用动态心电图、活动平板运动试验,有助于心肌缺血的诊断和评价治疗效果。心脏冠脉造影检查是确诊心肌缺血、冠状动脉病变的重要方法。

（二）鉴别诊断

1.悬饮

为胸胁胀痛,持续不解,多伴有咳唾、转侧、呼吸时疼痛加重,肋间饱满,并有咳嗽、咳痰等肺系证候。

2.胃脘痛

与饮食相关,以胀痛为主,局部有压痛,持续时间较长,常伴有泛酸、嘈杂、嗳气、呃逆等胃部症状。

3.真心痛

是胸痹的进一步发展,症见心痛剧烈,甚则持续不解,伴有汗出、肢冷、面白、唇紫、手足青至节、脉微或结代等的危重急症。

【辨证论治】

1.心血瘀阻

证候:心胸疼痛,如刺如绞,痛有定处,入夜为甚,甚则心痛彻背,背痛彻心,或痛引肩背,伴有胸闷,日久不愈,可因暴怒、劳累而加重;舌质紫暗,有瘀斑,苔薄,脉弦涩。

证机概要:瘀血痹阻,心脉不畅。

治法:活血化瘀,通脉止痛。

代表方药:血府逐瘀汤(《医林改错》)。

当归、生地黄、桃仁、红花、枳壳、赤芍、柴胡、甘草、桔梗、川芎、牛膝。

用法:水煎服。

临床运用:瘀血痹阻重证,胸痛剧烈,可加乳香、没药、郁金、降香、丹参等;若血瘀气滞并重,胸闷痛甚者,可加沉香、檀香等;若寒凝血瘀或阳虚血瘀,伴畏寒肢冷,脉沉细或沉迟者,可加桂枝或肉桂、细辛、高良姜、薤白等,或人参、炮附子等;若气虚血瘀,伴气短乏力,自汗,脉细弱或结代者,当益气活血,用人参养营汤合桃红四物汤加减,重用人参、黄芪;若猝然心痛发作,可含化复方丹参滴丸、速效救心丸。

2.气滞心胸

证候:心胸满闷,隐痛阵发,痛有定处,时欲太息,遇情志不遂时容易诱发或加重,或兼有胸部胀闷,得嗳气或矢气则舒;苔薄或薄腻,脉细弦。

证机概要:肝郁气滞,心脉不和。

治法:疏肝理气,活血通络。

代表方药:柴胡疏肝散(《景岳全书》)。

陈皮、柴胡、枳壳、白芍、炙甘草、香附、川芎。

用法:水煎服。

临床运用:胸闷心痛明显,为气滞血瘀之象,可合用失笑散;气郁日久化热,心烦易怒,口干便秘,舌红苔黄,脉弦数者,用丹栀逍遥散。

3. 痰浊闭阻

证候:胸闷重而心痛微,痰多气短,肢体沉重,形体肥胖,遇阴雨天而易发作或加重,伴有倦怠乏力,纳呆便溏,咳吐痰涎;舌体胖大且边有齿痕,苔浊腻或白滑,脉滑。

证机概要:胸阳失展,痰浊痹阻。

治法:通阳泄浊,豁痰宣痹。

代表方药:栝蒌薤白半夏汤(《金匮要略》)或涤痰汤(《济生方》)。

栝蒌薤白半夏汤

瓜蒌、薤白、半夏、白酒。

用法:水煎服。

涤痰汤

半夏、胆南星、橘红、枳实、茯苓、人参、石菖蒲、竹茹、甘草、生姜。

用法:水煎服。

临床运用:前方偏于通阳行气;后方偏于健脾益气,豁痰开窍。痰浊郁而化热者,用黄连温胆汤加郁金;如痰热兼有郁火者,加海浮石、海蛤壳、栀子、天竺黄、竹沥;大便干结加桃仁、大黄;痰浊与瘀血往往同时并见,因此通阳豁痰和活血化瘀法并用。

4. 寒凝心脉

证候:猝然心痛如绞,心痛彻背,喘不得卧,多因气候骤冷或骤感风寒而发病或加重,伴形寒,甚则手足不温,冷汗自出,胸闷气短,心悸,面色苍白;苔薄白,脉沉紧或沉细。

证机概要:阴寒凝滞,心阳不振。

治法:辛温散寒,宣通心阳。

代表方药:枳实薤白桂枝汤(《金匮要略》)或当归四逆汤(《伤寒论》)。

枳实薤白桂枝汤

枳实、厚朴、薤白、桂枝、瓜蒌。

用法:水煎服。

当归四逆汤

当归、桂枝、白芍、细辛、炙甘草、大枣、通草。

用法:水煎服。

临床运用:前方重在通阳理气;后方以温经散寒为主。阴寒极盛之胸痹重症,表现为胸痛剧烈,痛无休止,伴身寒肢冷,气短喘息,脉沉紧或沉微者,当用温通散寒之法,予乌头赤石脂丸加荜茇、高良姜、细辛等;若痛剧而四肢不温,冷汗自出,即刻舌下含化苏合香丸或麝香保心丸。

5.气阴两虚

证候:心胸隐痛,时作时休,心悸气短,动则益甚,伴倦怠乏力,声息低微,面色㿠白,易汗出;舌质淡红,舌体胖且边有齿痕,苔薄白,脉虚细缓或结代。

证机概要:气阴亏虚,血行瘀滞。

治法:益气养阴,活血通脉。

代表方药:生脉散(《内外伤辨惑论》)或人参养荣汤(《太平惠民和剂局方》)。

生脉散

人参、麦冬、五味子。

用法:水煎服。

人参养荣汤

人参、熟地黄、当归、白芍、白术、茯苓、炙甘草、黄芪、陈皮、五味子、桂心、远志。

用法:水煎服。

临床运用:前方长于益心气,敛心阴;后方补气养血,安神宁心。兼有气滞血瘀,可加川芎、郁金;兼见痰浊之象,可重用茯苓、白术,加白蔻仁;兼见纳呆、失眠等心脾两虚者,可重用茯苓、远志,加茯神、半夏、酸枣仁、柏子仁。

6.心肾阴虚

证候:心痛憋闷,心悸盗汗,虚烦不寐,腰酸膝软,头晕耳鸣,口干便秘;舌红少津,苔薄或剥,脉细数或促代。

证机概要:心肾阴虚,血脉不畅。

治法:滋阴清火,养心和络。

代表方药:天王补心丹(《摄生秘剖》)或炙甘草汤(《伤寒论》)。

天王补心丹

人参、玄参、丹参、茯苓、五味子、远志、桔梗、当归、天冬、麦冬、柏子仁、酸枣仁、生地黄、朱砂。

用法:水煎服。

炙甘草汤

炙甘草、人参、桂枝、生姜、阿胶、生地黄、麦冬、火麻仁、大枣。

用法:水煎服。

临床运用:前方以养心安神为主;后方以养阴复脉见长。阴不敛阳,虚火内扰心神,虚烦不寐,舌尖红少津者,可用酸枣仁汤;若兼见风阳上扰,加用珍珠母、磁石、石决明、琥珀等;若心肾阴虚,兼见头晕目眩,腰酸膝软,遗精盗汗,心悸不宁,口燥咽干,可用左归饮。

7.心肾阳虚

证候:心悸而痛,胸闷气短,动则更甚,自汗,面色㿠白,神倦怯寒,四肢欠温或肿胀;舌质淡胖,边有齿痕,苔白或腻,脉沉细迟。

证机概要:心肾阳虚,气滞血瘀。

治法:温补阳气,振奋心阳。

代表方药:参附汤(《济生方》)或右归饮(《景岳全书》)。

参附汤

人参、炮附子。

用法:水煎服。

右归饮

熟地黄、山药、山茱萸、枸杞子、杜仲、炙甘草、炮附子、肉桂。

用法:水煎服。

临床运用:前方大补元气,温补心阳;后方温肾助阳,补益精气。伴有寒凝血瘀标实症状者适当兼顾。若肾阳虚衰,不能制水,水饮上凌心肺,症见水肿、喘促、心悸,用真武汤加黄芪、防己、猪苓、车前子;若阳虚欲脱厥逆者,用四逆加人参汤;或参附注射液40~60 ml加入5%葡萄糖注射液250~500 ml中静脉点滴,可增强疗效。

8.正虚阳脱

证候:心胸绞痛,胸中憋闷或有窒息感,喘促不宁,心慌,面色苍白,大汗淋漓,烦躁不安或表情淡漠,重则神识昏迷,四肢厥冷,口开目合,手撒尿遗;脉疾数无力或脉微欲绝。

证机概要:阳虚欲脱。

治法:回阳救逆,益气固脱。

代表方药:四逆加人参汤(《伤寒论》)。

炮附子、干姜、人参、炙甘草。

用法:水煎服。

临床运用:阴竭阳亡,合生脉散。并可急用独参汤灌胃或鼻饲,或参附注射液50 ml,不加稀释直接推注,每15分钟1次,直至阳气回复,四肢转暖,改用参附注射液100 ml继续滴注,待病情稳定后,改用参附注射液100 ml加入5%或10%葡萄糖注射液250 ml中静脉滴注,直至病情缓解。

【辨治备要】

(一)辨证要点

1.辨标本虚实

胸痹总属本虚标实之证,辨证首先辨别虚实,分清标本。标实应区别气滞、痰浊、血瘀、寒凝的不同,本虚又应区别阴阳气血亏虚的不同。

(1)标实:闷重而痛轻,兼见胸胁胀满,善太息,憋气,苔薄白,脉弦者,多属气滞;胸部窒闷而痛,伴唾吐痰涎,苔腻,脉弦滑或弦数者,多属痰浊;胸痛如绞,遇寒则发,或得冷加剧,伴畏寒肢冷,舌淡苔白,脉细,为寒凝心脉所致;刺痛固定不移,痛有定处,夜间多发,舌紫暗或有瘀斑,脉结代或涩,由心脉瘀滞所致。

(2)本虚:心胸隐痛而闷,因劳累而发,伴心慌、气短、乏力,舌淡胖嫩,边有齿痕,脉沉细或结代者,多属心气不足;若绞痛兼见胸闷气短,四肢厥冷,神倦自汗,脉沉细,则为心阳不振;隐痛时作时止,缠绵不休,动则多发,伴口干,舌淡红而少苔,脉沉细而数,则属气阴两虚表现。

2.辨病情轻重

疼痛持续时间短暂,瞬息即逝者多轻;持续时间长,反复发作者多重;若持续数小时甚至数日不休者常为重症或危候。疼痛遇劳发作,休息或服药后能缓解者为顺症;服药后难以缓解者常为危候。一般疼痛发作次数多少与病情轻重程度呈正比,但亦有发作次数不多而病情较重的不典型情况,尤其在安静或睡眠时发作疼痛者病情较重,必须结合临床表现,具体分析判断。

(二)治法方药

基于本病病机为本虚标实,虚实夹杂,发作期以标实为主,缓解期以本虚为主的特点。其治疗原则应先治其标,后治其本,先从祛邪入手,然后再予扶正,必要时可根据虚实标本的主次,兼顾同治。标实当泻,针对气滞、血瘀、寒凝、痰浊而疏理气机,活血化瘀,辛温通阳,泄浊豁痰,尤重活血通脉治法;本虚宜补,权衡心脏阴阳气血之不足,有无兼见肺、肝、脾、肾等脏之亏虚,补气温阳,滋阴益肾,纠正脏腑之偏衰,尤其重视补益心气之不足。在胸痹治疗中,必须辨清证候之重危顺逆,一旦发现脱证之先兆,必须尽早投用益气固脱之品。

【临证要点】

1.谨守病机,分清标本缓急,以通为补,通补结合

(1)治疗标实,当健脾化痰,活血化瘀,芳香温通相结合:痰浊的产生与肥胖、高脂血症等致病因素相关,过食肥甘,贪杯好饮,伤及脾胃,健运失司,湿阻痰滞,留踞心胸,从而引发胸痹心痛。治疗应着重健运脾胃,在祛痰的同时,适时应用健脾益气法,以消生痰之源。

胸痹病瘀血的形成,多由正气亏损,气虚阳虚或气阴两虚而致,亦可因寒凝、痰浊、气滞发展而来,本病具有反复发作,病程日久的特点,属单纯血瘀实证者较少,多表现为气虚血瘀或痰瘀交阻、气滞血瘀等夹杂证候,故临床治疗应注意在活血化瘀中伍以益气、养阴、化痰、理气之品。破血攻伐之品,易伤及正气,应慎用,若必用,切不可久用、多用,痛止后

须扶正养营。同时必须注意有无出血倾向或征象,一旦发现,立即停用,并予相应处理。

临床胸痹常伴有阳虚之象,故芳香温通药物宜配合温补阳气之剂,以取温阳散寒之功。且芳香温通药物具有辛散走窜之弊,应中病即止,以防耗伤阳气。

(2)治疗本虚,以补肾为主:胸痹病本虚指心、肺、肝、脾、肾等脏腑气血阴阳亏虚。然脏腑亏虚,其本在肾。年老肾亏,肾阳不能蒸腾,可致心阳虚衰,行血无力,故久而气虚血瘀,亦可致脾土失温,气血化源不足,营亏血少,脉道不充,血行不畅,发为胸痹。因此临证治疗应重视补肾固本,尤其在胸痹缓解期的治疗中,常以制何首乌、枸杞子、女贞子、旱莲草、生地黄等滋肾阴;用黄精、菟丝子、山萸肉、杜仲、桑寄生等补肾气;肉桂、淫羊藿、仙茅、补骨脂等温肾阳。

2. 真心痛急症治疗

真心痛是由于心脉阻塞心脏相应部位所致,由于阻塞部位和程度的不同,表现不同的临床症状。在治疗上除上述辨证论治外,尚可行辨病治疗,可选用蝮蛇抗栓酶、蚓激酶、丹参注射液、丹红注射液、川芎嗪、毛冬青甲素等,因其具有一定程度的抗凝和溶栓作用,并可扩张冠状动脉。同时注意伴随症状的治疗,对真心痛的恢复也起着重要作用。

【预防调护】

注意调摄精神,避免情绪波动。防治本病必须高度重视精神调摄,避免过于激动或喜怒忧思无度,保持心情平静愉快。注意生活起居,寒温适宜。本病的诱发或发生与气候异常变化有关,故要避免寒冷,居处除保持安静、通风,还要注意寒温适宜。

注意饮食调节。饮食宜清淡低盐,食勿过饱。多吃水果及富含纤维素食物,保持大便通畅。另外烟酒等刺激之品,有碍脏腑功能,应禁止。注意劳逸结合,坚持适当活动。发作期患者应立即卧床休息,缓解期要注意适当休息,保证充足的睡眠,坚持力所能及的活动,做到动中有静。加强护理及监护。

【医论精选】

《诸病源候论·久心痛候》说:"心为诸脏主,其正经不可伤,伤之而痛者,则朝发夕死,夕发朝死,不暇展治。其久心痛者,是心之支别络脉,为风邪冷热所乘痛也,故成疹,不死,发作有时,经久不瘥也。"

《太平圣惠方·治心痹诸方》说:"夫思虑烦多则损心,心虚故邪乘之,邪积而不去,则时害饮食,心中幅幅如满,蕴蕴而痛,是谓心痛。"

《玉机微义·心痛》说:"然亦有病久气血虚损及素劳作羸弱之人患心痛者,皆虚痛也。"

《类证治裁·胸痹》说:"胸痹,胸中阳微不运,久则阴乘阳位,而为痹结也,其症胸满喘息,短气不利,痛引心背。由胸中阳气不舒,浊阴得以上逆,而阻其升降,甚则气结咳唾,胸痛彻背。夫诸阳受气于胸中,必胸次空旷,而后清气转运,布息展舒。胸痹之脉,阳微阴弦,阳微知在上焦,阴弦则为心痛,以《金匮》《千金》均以通阳主治也。"

第三节　不　寐

不寐是以经常不能获得正常睡眠为特征的一类病证,主要表现为睡眠时间、深度的不足。轻者入睡困难,或寐而不酣,时寐时醒,或醒后不能再寐;重则彻夜不寐。

西医学中的神经症、更年期综合征、慢性消化不良、贫血、动脉粥样硬化症等以不寐为主要临床表现时均属本病范畴,可参照本病辨证论治。

不寐在《黄帝内经》中称为"不得卧""目不瞑",认为是邪气客于脏腑,卫气行于阳,不能入阴所致。东汉·张仲景著《伤寒杂病论》对不寐的临床证候和治法的论述,补充了阴虚火旺及虚劳虚烦的不寐证,创黄连阿胶汤及酸枣仁汤治疗,一直沿用至今。宋·许叔微《普济本事方》中论述了肝经血虚,魂不守舍,致心神不安而发生不寐的病机,在服药上提出"日午夜卧服"的观点。明·张介宾《景岳全书·不寐》将不寐病机概括为有邪、无邪两种类型,并归纳总结了不寐的病因病机及辨证论治方法。李中梓《医宗必读》指出不寐的病因有气虚、阴虚、水停、胃不和、痰滞五种,并根据病因的不同采用不同的治法。戴元礼《证治要诀》提出"年高人阳衰不寐"之论,说明不寐病因与阳虚有关。秦景明《症因脉治》详细描述了心血虚与心气虚所致不得卧的辨证论治。

【病因病机】

不寐每因饮食不节,情志失常,劳倦、思虑过度及病后、年迈体虚等因素,导致心神不安,神不守舍。

1. 饮食不节

暴饮暴食,宿食停滞,脾胃受损,酿生痰热,壅遏于中,痰热上扰,胃气失和,而不得安寐。此外,浓茶、咖啡、酒之类的饮料也是造成不寐的因素。

2. 情志失常

情志不遂,暴怒伤肝,肝气郁结,肝郁化火,邪火扰动心神,心神不安而不寐;或由五志过极,心火内炽,扰动心神而不寐;或由喜笑无度,心神激动,神魂不安而不寐;或由暴受惊恐,导致心虚胆怯,神魂不安,夜不能寐。

3. 劳逸失调

劳倦太过则伤脾,过逸少动亦致脾虚气弱,运化不健,气血生化乏源,不能上奉于心,以致心神失养而失眠。或因思虑过度,伤及心脾,心伤则阴血暗耗,神不守舍;脾伤则食少、纳呆,生化之源不足,营血亏虚,不能上奉于心,而致心神不安。

4.病后体虚

久病血虚,年迈血少,心血不足,心失所养,心神不安而不寐。亦可因年迈体虚,阴阳亏虚而致不寐。若素体阴虚,兼因房劳过度,肾阴耗伤,阴衰于下,不能上奉于心,水火不济,心火独亢,火盛神动,心肾失交而神志不宁。

不寐病位主要在心,与肝、脾、肾关系密切。因心主神明,神安则寐,神不安则不寐。血之来源,由水谷精微所化,上奉于心,则心得所养;受藏于肝,则肝体柔和;统摄于脾,则生化不息;调节有度,化而为精,内藏于肾,肾精上承于心,心气下交于肾,阴精内守,卫阳护于外,阴阳协调,则神志安宁。如思虑、劳倦伤及诸脏,精血内耗,心神失养,神不内守,阳不入阴,每致顽固性不寐。

不寐的病理变化,总属阳盛阴衰,阴阳失交。一为阴虚不能纳阳,一为阳盛不得入于阴。

不寐的病理性质有虚实之分。肝郁化火,或痰热内扰,心神不安,多属实证。心脾两虚,气血不足,或由心胆气虚,或由心肾不交,水火不济,心神失养,神不安宁,多属虚证,但久病可表现为虚实兼夹,或为瘀血所致。不寐失治误治可发生病机转化,如肝郁化火证病情加重,火热伤阴耗气,则由实转虚;心脾两虚者,饮食不当,更伤脾胃,使气血愈虚,食积内停,而见虚实夹杂;如温燥太过,易致阴虚火旺;属心肾不交者,可进一步发展为心火独亢,肾水更虚之证。

【诊断与鉴别诊断】

（一）诊断

1.轻者入寐困难或寐而易醒,醒后不寐,连续3周以上,重者彻夜难眠。

2.常伴有头痛,头昏,心悸,健忘,神疲乏力,心神不宁,多梦等症。

3.本病证常有饮食不节,情志失常,劳倦,思虑过度,病后体虚等病史。

多导睡眠图、脑电图等有助于本病的诊断。

（二）鉴别诊断

1.一过性失眠

在日常生活中常见,可因一时性情志不舒、生活环境改变,或因饮用浓茶、咖啡和服用药物等引起。一般有明显诱因,且病程不长。一过性失眠不属病态,也不需任何治疗,可通过身体自然调节而复常。

2.生理性少寐

多见于老年人,虽不寐早醒,而无明显痛苦,属生理现象。

【辨证论治】

1. 肝火扰心

证候:不寐多梦,甚则彻夜不眠,长期精神抑郁,急躁易怒,伴头晕头胀,目赤耳鸣,口干而苦,不思饮食,溲赤便秘;舌红苔黄,脉弦而数。

证机概要:肝郁化火,上扰心神。

治法:疏肝泻热,镇心安神。

代表方药:丹栀逍遥散加减(《方剂学》)。

丹皮、栀子、柴胡、当归、白芍、白术、茯苓、薄荷、生甘草。

用法:水煎服。

临床运用:若胸闷胁胀,善叹息者,加香附、青皮、郁金、佛手、麦芽;睡眠甚差,加合欢花、素馨花(广东草药)。

2. 痰热扰心

证候:心烦不寐,胸闷脘痞,泛恶气,伴头重,目眩;舌偏红,苔黄腻,脉滑数。

证机概要:湿痰生热,扰动心神。

治法:清化痰热,和中安神。

代表方药:黄连温胆汤(《六因条辨》)。

黄连、枳实、半夏、陈皮、茯苓、竹茹、甘草、生姜、大枣。

用法:水煎服。

临床运用:若心悸不眠甚者加酸枣仁、远志、茯神、龙骨、牡蛎、夜交藤。

3. 心脾两虚

证候:不易入睡,多梦易醒,心悸健忘,神疲食少,伴头晕目眩,面色少华,四肢倦怠,腹胀便溏;舌淡苔薄,脉细无力。

证机概要:脾虚血亏,心神失养。

治法:补益心脾,养血安神。

代表方药:归脾汤(《济生方》)。

人参、黄芪、白术、茯神、酸枣仁、龙眼肉、木香、炙甘草、当归、远志、生姜、大枣。

用法:水煎服。

临床运用:若心血不足较甚者加熟地黄、白芍、阿胶;若不寐较重加龙骨、牡蛎、夜交藤、合欢皮;若夜梦纷纭,时醒时寐加白芍、制何首乌、琥珀(冲服)。

4. 心肾不交

证候:心烦不寐,入睡困难,心悸多梦,伴头晕耳鸣,腰膝酸软,潮热盗汗,五心烦热,咽干少津,男子遗精,女子月经不调;舌红少苔,脉细数。

证机概要:肾水亏虚,心火炽盛。

治法:滋阴降火,交通心肾。

代表方药:交泰丸合用六味地黄丸(《韩氏医通》)合(《小儿科药证直诀》)。

交泰丸

黄连、肉桂。

用法:水煎服。

六味地黄丸

熟地黄、山药、山茱萸、丹皮、泽泻、茯苓。

用法:水煎服。

临床运用:前者清心降火,引火归原,后者滋阴补肾。

5.心胆气虚

证候:不寐,胆怯心悸,触事易惊,终日惕惕,伴气短自汗,倦怠乏力;舌淡,脉细弱。

证机概要:心胆虚怯,心神失养。

治法:益气镇惊,安神定志。

代表方药:安神定志丸(《医学心悟》)。

人参、石菖蒲、龙齿、茯苓、茯神、远志。

用法:水煎服。

临床运用:有益气、镇惊、安神之功效;若心肝血虚,若心肝血虚者,重用人参,加白芍、当归、黄芪;若木不疏土,胸闷,善太息,纳呆腹胀者,加柴胡、陈皮、山药、白术;若心悸甚惊惕不安者,加生龙骨(先煎)、生牡蛎(先煎)、朱砂(水飞)。

6.心肝血虚

证候:虚烦不寐,心悸多梦;舌质红,苔薄白,脉细数。

证机概要:肝血虚弱,心神失养。

治法:补肝养血。

代表方药:酸枣仁汤(《金匮要略》)。

酸枣仁、知母、川芎、茯苓、甘草。

用法:水煎服。

临床运用:用时可加龙骨、牡蛎、夜交藤。

【辨治备要】

(一)辨证要点

1.辨受病脏腑

由于受累脏腑不同,临床表现的兼证亦各有差别,不寐主要病位在心,但肝、胆、脾、胃、肾等脏腑若出现阴阳气机失调,亦可扰动心神而发不寐。若兼有急躁易怒多为肝火内扰;若有不思饮食,腹胀,便溏,面色少华多为脾虚不运;若有腰酸,心烦,心悸,头晕,健忘多为肾阴虚,心肾不交;嗳腐吞酸多为胃气不和。

2.辨病情轻重久暂

本病轻者仅有少眠或不眠,病程短,舌苔腻,脉弦滑数多见,以实证为主。重者则彻夜不眠,病程长,易反复发作;舌苔较薄,脉沉细无力,多以虚证为主。

3.辨证结合临床辅助检查

详细询问病史,患者除失眠外的其他症状和阳性体征对疾病的诊断有重要的指导意义。必要时做相关检查,排除如肿瘤疼痛、呼吸衰竭、心力衰竭、骨折等引起不寐的器质性病变。不寐的确诊可采用多导睡眠图来判断:①测定其平均睡眠潜伏期时间延长大于30分钟;②测定实际睡眠时间减少,小于 6.5 小时/夜;③测定觉醒时间增多,大于 30分钟/夜。

(二)治法方药

治疗以补虚泻实,调整阴阳为原则,安神定志是本证的基本治法。实证宜清心泻火,清火化痰,清肝泻热;虚证宜补益心脾,滋阴降火,益气镇惊。

1.辨证基础上佐以安神之品

不寐临床主要症状为睡眠障碍,其主要病因为心失所养,心神不安,故无论是何证型的不寐均应佐以安神定志之品,如茯神、柏子仁、珍珠母、龙齿、夜交藤、远志、合欢皮等,但要在辨证的基础上,实证应泻其有余,或清肝火,或消痰热,或泻心火;虚证应补其不足,或补益气血或健脾补肝益肾。

2.调整阴阳气血

不寐的病机为脏腑阴阳失调,气血不和,用药上注重调整阴阳,补虚泻实,使阴阳达到平衡,阴平阳秘,气血调和,脏腑功能恢复正常,阴交于阳,则睡眠改善。

3.心理治疗

对于情志不调所致不寐,在治疗上应给予患者心理指导,使其放松紧张或焦虑情绪,保持心情舒畅以调达气机。因此,心理指导对不寐的治疗起着举足轻重的作用。

【临证要点】

1.注意调整脏腑气血阴阳的平衡

如补益心脾,应佐以少量醒脾运脾药,以防碍脾;交通心肾,用引火归源的肉桂,其量宜轻;益气镇惊,常需健脾,慎用滋阴之剂;疏肝泻火,注意养血柔肝,以体现“体阴用阳”之意。“补其不足,泻其有余,调其虚实”,使气血调和,阴平阳秘,脏腑功能得以恢复。

2.强调在辨证论治基础上施以安神镇静之法

安神的方法有养血安神,清心安神,育阴安神,益气安神,镇惊安神,安神定志等不同,可随证选用。同时消除顾虑及紧张情绪,保持精神舒畅。

3.活血化瘀法的应用

长期顽固性不寐,临床多方治疗效果不佳,伴有心烦,舌质偏暗,有瘀点者,依据古训

"顽疾多瘀血"的观点,可从瘀论治,常选用血府逐瘀汤加减。

【预防调护】

不寐属心神病变,重视精神调摄和讲究睡眠卫生具有实际的预防意义。积极进行心理情志调整,克服过度的紧张、兴奋、焦虑、抑郁、惊恐、愤怒等不良情绪,做到喜怒有节,保持精神舒畅,尽量以放松的、顺其自然的心态对待睡眠,反而能较好地入睡。

失眠患者的护理,首先帮助患者建立有规律的作息制度,从事适当的体力活动或体育锻炼,增强体质,持之以恒,促进身心健康。其次养成良好的睡眠习惯。晚餐要清淡,不宜过饱,更忌浓茶、咖啡及吸烟。睡前避免从事紧张和兴奋的活动,养成定时就寝的习惯。另外,要注意睡眠环境的安宁,床铺要舒适,卧室光线要柔和,并努力减少噪声,去除各种可能影响睡眠的外在因素。

【医论精选】

《灵枢·邪客》说:"夫邪气之客人也,或令人目不瞑,不卧出者,何气使然?……今厥气客于五脏六腑,则卫气独卫其外,行于阳,不得入于阴。行于阳则阳气盛,阳气盛则阳蹻陷;不得入于阴,阴虚,故目不瞑。黄帝曰:善。治之奈何?伯高曰:补其不足,泻其有余,调其虚实,以通其道,而去其邪,饮以半夏汤一剂,阴阳已通,其卧立至。"

《古今医统大全·不寐候》说:"痰火扰心,心神不宁,思虑过伤,火炽痰郁,而致不寐者多矣。有因肾水不足,真阴不升而心阳独亢,亦不得眠。有脾倦火郁,夜卧遂不疏散,每至五更随气上升而发躁,便不成寐,此宜快脾发郁,清痰抑火之法也。"

《医效秘传·不得眠》说:"夜以阴为主,阴气盛则目闭而安卧,若阴虚为阳所胜,刚终夜烦扰而不眠也。心藏神,大汗后则阳气虚,故不眠。心主血,大下后则阴气弱,故不眠。热病邪热盛,神不清,故不眠。新瘥后,阴气未复,故不眠。若汗出鼻干而不得眠者,又为邪入表也。"

《医学心悟·不得卧》说:"有胃不和卧不安者,胃中胀闷疼痛,此食积也,保和汤主之;有心血空虚卧不安者,皆由思虑太过,神不藏也,归脾汤主之;有风寒邪热传心,或暑热乘心,以致躁扰不安者,清之而神自定;有寒气在内而神不安者,温之而神自藏;有惊恐不安卧者,其人梦中惊跳怵惕是也,安神定志丸主之;有湿痰壅遏神不安者,其证呕恶气闷,胸膈不利,用二陈汤导去其痰,其卧立安。"

附 多寐

多寐是以不分昼夜,时时欲睡,呼之即醒,醒后复睡为主要表现的病证,亦称"嗜睡"

"多卧""嗜眠""多眠"等。西医学中的发作性嗜睡病、神经症、某些精神病,其临床症状与本病类似,可参照本节辨证论治。

本病的病位在心、脾,与肾关系密切,多属本虚标实。本虚主要为心、脾、肾阳气虚弱,心窍失荣;标实则为湿邪、痰浊、瘀血等阻滞脉络,蒙塞心窍。李东垣在《脾胃论·肺之脾胃虚论》中指出:"脾胃之虚,怠惰嗜卧。"《丹溪心法·中湿》指出:"脾胃受湿,沉困无力,怠惰好卧。"指出脾胃亏虚和脾胃受湿均可导致多寐。

总之,多寐的病机关键是湿、浊、痰、瘀困滞阳气,心阳不振;或阳虚气弱,心神失荣。病变过程中各种病理机制相互影响,如脾气虚弱,运化失司,水津停聚而成痰浊,痰浊、瘀血内阻,又可进一步耗伤气血,损伤阳气,以致心阳不足,脾气虚弱,虚实夹杂。现将多寐的主要辨证论治分述如下。

1. 湿盛困脾

证候:头蒙如裹,昏昏嗜睡,肢体沉重,偶伴浮肿,胸脘痞满,纳少,泛恶;舌苔腻,脉濡。

证机概要:湿盛困脾,蒙塞心窍。

治法:燥湿健脾,醒神开窍。

代表方药:金不换正气散(《寿世保元》)。

苍术、厚朴、橘皮、甘草、制半夏、藿香。

用法:水煎服。

临床运用:若湿盛,可去甘草,加茯苓、薏苡仁、佩兰、白蔻仁。

2. 瘀血阻滞

证候:神倦嗜睡,头痛头晕,病程较久,或有外伤史;脉涩,舌质紫暗或有瘀斑。

证机概要:瘀血阻络。

治法:活血通络。

代表方药:通窍活血汤(《医林改错》)。

赤芍、川芎、桃仁、红花、老葱、鲜姜、大枣、麝香、酒。

用法:水煎服。

临床运用:若兼有气滞者,加青皮、陈皮、枳壳、香附;若兼有热象者,加黄芩、山栀;若兼有阴虚者,加生地黄、丹皮、丹参;若兼有气虚者,加黄芪、党参;若兼有阳虚者,加肉桂、制附子;若兼有痰浊者,加半夏、陈皮、白芥子。

3. 脾气虚弱

证候:嗜睡多卧,倦怠乏力,饭后尤甚,伴纳少便溏,面色萎黄;苔薄白,脉虚弱。

证机概要:脾虚气弱,心神失荣。

治法:健脾益气。

代表方药:香砂六君子汤(《医方集解》)。

人参、白术、茯苓、甘草、半夏、陈皮、香附、砂仁。

用法:水煎服。

临床运用:若脾虚下陷者,加黄芪、升麻、柴胡。

4. 阳气虚衰

证候:心神昏塞,倦怠嗜卧,精神疲乏懒言,畏寒肢冷,面色㿠白,健忘;脉沉细无力,舌淡苔薄。

证机概要:阳虚气弱。

治法:温阳益气。

代表方药:四逆加人参汤(《伤寒论》)。

制附子、干姜、炙甘草、人参。

用法:水煎服。

临床运用:神志昏睡严重者,可加入少许麝香(冲服)。

第四章　脑系病证

第一节　头　痛

头痛,亦称头风,是以自觉头部疼痛为特征的一种常见病证。头痛既可单独出现,亦可伴见于多种疾病的过程中。

西医学中的偏头痛、紧张性头痛、丛集性头痛及外伤性头痛等,可参考本病辨证论治。

有关头痛病名、病因病机的论述首载于《黄帝内经》,在《素问·风论》说:"风气循风府而上,则为脑风。"《素问·五脏生成》说:"头痛巅疾,下虚上实,过在足少阴、巨阳,甚则入肾。"这些论述奠定了头痛病证的理论基础。

东汉时期,张仲景著《伤寒论》中论述了太阳、阳明、少阳、厥阴头痛的各自见症及治疗,《伤寒论·辨厥阴病脉证并治》说:"干呕,吐涎沫,头痛者,吴茱萸汤主之。"这些内容丰富了头痛从经络辨治的理论体系。

金元时期,李东垣《兰室秘藏·头痛门》将头痛分为外感和内伤两类,并补充了太阴、少阴头痛,主张分经用药。如"太阳头痛,恶风脉浮紧,川芎、羌活、独活、麻黄之类为主"。朱丹溪强调痰与火在头痛发病中的地位,《丹溪心法·头痛》说:"头痛多主于痰,痛甚者火多,有可吐者,可下者",将头痛病机分痰厥、气滞之别,并提出头痛"如不愈可加引经药"。这些认识至今仍对临床具有指导意义。

明清时期,对头痛的辨证论治进一步深入。明·王肯堂对头痛、头风诊治提出新的见解。《证治准绳·头痛》说:"浅而近者名头痛,其痛猝然而至,易于解散速安也;深而远者为头风,其痛作止不常,愈后遇触复发也。"张介宾对头痛的辨证要点进行了归纳总结。《景岳全书·杂证谟·头痛》说:"凡诊头痛者,当先审久暂,次辨表里,盖暂痛者必因邪气,久病者必兼元气……所以暂痛者,当重邪气;久病者,当重元气,此固其大纲也。"清·王清任倡导瘀血之说,创立血府逐瘀汤治疗头痛顽疾,颇有新意。《医林改错·血府逐瘀汤所治之症目》说:"查患头痛者,无表证,无里证,元气虚、痰饮等证,忽犯忽好,百方不效,用此方一剂而愈。"至此,中医对头痛的认识已日趋丰富和完善。

【病因病机】

头痛的发生,一般可分为外感、内伤两类。若感受风、寒、湿、热等六淫之邪,上犯巅顶,阻遏清阳;或内伤诸疾,导致脏腑功能失调,气血逆乱,痰瘀阻窍;或外伤久病,导致气滞血瘀或气血亏虚,脑脉失养,皆可引发头痛。

1. 外感头痛

多因起居不慎,坐卧当风,感受风、寒、湿、热等外邪,尤以风邪为主。《素问·太阴阳明论》说:"伤于风者,上先受之。"外邪自肌表侵袭于经络,直犯巅顶,清阳之气受阻,气血不畅,清窍壅滞,而发为头痛。又风为百病之长,易兼夹时气而致病。若风寒袭表,寒凝血涩,则头痛且见恶寒战栗;若风热上炎,侵扰清空,则头痛且身热心烦;若风湿袭表,湿蒙清窍,则头痛且沉重胀闷。诚如《医碥·头痛》说:"六淫外邪,惟风寒湿三者,最能郁遏阳气。火暑燥三者皆属热,受其热则汗泄,非有风寒湿袭之,不为患也。然热甚亦气壅脉满,而为痛矣。"

2. 内伤头痛

"脑为髓之海""肾主骨生髓",髓海充盈主要依赖于肝肾精血的充养及脾胃运化水谷精微的濡养,输布气血上充于脑,故内伤头痛的发生,与肝、脾、肾三脏密切相关。因于肝者,或系情志不遂,肝失疏泄,郁而化火,上扰清空,多见头痛且胀;或系肝肾阴虚,肝失濡养,水不涵木,肝阳上亢,多见头痛且眩。因于脾者,多系饮食不节,嗜食肥甘,脾失健运,痰湿内生,上蒙清空,以致清阳不升,浊阴不降,多见头痛且重;若系饥饱劳倦,产后体虚,大病久病者,中焦脾胃虚弱,气血生化不足,而致清阳不升,脑髓失养,多见头痛隐隐。因于肾者,多系禀赋不足,或房劳伤肾,以致肾精亏虚,髓海渐空,多见头痛且空;或肾亏日久,阴损及阳,肾阳衰微,清阳不展,多见头部冷痛。如《证治准绳·杂病·头痛》说:"盖头像天,三阳六腑清阳之气皆会于此,三阴五脏精华之血亦皆注于此。于是天所发六淫之邪气、人气所变,五脏之气而逆,皆能相害。"

另外,若跌仆闪挫损伤脑脉,或久病入络,皆可导致脑络瘀阻,临证多见头痛如刺,固定不移,经久不愈。

"头为诸阳之会",又为"清阳之府",故凡六淫之邪外袭,上犯巅顶,阻遏清阳,或内伤诸疾,致气血失养,瘀阻脑络者,临证均可引发头痛。头痛虽病因多端,总属外感、内伤两类。其主要病机概而论之,外感多责之于风、寒、湿、热,内伤多关乎气、血、痰、瘀,其既可单独为因,也可相兼为害,导致经气不通,不通则痛,或经脉失养,不荣则痛。

本病病位在脑,常涉及肝、脾、肾诸脏。外感头痛一般起病较急,痛势剧烈,病程较短,多属实证,预后较好。内伤头痛多因脏腑功能失调所致,常起病较慢,痛势较缓,病程较长,临床有实证、有虚证,且虚实在一定条件下可相互转化。若头痛日久不愈,则可由实转虚或见本虚标实、虚实夹杂证候。内伤头痛还常常因情志、劳倦、饮食等原因而反复发作,缠绵不愈。各种头痛若迁延不愈,可致久病入络,多见本虚标实之瘀血头痛。

【诊断与鉴别诊断】

（一）诊断

1. 以头部疼痛为主要症状,可发生在前额、两颞、巅顶、枕项或全头等部位,头痛较甚者,可伴见恶心、呕吐、畏光、烦躁等症。

2. 一般起病较急、病势较剧,呈掣痛、跳痛、灼痛、重痛或痛无休止,且有外感史并伴外感表证,为外感头痛;一般起病缓慢、反复发作,病程较长,呈胀痛、刺痛、空痛、昏痛或隐隐而痛,多无外感史,为内伤头痛。外伤性头痛多有头部外伤史。

必要时进行精神和心理检查,同时结合头颅 CT 或 MRI 检查、脑电图检查以及腰椎穿刺脑脊液检查等,有助于对头痛原因的鉴别。

（二）鉴别诊断

1. 真头痛

为头痛的一种特殊类型,病情危重,常呈突发性剧烈头痛,持续不解且阵发加重,多伴有喷射状呕吐,甚者可见肢厥、抽搐等症。本病凶险,应与一般头痛相区别。

2. 中风

以突发半身不遂,肌肤不仁,口舌歪斜,言语不利,甚则突然昏仆,不省人事为主要表现,可伴有头痛等症,但头痛无半身不遂等见症。

【辨证论治】

（一）外感头痛

1. 风寒头痛

证候:头痛时作,连及项背,呈掣痛样,时有拘急收紧感,常伴恶风畏寒,遇风尤剧,头痛喜裹,口不渴;舌淡红,苔薄白,脉浮或浮紧。

证机概要:风寒袭头,凝滞经脉。

治法:疏风散寒止痛。

代表方药:川芎茶调散(《太平惠民和剂局方》)。

川芎、羌活、荆芥、薄荷、细辛、白芷、防风、甘草。

用法:服时以清茶调下。

临床运用:若巅顶头痛,加藁本、蔓荆子。

2. 风热头痛

证候:头痛而胀,甚则头胀如裂,发热或恶风,面红目赤,口渴喜饮,便秘尿赤;舌尖红,苔薄黄,脉浮数。

证机概要:风热外袭,上扰清窍。

治法:疏风清热和络。

代表方药:芎芷石膏汤(《医宗金鉴》)。

川芎、白芷、石膏、菊花、藁本、羌活。

用法:水煎服。

临床运用:若烦热口渴,舌红少津,可重用石膏,配知母、天花粉、芦根;若口舌生疮,可加黄连;若大便秘结,可加大黄;若伴鼻流浊涕如脓,鼻根及鼻旁疼痛,加苍耳子、辛夷、鱼腥草等。

3. 风湿头痛

证候:头痛如裹,肢体困重,胸闷纳呆,小便不利,大便或溏;舌淡苔白腻,脉濡。

证机概要:风寒湿邪,上蒙头窍。

治法:祛风胜湿通窍。

代表方药:羌活胜湿汤(《内外伤辨惑论》)。

羌活、独活、川芎、防风、藁本、蔓荆子、甘草。

用法:水煎服。

临床运用:若胸闷脘痞、腹胀便溏,加苍术、陈皮、砂仁;若恶心、呕吐,加半夏、生姜;若脘腹胀满,纳呆食少,加枳壳、麦芽、神曲、山楂;若小便短少者,加茯苓、泽泻、薏苡仁;若发于夏季,感受暑湿,见身热汗少或汗出不畅,心烦口渴,胸闷欲呕者,加藿香、佩兰、荷叶、车前草。

(二)内伤头痛

1. 肝阳头痛

证候:头胀痛而眩,以两侧为主,心烦易怒,口苦面红,或兼胁痛;舌红苔薄黄,脉弦数。

证机概要:肝阳上亢。

治法:平肝潜阳。

代表方药:天麻钩藤饮(《杂病证治新义》)。

天麻、钩藤、石决明、川牛膝、桑寄生、杜仲、栀子、黄芩、益母草、朱茯神、首乌藤。

用法:水煎服。

临床运用:若头痛剧烈,目赤口苦,急躁易怒,尿黄者,加夏枯草;大便秘结者,加大黄;若头晕目涩,腰膝酸软者,酌加生地黄、何首乌、枸杞子等。

2. 血虚头痛

证候:头痛而晕,心悸怔忡,神疲乏力,面色少华;舌质淡,苔薄白,脉细弱。

证机概要:血虚失荣。

治法:滋阴养血。

代表方药:加味四物汤(《金匮翼》)。

生地黄、白芍、当归、川芎、菊花、蔓荆子、黄芩、甘草。

用法:水煎服。

临床运用:若见神疲乏力,遇劳加重,气短懒言,汗出恶风等,可加黄芪、白术、党参;若头晕耳鸣,虚烦少寐,腰膝酸软者,可加熟地黄、山茱萸、五味子等。

3. 气虚头痛

证候:头痛隐隐,时发时止,遇劳则加重,纳食减少,倦怠乏力,气短自汗;舌质淡,苔薄白,脉细弱。

证机概要:脾胃气虚,清阳不升。

治法:益气升清。

代表方药:益气聪明汤(《东垣试效方》)。

黄芪、人参、升麻、葛根、蔓荆子、白芍、黄柏、甘草。

用法:水煎服。

临床运用:若头痛绵绵不休,心悸,失眠者,加熟地黄、当归、何首乌、酸枣仁;若畏寒怕冷,手足欠温,去黄柏,加制附子、干姜、鹿角片等。

4. 痰浊头痛

证候:头痛昏蒙沉重,胸脘痞闷,纳呆呕恶;舌淡苔白腻,脉滑或弦滑。

证机概要:痰浊中阻,上蒙清窍。

治法:化痰降逆。

代表方药:半夏白术天麻汤(《医学心悟》)。

半夏、白术、天麻、橘红、茯苓、甘草、生姜、大枣。

用法:水煎服。

临床运用:若痰湿中阻,胸脘满闷甚者,加厚朴、枳壳、砂仁;若见口苦,大便不畅,舌苔黄腻,脉滑数,宜去白术,加黄连、枳实、竹茹。

5. 肾虚头痛

证候:头痛且空,眩晕耳鸣,腰膝酸软,神疲乏力,少寐健忘,遗精带下;舌红少苔,脉细无力。

证机概要:肾精亏虚,髓海不足。

治法:补肾填精。

代表方药:大补元煎(《景岳全书》)。

人参、山药、熟地黄、杜仲、枸杞子、当归、山茱萸、甘草。

用法:水煎服。

临床运用:若头痛而晕,面颊红赤,潮热汗出,去人参、杜仲,加女贞子、墨旱莲、知母、黄柏、龟板;若畏寒怕冷,四肢不温,腰膝酸软,舌淡苔白,脉沉细者,加鹿角片、制附子。

6. 瘀血头痛

证候:头痛经久不愈,痛处固定不移,痛如锥刺,或有头部外伤史;舌质紫暗,可见瘀斑、瘀点,苔薄白,脉细或细涩。

证机概要:瘀血阻络。

治法:活血化瘀。

代表方药:通窍活血汤(《医林改错》)。

赤芍、川芎、桃仁、红花、麝香、老葱、大枣、酒。

用法:水煎服。

临床运用:若头痛日久或较剧,可加全蝎、蜈蚣、土鳖虫等虫类药;若久病不已,兼见神疲乏力,少气懒言,脉细弱无力,加黄芪、党参、当归;若畏寒明显,酌加桂枝、细辛、制附子等。

【辨治备要】

(一)辨证要点

1.辨外感与内伤

外感头痛多因外邪致病,起病较急,一般疼痛较剧,病程较短,多表现为掣痛、跳痛、灼痛、重痛,痛无休止,多伴有外感表证,以实证为多。内伤头痛多起病缓慢,反复发作,病程较长,多表现为胀痛、刺痛、隐痛、空痛、昏痛,痛势绵绵,遇劳加重,时作时止,以虚证为多。如因肝阳、痰浊、瘀血等以邪实为主的内伤头痛,多表现为胀痛、重痛或刺痛,且常伴有相应脏腑损伤症状。临床亦见本虚标实,虚实夹杂者。

2.辨头痛部位

太阳头痛,痛在脑后,下连于项;阳明头痛,在前额部及眉棱骨处;少阳头痛,在头之两侧,并连及于耳;厥阴头痛,多在巅顶部位,或连目系;太阴、少阴头痛多以全头疼痛为主。临证尚可见偏头痛,也称"偏头风",常以一侧头痛暴作为特点,痛势剧烈,可连及眼、齿,痛止则如常人,反复发作,经久不愈,多系肝经风火上扰所致。

3.辨头痛性质

因于风寒者,头痛剧烈且连项背;因于风热者,头胀而痛;因于风湿者,头痛如裹;因于痰湿,头痛而重;因于肝阳,头痛而胀;因于肝火,头部跳痛、灼痛;因于瘀血,头部刺痛,痛处固定不移;因于虚者,多呈隐痛、空痛或昏痛。

4.辨病势顺逆

若起病急骤,头痛如破,短时间内出现神昏伴颈项强直,呕吐如喷,甚者旦发夕死者,属真头痛,病势凶险;因于外感,头痛剧烈而见神志变化,或肢体强痉抽搐,甚或角弓反张者,为脑髓受损或脑络破裂所致,皆属于逆证,预后不良。

(二)治法方药

头痛的发生,实者多属"不通则痛",虚者多属"不荣则痛"。外感头痛属实证,以风邪为主,治疗当以祛风为主,兼以散寒、清热、祛湿。内伤头痛多属虚证或虚实夹杂证,虚证以补养气血或益肾填精为主;实证以平肝、化痰、行瘀为主;虚实夹杂证,宜标本兼顾,补虚泻实。

治疗头痛应重视引经药的应用。如太阳头痛选用羌活、蔓荆子、川芎;阳明头痛选用葛根、白芷、知母;少阳头痛选用柴胡、黄芩、川芎;厥阴头痛选用吴茱萸、藁本;少阴头痛选用细辛;太阴头痛选用苍术。青春期女性易患的偏头痛,多属肝气郁结而导致,临证可按实际情况酌加柴胡、川芎、全蝎等为引经方药。

【临证要点】

1. 首当准确辨病

临证需排除真头痛,其多发病突然,头痛剧烈,持续不解,阵发性加重,常伴有喷射状呕吐,甚或颈项强直,或偏瘫、偏盲,或抽搐,属凶险病证,常见于高血压危象、蛛网膜下腔出血或脑部肿瘤破裂,须急行头颅 CT、MRI 或脑脊液检查,以免延误诊治。

2. 注意配伍风药

头痛时作时止,犹如风性之善行数变,又"高巅之上,惟风可到",临证配伍风药,其性轻扬,易达病所,可直折痛势。故临床治疗头痛,无论外感内伤,均可酌情使用风药以提升疗效。常用风药有防风、白芷、蔓荆子等。但风药辛散,不宜久服。

3. 重视虫类药、引经药的应用

若头痛反复发作,经年难愈者,所谓"久病入络"。临证可加全蝎、僵蚕、地龙等虫类药,以助搜剔通络之功。同时,宜遵古创新,分经辨证用药,以助临床疗效事半功倍。

4. 勿忘活血化瘀

结合络病理论,凡久病多瘀。若头痛日久不愈者,可酌加活血化瘀药以提升临床疗效,如川芎、丹参、赤芍等可起到活血化瘀,祛瘀生新之功,且临证当辨瘀血之成因,分别佐以理气、养血、温阳之品。

【预防调护】

头痛可由多种因素诱发,罹患后易于反复发作,故宜尽早明确诊断,积极治疗,避免稽留不愈。外感头痛多因外邪侵袭所致,故要起居有常,强健体魄,注意气候变化,避免外邪侵袭,所谓"虚邪贼风,避之有时"。肝阳上亢所致头痛,当舒畅情志,避免精神紧张及噪声、强光等刺激。此外,还应避免持续过劳,合理安排作息时间,保证充足的睡眠,以免因持续头痛而诱发失眠、郁证、中风之变。

凡头痛剧烈者,宜卧床休息,保持环境安静,光线不宜过强。由焦虑和抑郁等所引起的紧张性头痛,宜佐以心理疏导及音乐疗法;风寒头痛者,要注意避邪保暖;头痛患者的饮食要避免食用辛辣刺激之品,禁止吸烟饮酒。此外,还可以酌选太极拳、游泳、慢跑等项目进行锻炼,以增强体质。

【医论精选】

《济生方·头痛论治》说:"夫头者,上配于天,诸阳脉之所聚。凡头痛者,血气俱虚,风、寒、暑、湿之邪,伤于阳经,伏留不去者,名曰厥头痛。盖厥者逆也,逆壅而冲于头也。痛引脑巅,甚而手足冷者,名曰真头痛,非药之能愈。又有风热痰厥,气虚肾厥,新沐之后,露卧当风,皆令人头痛,治法当推其所由而调之,无不切中者矣。"

《冷庐医话·头痛》说:"头痛属太阳者,自脑后上至巅顶,其病连项;属阳明者,上连目珠,痛在额前;属少阳者,上至两角,痛在头角。以太阳经行身之后,阳明经行身之前,少阳经行身之侧。厥阴之脉,会于巅顶,故头痛在巅顶;太阴少明二经,虽不上头,然痰与气逆壅于膈,头上气不得畅而亦痛。"

《临证指南医案·头痛》邹时乘按:"头为诸阳之会,与厥阴肝脉会于颠,诸阴寒邪不能上逆,为阳气窒塞,浊邪得以上据,厥阴风火乃能逆上作痛。故头痛一证,皆由清阳不升,火风乘虚上入所致。观先生于头痛治法,亦不外此。如阳虚浊邪阻塞,气血瘀痹而为头痛者,用虫蚁搜逐血络,宣通阳气为主。如火风变动,与暑风邪气上郁而为头痛者,用鲜荷叶、苦丁茶、蔓荆子、山栀等辛散轻清为主。如阴虚阳越而为头痛者,用仲景复脉汤、甘麦大枣法,加胶芍牡蛎镇摄益虚,和阴息风为主。如厥阴风木上触,兼内风而为头痛者,用首乌、柏仁、稆豆、甘菊、生芍、杞子辈息肝风滋肾液为主。"

第二节　眩　晕

眩晕是以目眩与头晕为主要表现的病证。目眩是指眼花或眼前发黑,头晕是指感觉自身或外界景物旋转。二者常同时并见,故统称为眩晕。轻者闭目即止,重者如坐车船,旋转不定,不能站立,或伴有恶心、呕吐、汗出,甚则仆倒等症状。

西医学中的体位性眩晕、梅尼埃病、高血压病等以眩晕为主症者,均可参考本病辨证论治。

有关眩晕的论述始见于《黄帝内经》,称之为"眩冒""眩"。该书对眩晕的病因病机有较多描述,认为眩晕属肝所主,与髓海不足、血虚、邪中、气郁等多种因素有关。《灵枢·海论》说:"髓海不足,则脑转耳鸣,胫酸眩冒……"《素问·至真要大论》说:"诸风掉眩,皆属于肝。"《灵枢·大惑论》说:"故邪中于项,因逢其身之虚……入于脑则脑转,脑转则引目系急,目系急则目眩以转矣。"

东汉时期,对眩晕的病因、治则治法有了新的认识。张仲景认为,痰饮是眩晕的重要致病因素之一,并设有专方论治,《金匮要略·痰饮咳嗽病脉证并治》说:"心下有支饮,其人苦冒眩,泽泻汤主之。"

唐宋时期,对眩晕病因的认识更为全面和丰富。宋·严用和首次提出六淫、七情致眩之说,其在《济生方·眩晕门》中说:"所谓眩晕者……六淫外感,七情内伤,皆能导致。"强调了眩晕致病因素的多样性。

金元时期,进一步完善了对眩晕的病因病机及治法方药理论。刘完素在《素问玄机原病式·五运主病》说:"风火皆属阳,多为兼化,阳主乎动,两动相搏,则为之旋转。"主张眩晕应从风火立论。朱丹溪在《丹溪心法·头眩》中力倡"无痰则不作眩"之说,并提出当"治痰为先"。

迨至明代,对于眩晕发病又有了新的认识。张介宾在《景岳全书·眩运》说:"眩运一证,虚者居其八九,而兼火兼痰者,不过十中一二耳。"强调"无虚不能作眩",治疗上"当以治虚"为主。虞抟《医学正传·眩运》说:"大抵人肥白而作眩者,治宜清痰降火为先,而兼补气之药;人黑瘦而作眩者,治宜滋阴降火为要,而带抑肝之剂。"指出治疗眩晕当根据不同体质进行辨治。此外,该书还记载了"眩运者,中风之渐也",已明确认识到眩晕与中风之间存在内在联系,认为眩晕是中风之先兆。

【病因病机】

眩晕的发生主要与情志不遂、年老体弱、饮食不节、久病劳倦、跌仆坠损以及感受外邪等因素有关,内生风、痰、瘀、虚,导致风眩内动,清窍不宁或清阳不升,脑窍失养而突发眩晕。主要病因病机归纳如下:

1. 情志不遂

肝为刚脏,体阴而用阳,其性主升主动。若长期忧患恼怒,肝气郁结,气郁化火,风阳扰动,发为眩晕。如《临证指南医案·眩晕》华岫云按:"诸风掉眩,皆属于肝。头为六阳之首,耳目口鼻皆系清空之窍。所患眩晕者,非外来之邪,乃肝胆之风阳上冒耳,甚则有昏厥跌仆之虞。"

2. 年老体虚

肾为先天之本,主藏精生髓,脑为髓之海。若年高肾精亏虚,不能生髓,无以充养于脑;或房事不节,阴精亏耗过甚;或体虚多病,损伤肾精肾气,均可导致肾精亏耗,髓海不足,而发眩晕。《灵枢·海论》说:"'脑为髓之海',髓海有余,则轻劲多力,自过其度;髓海不足,则脑转耳鸣,胫酸眩冒,目无所见,懈怠安卧"。

3. 饮食不节

若平素嗜酒无度,暴饮暴食,或过食肥甘厚味,损伤脾胃,以致健运失司,水谷不化,聚湿生痰,痰湿中阻,则清阳不升,浊阴不降,致清窍失养而引起眩晕。如《丹溪心法·头眩》说:"头眩,痰夹气虚并火,治痰为主,夹补气药及降火药。无痰则不作眩,痰因火动,又有湿痰者,有火痰者。"

4. 久病劳倦

脾胃为后天之本,气血生化之源。若久病不愈,耗伤气血;或失血之后,气随血耗;或忧思劳倦,饮食衰少,损伤脾胃,暗耗气血。气虚则清阳不升,血虚则清窍失养,皆可发生眩晕。如《灵枢·口问》曰:"故上气不足,脑为之不满,耳为之苦鸣,头为之苦倾,目为之眩。"

5. 跌仆坠损

素有跌仆坠损而致头脑外伤,或久病入络,瘀血停留,阻滞经脉,而使气血不能上荣于头目,清窍失养而发眩晕,且多伴见局部疼痛、麻木固定不移,或痛如针刺等症。

此外,外感六淫之中,因"高巅之上,惟风可到",风邪与寒、热、湿、燥等诸邪,皆可导致经脉运行失度,挛急异常,使清窍失养而发眩晕。

眩晕的病机概括起来主要有风、痰、虚、瘀诸端,以内伤为主。因于风者,多责之情志不遂,气郁化火,风阳上扰。因于痰者,多责之恣食肥甘,脾失健运,痰浊中阻,清阳不升,所谓"无痰不作眩"。因于虚者,多责之年高体弱,肾精亏虚,髓海空虚,或久病劳倦,饮食衰少,气血生化乏源,甚合"无虚不作眩"。若风、痰、虚日久,久病入络,或因跌仆外伤,损伤脑络,皆可因瘀而眩。在临床上,上述诸因常相互影响,或相兼为病。

本病病位在脑,病变与肝、脾、肾三脏密切相关。其病性有虚、实两端,临床以虚证居多。脾胃不足,肾虚髓空,皆可导致脑窍失养而作眩,是为虚证;若痰浊上蒙清窍,或瘀血痹阻经脉,导致清窍不利而作眩,是为实证。本病临床亦可见本虚标实之证。正如《类证治裁·眩晕论治》所言:"肝胆乃风木之脏,相火内寄,其性主动主升。或由身心过动,或由情志郁勃,或由地气上腾,或由冬藏不密,或由高年肾液已衰,水不涵木……以致目昏耳鸣,震眩不定。"

总之,眩晕多反复发作,病程较长。其病因病机较为复杂,多彼此影响,互相转化,临证往往难以截然分开。如肾精亏虚本属阴虚,若因阴损及阳,或精不化气,可转为肾阳不足或阴阳俱虚之证;又如痰湿中阻,初期多为痰湿偏盛,日久因痰郁化火,扇动肝阳,形成痰火为患,甚至火盛伤阴,形成阴亏于下、痰火上蒙的证候转化;或失血过多,每致气随血脱,可出现气血俱亏之眩晕。此外,风阳每夹有痰火,肾虚可以导致肝旺,久病入络致瘀,使临床常形成虚实夹杂之证候。临证显示,眩晕频作的中老年患者,多有罹患中风的可能,临证常称之为"中风先兆",需谨慎防范病情迁延、变化。

【诊断与鉴别诊断】

(一)诊断

1. 头晕目眩,视物旋转,轻者闭目即止,重者如坐车船,甚则仆倒。

2. 可伴有恶心、呕吐、汗出、耳鸣、耳聋、心悸,以及面色苍白、眼球震颤等表现。

3. 多见于 40 岁以上人群。起病较急,常反复发作,或慢性起病逐渐加重。

4. 多有情志不遂、年高体虚、饮食不节或跌仆损伤等病史。

颈椎 X 线片、经颅多普勒、颅脑 CT、MRI 检查、血常规及血液系统检查等有助于对本病病因的诊断。

（二）鉴别诊断

1. 厥证

以突然昏仆,不省人事,或伴见四肢厥冷为特征,一般可在短时间内苏醒,严重者亦可一厥不复甚至死亡。眩晕发作严重者也有头眩欲仆或晕旋仆倒的表现,虽与厥证相似,但无昏迷、不省人事等症,也无四肢厥冷表现。

2. 中风

以猝然昏仆、不省人事,伴口眼歪斜、半身不遂、失语,或不经昏仆,仅以喎僻不遂为特征。眩晕仅以头晕目眩为主症,虽眩晕之甚者亦可见仆倒,与中风昏仆相似,但患者神志清楚或瞬间即清,且无半身不遂、口眼歪斜、言语謇涩等症。部分中风病人以眩晕、头痛为先兆表现,应当注意二者的区别及联系。

【**辨证论治**】

1. 肝阳上亢

证候:眩晕,耳鸣,头目胀痛,急躁易怒,口苦,失眠多梦,遇烦劳郁怒而加重,甚则仆倒,颜面潮红,肢麻震颤;舌红苔黄,脉弦或数。

证机概要:肝阳风火,上扰清窍。

治法:平肝潜阳,清火息风。

代表方药:天麻钩藤饮(《杂病证治新义》)。

天麻、钩藤、石决明、川牛膝、桑寄生、杜仲、栀子、黄芩、益母草、朱茯神、首乌藤。

用法:水煎服。

临床运用:若口苦目赤,烦躁易怒者,加龙胆草、夏枯草;若目涩耳鸣,腰酸膝软者,加枸杞子、生地黄、玄参;若目赤便秘者,加大黄;若眩晕剧烈,兼见手足麻木或震颤者,加珍珠母、羚羊角粉、磁石等。

2. 痰湿中阻

证候:眩晕,头重如蒙,或伴视物旋转,胸闷恶心,呕吐痰涎,食少多寐;舌苔白腻,脉濡滑。

证机概要:痰浊中阻,上蒙清窍。

治法:化痰祛湿,健脾和胃。

代表方药:半夏白术天麻汤(《医学心悟》)。

半夏、白术、天麻、橘红、茯苓、甘草、生姜、大枣。

用法:水煎服。

临床运用:若呕吐频作者,加生姜、用姜半夏;若脘闷纳呆,加砂仁、白豆蔻、枳壳;若耳鸣重听,加郁金、石菖蒲、磁石。

3.瘀血阻窍

证候:眩晕,头痛,且痛有定处,兼见健忘,失眠,心悸,精神不振,耳鸣耳聋,面唇紫暗;舌暗有瘀斑,多伴见舌下脉络迂曲增粗,脉涩或细涩。

证机概要:瘀血阻络,脑失所养。

治法:祛瘀生新,活血通窍。

代表方药:通窍活血汤(《医林改错》)。

赤芍、川芎、桃仁、红花、麝香、老葱、鲜姜、大枣、酒。

用法:水煎服。

临床运用:若兼见神疲乏力,少气自汗等症,加入黄芪、党参;若兼心烦面赤,舌红苔黄者,加栀子、黄连;若兼畏寒肢冷,遇寒则甚,加制附子、桂枝;若头颈部不能转动者,加葛根、威灵仙等。

4.气血亏虚

证候:眩晕动则加剧,劳累即发,面色㿠白,神疲自汗,倦怠懒言,唇甲不华,发色不泽,心悸少寐,纳少腹胀;舌淡苔薄白,脉细弱。

证机概要:气血亏虚,脑失所养。

治法:补益气血,调养心脾。

代表方药:归脾汤(《济生方》)。

人参、黄芪、白术、茯神、酸枣仁、龙眼肉、木香、甘草、当归、远志、生姜、大枣。

用法:水煎服。

临床运用:若气短乏力,神疲便溏者,可重用黄芪、白术,去枣仁、远志、龙眼肉,加升麻;若自汗时出,易于感冒,当重用黄芪、白术加防风、浮小麦;若脾虚湿盛,腹胀纳呆者,加薏苡仁、扁豆、泽泻等;若兼见形寒肢冷,腹中隐痛,可加干姜、肉桂;若血虚较甚,面色㿠白,唇舌色淡者,可加熟地黄、阿胶;兼见心悸怔忡,少寐健忘者,可酌加柏子仁、夜交藤、龙骨、牡蛎。

5.肾精不足

证候:眩晕日久不愈,精神萎靡,腰酸膝软,少寐多梦,健忘,两目干涩,视力减退;或遗精滑泄,耳鸣齿摇;或颧红咽干,五心烦热;舌红少苔,脉细数;或面色㿠白,形寒肢冷;舌淡嫩,苔白,脉沉细无力,尺脉尤甚。

证机概要:髓海空虚,脑络失养。

治法:滋养肝肾,填精益髓。

代表方药:左归丸(《景岳全书》)。

熟地黄、山药、山茱萸、枸杞子、菟丝子、牛膝、龟甲胶、鹿角胶。

用法:水煎服。

临床运用:若见五心烦热,潮热颧红者,可加龟板、知母、黄柏、丹皮等;若肾失封藏固摄,遗精滑泄者,可加芡实、莲须等;若兼失眠,多梦,健忘者,加阿胶、鸡子黄、酸枣仁、柏子仁等。若阴损及阳,见四肢不温,形寒怕冷,精神萎靡者,加巴戟天、淫羊藿、肉桂;若兼见下肢浮肿,尿少等症,可加茯苓、泽泻、桂枝等;若兼见便溏,腹胀少食,可酌加焦白术、干姜、茯苓等。

【辨治备要】

（一）辨证要点

1. 辨相关脏腑

眩晕乃风眩内动、清窍不宁或清阳不升,脑窍失养所致,其病位在脑,与肝、脾、肾三脏功能失调相关,但与肝关系尤为密切。若为肝气郁结者,兼见胸胁胀痛,时有叹息;肝火上炎者,兼见目赤口苦,急躁易怒,胁肋灼痛;肝阴不足者,兼见目睛干涩,五心烦热,潮热盗汗;肝阳上亢者,兼见头胀痛,面色潮红,急躁易怒,腰膝酸软;肝风内动者,兼见步履不稳,肢体震颤,手足麻木等表现。临证以肝阳上亢者多见。因于脾者,若脾胃虚弱,气血不足者,兼见纳差乏力,面色㿠白;若脾失健运,痰湿中阻者,兼见纳呆呕恶,头重如裹,舌苔腻浊诸症。因于肾者,多属肾精不足,兼见腰酸腿软,耳鸣耳聋,健忘呆钝等症。

2. 辨虚实标本

凡眩晕反复发作,症状较轻,遇劳即发,伴两目干涩、腰膝酸软,或面色㿠白,神疲乏力,形羸体弱,脉偏细弱者,多属虚证,由肾精不足或气血亏虚所致。实证眩晕,有偏痰湿、瘀血及肝阳、肝风、肝火之别。若眩晕较重,或突然发作,视物旋转,伴呕恶痰涎,头沉头痛,形体壮实,苔腻脉滑者,多属痰湿所致;眩晕日久,伴头痛固定不移,唇舌紫暗,舌有瘀斑,脉涩者,多属瘀血所致;肝阳风火所致者,眩晕,面赤,口苦,烦躁易怒,肢麻震颤,甚则昏仆,脉多弦数有力。总之,临证眩晕虚证多关乎气、血、精;实证多关乎风、痰、瘀。

3. 辨缓急轻重

眩晕临证病势多缓急不一。因虚而发者,病势绵绵,症状较轻,多见于久病、老人及体虚之人;因实而发者,病势急骤,症状较重,多见于初病及壮年、肥人。若眩晕久稽不愈,亦可因实致虚或虚中夹实,而成本虚标实虚实互见之势,症状时轻时重,缠绵难愈,或有变生中风、厥证之虞。

（二）治法方药

眩晕的治疗原则是补虚泻实,调整阴阳。虚者当补益气血,滋养肝肾,填精益髓;实者当潜阳息风,清肝泻火,化痰祛瘀。

眩晕经积极施治,可较快恢复或缓解。但部分以虚证为主或虚实夹杂的患者,恢复较慢。如见肾精不足者,尚可根据阴虚、阳虚之偏倚,而选用六味地黄丸、金匮肾气丸等加减施治;若气血不足者,亦可选用补中益气汤等灵活加减;若偏于痰湿内盛者,亦可酌选泽泻汤、苓桂术甘汤等化裁;若偏于瘀血者,可酌选血汤加减;偏于肝气郁结者,选柴胡疏肝散加减;偏于肝郁化火,肝火上炎者,选羚角钩藤汤加减;偏于肝阴不足者,选一贯煎加减;偏于肝风内动者,选镇肝息风汤加减。总之,辨治眩晕始终要以抓主症、辨主症为核心,在病证相合前提下随证化裁,灵活加减。

【临证要点】

1. 临证要中西合参,精准辨证

眩晕病位在脑,与肝、脾、肾等诸脏关系密切,或因于虚,或发于实,或标本相兼,虚实互见。故要舌、脉、症互参,先理清虚实、标本、缓急等辨证关键,再佐以经颅多普勒、X 线、CT 扫描,以及血脂、血糖等相关的辅助检查,方能恰当选方施治。

2. 遵古不泥古,创新治疗思路

基于"诸风掉眩,皆属于肝"的认识,故从肝论治眩晕有其丰富内涵。由于病人致病因素及病机演变的不同,可表现肝气郁结、肝火上炎,肝阴不足、肝阳上亢和肝风内动等不同的证候。因此,临证当根据病机选择应用疏肝、清肝、养肝、平肝、镇肝诸法。又先贤所谓"无虚不作眩""无痰不作眩"及"久病入络"等认识颇合临床实际,故临证当注重补益虚损,燥湿化痰,活血化瘀等方法的加减应用,注重痰瘀及"微癥瘕"等现代理论认识与眩晕的关联性,在辨证论治基础上,优化创新从痰、从瘀治疗眩晕的思路。

3. 警惕"眩晕乃中风之渐"

眩晕在临床较为多见,其中因肝肾阴亏,肝阳上亢而导致的眩晕最为常见,若治不及时,可导致肝阳暴亢,阳亢化风,夹痰化火,窜走经络,病患常见眩晕头胀,面赤头痛,肢麻震颤,甚则昏倒等症状,甚者可以引发中风之变。必须严密监测血压、神志、肢体肌力、感觉等方面的变化,以防病情突变。

【预防调护】

预防眩晕发生,平素要坚持适当的体育锻炼,保持心情舒畅,防止七情内伤;注意劳逸结合,避免体力、脑力和心理的过度劳累;饮食清淡有节,防止暴饮暴食,少食肥甘厚味及过咸伤肾之品,尽量戒烟戒酒,作息节律尽量合理。已罹患眩晕的病人,应当积极施治并预防中风的发生,注意避免从事高空作业。

眩晕临床渐呈多发、频发趋势,多与形体偏胖、活动偏少、持续过劳以及工作姿势单一有关。诚如《素问·宣明五气》说:"久视伤血,久卧伤气,久坐伤肉,久立伤骨,久行伤筋,是谓五劳所伤。"临证部分眩晕因劳倦所伤,宜加强预防;若已发眩晕者,更要避免突然、剧烈的体位改变和头颈部运动,以防症状反复或加重。部分轻症病人可适当配合手法治疗,并注意颈肩部肌肉锻炼,以缓解临床症状。

【医论精选】

《灵枢·海论》说:"脑为髓之海,其输上在于其盖,下在风府……髓海有余,则轻劲多力,自过其度;髓海不足,则脑转耳鸣,胫酸眩冒,目无所见,懈怠安卧。"

《丹溪心法·头眩》说:"头眩,痰挟气虚并火,治痰为主,挟补气药及降火药。无痰则不作眩,痰因火动。"

《临证指南医案·眩晕》华岫云说:"头为六阳之首,耳目口鼻皆系清空之窍。所患眩晕者,非外来之邪,乃肝胆之风阳上冒耳,甚则有昏厥跌仆之虞。其症有夹痰、夹火、中虚、下虚、治胆、治胃、治肝之分。"

第三节　中　风

中风,又称卒中,是以半身不遂,肌肤不仁,口舌歪斜,言语不利,甚则突然昏仆,不省人事为主要表现的病证。因其发病骤然,变化迅速,有"风者善行而数变"的特点,故名中风。中风发病率高、致残率高、病死率高,严重危害着中老年人的健康。

西医学中的急性脑卒中属本病范畴,可参照本病辨证论治。

春秋战国时期,有关本病始称"仆击""偏枯""薄厥""大厥",认为本病发生与虚邪外袭、膏粱饮食、情绪失控等有关。《灵枢·刺节真邪》说:"虚邪偏客于身半……发为偏枯。"《素问·通评虚实论》说:"仆击、偏枯……肥贵人则膏粱之疾也。"《素问·生气通天论》说:"大怒则形气绝,而血菀于上,使人薄厥。"其病机乃"血之与气,并走于上"所致,预后多不良。《素问·调经论》:"血之与气,并走于上,则为大厥,厥则暴死。气复反则生,不反则死。"

东汉时期,张仲景《金匮要略·中风历节病脉证并治》始有"中风"病名及其专篇,对中风的病因病机、临床特征、诊断和治疗有了较为深入的论述。就病因学发展而言,多以"内虚邪中"立论。"夫风之为病,当半身不遂""络脉空虚,贼邪不泻",并有"邪在于经""邪在于络"和"邪入于腑""邪入于脏"之分类。

金元时期,以"内风"立论。如刘河间《素问玄机原病式·六气为病(四)火类》力主"心火暴甚";李东垣《医学发明·中风有三》认为"正气自虚";朱丹溪《丹溪心法·论中风》主张"湿痰生热";王履《医经溯洄集·中风辨》提出"因于风者,真中风也。因于火、因于气、因于湿者,类中风"。

明清时期,张介宾《景岳全书·非风》明确提出"中风非风"说,认为中风乃"内伤积损"所致。李中梓《医宗必读·卷六》又将中风重证分为闭证和脱证。清代医家叶天士、沈金鳌、尤在泾、王清任分别提出了"水不涵木""因痰而中""肝风内动""气虚血瘀"等中风的病因病机及其治法。

近代医家张伯龙、张山雷、张锡纯进一步认识到本病的发生主要是肝阳化风,气血上逆,直冲犯脑。当代对中风的诊断、治疗、康复、预防等方面逐步形成了较为系统的理论,疗效也有了较大的提高。

【病因病机】

中风的发生主要因内伤积损、情志过极、饮食不节、体态肥盛等,引起虚气留滞,或肝阳暴张,或痰热内生,或气虚痰湿,引起内风旋动,气血逆乱,横窜经脉,直冲犯脑,导致血瘀脑脉或血溢脉外,发为中风。

1. 内伤积损

随着年龄老化,正气自虚,或久病迁延,或恣情纵欲,或劳逸失度,损伤五脏之气阴,气虚则无力运血,脑脉瘀滞;阴虚则不能制阳,内风动越,突发本病。明·李东垣《医学发明·中风有三》说:"凡人年逾四旬,多有此疾。"明·张介宾《景岳全书·非风》说:"非风一证,即时人所谓中风证也。此证多见卒倒,卒倒多由昏愦。本皆内伤积损颓败而然,原非外感风寒所致。"

2. 情志过极

七情所伤,肝气郁结,气郁化火,或暴怒伤肝,肝阳暴张,内风动越,或心火暴甚,风火相扇,血随气逆,引起气血逆乱,上冲犯脑,血溢脉外或血瘀脑脉而发为中风,尤以暴怒引发本病者最为多见,《素问·生气通天论》说:"大怒则形气绝,而血菀于上,使人薄厥。"

3. 饮食不节

过食肥甘厚味醇酒,伤及脾胃,酿生痰热,痰瘀互阻,积热生风,导致脑脉瘀滞而发中风。如《素问·通评虚实论》说:"仆击、偏枯……膏粱之疾也。"近人张山雷《中风斠诠·论昏瞀猝仆之中风无一非内因之风》说:"肥甘太过,酿痰蕴湿,积热生风,致为暴仆偏枯,猝然而发,如有物击使之仆者,故仆击而特著其病源,名以膏粱之疾。"

4. 体态肥盛

肥盛之人多气衰痰湿,易致气血郁滞,因风阳上扰而致血瘀脑脉,发为中风。元·王履《医经溯洄集·中风论辨》说:"凡人年逾四旬气衰之际,或因忧喜忿怒伤其气者,多由此疾,壮年之时无有也,若肥盛则兼之。"清·沈金鳌《杂病源流犀烛·中风源流》说:"肥人多中风……人肥则腠理致密而多郁滞,气血难以通利,故多卒中也。"

本病一年四季均可发生,但与季节变化有关。入冬猝然变冷,寒邪入侵,可影响血脉运行。《素问·调经论》"寒独留,则血凝泣,凝则脉不通",是以容易发中风。现代研究发现,寒冷等环境因素也是导致中风高发的诱因,即古人所谓中风之"外因",但从临床来看,本病以"内因"为主。

中风的主要病机概而论之,有风、火(热)、痰、瘀、虚五端,在一定条件下相互影响,相互转化,引起内风旋动,气血逆乱,横窜经脉,直冲犯脑,导致血瘀脑脉或血溢脉外而发中风。风痰入络,血随气逆,横窜经脉,瘀阻脑脉,则发中风,甚则阳极化风,风火相扇,气血逆乱,直冲犯脑,血溢脉外,神明不清,可致中风神昏。此外,气虚而无力帅血,导致血液留滞不行,血瘀脑脉而发中风,即所谓"虚气留滞";阴虚则不能制阳,内风动越,上扰清窍,也发本病。临床上,五端之间常互相影响,或兼见或同病,如气虚与血瘀并存,痰浊和瘀血互结等。

本病的病变部位在脑,涉及心、肝、脾、肾等多个脏腑。中风急性期,以半身不遂,口舌歪斜,肌肤不仁为主症而无神昏者,为病在经络,伤及脑脉,病情较轻;初期即见神志昏蒙或谵语者,为病入脏腑,伤及脑髓,病情较重。如果起病时神清,但三五日内病情逐渐加重,出现神志昏蒙或谵语者,则是病从经络深入脏腑,病情由轻转重;反之亦然。诚如《金匮要略·中风历节病脉证并治》说:"夫风之为病,当半身不遂……邪在于络,肌肤不仁;邪在于经,即重不胜;邪入于腑,即不识人;邪入于脏,舌即难言,口吐涎。"然而,若风阳痰火,上冲于脑,导致气血逆乱,蒙蔽清窍,则见猝然昏倒,不省人事,肢体拘急等中脏腑之闭证;若风阳痰火炽盛,耗灼阴精,阴损及阳,阴竭阳亡,阴阳离决,则出现口开目合,手撒肢冷,气息微弱等中脏腑之脱证。这些都是中风的重证,可危及患者生命。

本病的病机演变常见于本虚标实之间。急性期以风、火(热)、痰、瘀为主,常见风痰上扰,风火相扇,痰瘀互阻,气血逆乱等"标"实之象。恢复期及后遗症期则以虚中夹实为主,多见气虚血瘀、阴虚阳亢,或血少脉涩、阳气衰微等"本"虚之征。通常情况下,若病情由实转虚,为病情趋于稳定;若病情由虚转实,常见外感或复中之证,则提示病情波动或加重。

此外,中风后可因气郁痰阻而出现情绪低落,寡言少语等郁证之象,也可因元神受损而并发智能缺损或神呆不慧、言辞颠倒等中风神呆表现,还可因风阳内动而出现发作性抽搐、双目上视等痫证表现。凡此种种,都是中风的并发病证,可参考郁证、痴呆、痫证等。

【诊断与鉴别诊断】

(一)诊断

1.急性起病,发展迅速,具备"风性善行而数变"的特点。

2.具备突发半身不遂,肌肤不仁,口舌歪斜,言语謇涩,神志昏蒙主症中 2 项,或主症 1 项加次症 2 项,如头晕,目眩,头痛,步态不稳,呛水呛食,目偏不瞬。

3.症状和体征持续 24 小时以上。

4.多发于年龄在 40 岁以上者。

头颅 MRI 或 CT 检查发现病灶,有助于本病的诊断。

根据病灶性质可分为缺血性中风和出血性中风;根据病情程度,可分为中经络(符合中风诊断标准但无神志异常)和中脏腑(符合中风诊断标准但有神志异常);根据病程时间,可分为急性期(发病后 2 周以内,中脏腑可至 1 个月)、恢复期(2 周到 6 个月)和后遗症期(6 个月以上)。

（二）鉴别诊断

1. 口僻

以口眼歪斜，口角流涎，言语不清为主症，常伴外感表证或耳背疼痛，并无半身不遂，口舌歪斜等症。不同年龄均可罹患。

2. 厥证

昏仆不省人事时间一般较短，多伴有面色苍白，四肢逆冷，一般移时苏醒，醒后无半身不遂，口舌歪斜，言语不利等症。

3. 痉证

以四肢抽搐，颈项强直，甚至角弓反张为特征，甚至昏迷，但无半身不遂，口舌歪斜，言语不利等症状。

4. 痿证

一般起病缓慢，多表现为双下肢痿躄不用，或四肢肌肉萎缩，痿软无力，与中风之半身不遂不同。

【辨证论治】

（一）中经络

1. 风阳上扰

证候：半身不遂，肌肤不仁，口舌歪斜；言语謇涩，或舌强不语；急躁易怒，头痛，眩晕，面红目赤，口苦咽干，尿赤，便干；舌红少苔或苔黄，脉弦数。

证机概要：肝阳上扰，经脉痹阻。

治法：清肝泻火，息风潜阳。

代表方药：天麻钩藤饮（《杂病证治新义》）。

天麻、钩藤、生石决明、川牛膝、益母草、黄芩、栀子、杜仲、桑寄生、朱茯神、首乌藤。

用法：水煎服。

临床运用：若头痛较重，减杜仲、桑寄生，加桑叶、菊花、蔓荆子；若急躁易怒较重，可加生白芍、牡蛎、珍珠母；若兼便秘不通，减杜仲、桑寄生，加生大黄、玄参等。

2. 风痰阻络

证候：肌肤不仁，甚则半身不遂，口舌歪斜；言语不利，或謇涩或不语；头晕目眩；舌质暗淡，舌苔白腻，脉弦滑。

证机概要：风痰上扰，痹阻经脉。

治法：息风化痰，活血通络。

代表方药：半夏白术天麻汤（《医学心悟》）。

天麻、半夏、橘红、茯苓、甘草、白术、生姜、大枣。

用法：水煎服。

临床运用:若眩晕较甚且痰多者,加胆南星、天竺黄、珍珠粉;若肢体麻木,甚则肢体刺痛、痛处不移,加丹参、桃仁、红花、赤芍;若便干便秘,加大黄、黄芩、栀子。风痰瘀结,日久化热,不宜久服本方,以免过于温燥,助热生火。

3.痰热腑实

证候:半身不遂,肌肤不仁,口舌歪斜;言语不利,或言语謇涩;头晕目眩,吐痰或痰多,腹胀,便干或便秘;舌质暗红或暗淡,苔黄或黄腻,脉弦滑或兼数。

证机概要:痰热内盛,或大肠实热。

治法:清热化痰,通腑泻浊。

代表方药:星蒌承气汤(《实用中医内科学》)。

胆南星、全瓜蒌、生大黄、芒硝。

用法:水煎服。

临床运用:若痰涎较多,可合用竹沥汤,即竹沥、生葛汁、生姜汁相合;若头晕较重,加天麻、钩藤、菊花、珍珠母;若舌质红而烦躁不安,彻夜不眠者,加生地黄、麦冬、柏子仁、首乌藤。

4.气虚血瘀

证候:半身不遂,肌肤不仁,口舌歪斜;言语不利,或謇涩或不语;面色无华,气短乏力;口角流涎,自汗,心悸,便溏;手足或偏身肿胀;舌质暗淡或瘀斑,舌苔薄白或腻,脉沉细、细缓或细弦。

证机概要:气虚失养,血瘀阻络。

治法:益气扶正,活血化瘀。

代表方药:补阳还五汤(《医林改错》)。

生黄芪、当归尾、赤芍、川芎、桃仁、红花、地龙,且重用生黄芪。

用法:水煎服。

临床运用:若心悸、气短、乏力明显,加太子参或红参;若肢体肿胀或麻木、刺痛等血瘀重者,加丹参、水蛭、没药、鸡血藤;若肢体拘挛,加穿山甲、水蛭、桑枝;若肢体麻木,加天麻、钩藤、僵蚕;上肢偏废者,加桂枝、桑枝;下肢偏废者,加牛膝、川断、桑寄生、杜仲。

5.阴虚风动

证候:半身不遂,一侧手足沉重麻木,口舌歪斜,舌强语謇;平素头晕头痛,耳鸣目眩,双目干涩,腰酸腿软;急躁易怒,少眠多梦;舌质红绛或暗红,少苔或无苔,脉细弦或细弦数。

证机概要:肝肾阴虚,经脉痹阻。

治法:滋养肝肾,潜阳息风。

代表方药:镇肝息风汤(《医学衷中参西录》)。

生龙骨、生牡蛎、代赭石、白芍、天冬、玄参、龟甲、怀牛膝、川楝子、茵陈、麦芽、甘草。

用法:水煎服。

临床运用:若痰盛者,可去龟甲,加胆南星、竹沥;若心中烦热者,加黄芩、生石膏;若心烦失眠者,加黄连、莲子心、栀子、首乌藤;若头痛重者,可加生石决明、珍珠母、夏枯草、川芎,另外还可酌情加入通窍活络的药物,如地龙、全蝎、红花。

(二)中脏腑

1. 阳闭

证候:突然昏仆,不省人事;牙关紧闭,口噤不开,两手握固,大小便闭,肢体强痉,兼有面赤身热,气粗口臭,躁扰不宁;舌苔黄腻,脉弦滑而数。

证机概要:肝阳暴张,气血上逆。

治法:清热化痰,开窍醒神。

代表方药:羚羊角汤(《医醇賸义》)合用安宫牛黄丸(《温病条辨》)。

羚羊角汤

羚羊角粉、菊花、夏枯草、蝉衣、柴胡、薄荷、生石决明、龟甲、白芍、生地黄、丹皮、大枣。

用法:水煎服。

临床运用:合用安宫牛黄丸辛凉开窍醒脑。若痰盛神昏者,可合用至宝丹或清宫汤;若热闭神昏兼有抽搐者,可加全蝎、蜈蚣,或合用紫雪丹。临床还可选用清开灵注射液或醒脑静注射液静脉滴注。

2. 阴闭

证候:突然昏倒,不省人事;牙关紧闭,口噤不开,两手握固,大小便闭,肢体强痉;面白唇暗,四肢不温,静卧不烦;舌苔白腻,脉沉滑。

证机概要:痰浊上扰,内闭心神。

治法:温阳化痰,开窍醒神。

代表方药:涤痰汤(《济生方》)合用苏合香丸(《太平惠民和济局方》)。

涤痰汤

制胆南星、制半夏、橘红、枳实、茯苓、石菖蒲、竹茹、人参、甘草、生姜、大枣。合用苏合香丸。

用法:水煎服。

临床运用:若四肢厥冷者,加桂枝;若兼风象,加天麻、钩藤;若见戴阳,乃属病情恶化,宜急进参附汤、白通加猪胆汁汤鼻饲,或参附注射液静脉滴注。

3. 脱证

证候:突然昏仆,不省人事,目合口张,鼻鼾息微,手撒遗尿;汗多不止,四肢冰冷;舌痿,脉微欲绝。

证机概要:元气衰微,阴竭阳亡。

治法:回阳固脱。

代表方药:参附汤(《济生方》)。

人参、附子。

用法:水煎服。

临床运用:若汗出不止者,可加炙黄芪、生龙骨、煅牡蛎、山茱萸、醋五味子;阳气恢复后,如又见面赤足冷,虚烦不安,脉极弱或突然脉大无根,是由于真阴亏损,阳无所附而出现虚阳上浮欲脱之证,可用地黄饮子加减,或用参附注射液或生脉注射液静脉滴注。

【辨治备要】

(一)辨证要点

1. 辨中经络与中脏腑(表2-4-1)

表2-4-1　中经络与中脏腑辨别表

	中经络	中脏腑
症状特征	半身不遂,肌肤不仁,口舌歪斜	
神志表现	不伴神志昏蒙或神志恍惚	伴有神志昏蒙或神志恍惚
病变部位	病位较浅	病位较深
病情程度	病情较轻	病情较重

2. 辨闭证与脱证(表2-4-2)

表2-4-2　闭证与脱证辨别表

	闭证	脱证
病性	邪闭于内,多为实证	阳脱于外,多为虚证
症状、舌、脉	神志昏蒙,牙关紧闭,肢体强痉 阳闭:兼面赤身热,口臭气粗,躁扰不宁,舌红苔黄腻,脉弦滑数 阴闭:兼面白唇暗,四肢不温,静卧不烦,痰涎壅盛,舌淡苔黄腻,脉沉滑或缓	昏愦不语,目合口张,肢体松懈,手撒遗尿,鼻鼾息微,汗多肢冷 舌痿,脉微欲绝

3. 辨顺势与逆势

中风急性期中脏腑者有顺势和逆势之象。起病即中脏腑,或突然神昏,四肢抽搐不已,或背腹骤然灼热而四肢发凉,甚至手足厥逆,或见戴阳及呕血,均属逆象,病情危重,预后不良。若神志转清,病情由中脏腑向中经络转化,病势为顺,预后多好。

中风恢复期之后,仍有半身不遂,偏身麻木、言语不利、口舌歪斜等症,均属中风后遗症范畴,多为虚实夹杂证。若渐而痴呆,或阵发癫痫,或抑郁不解等,则为中风继发症或并发症,可参考痴呆、痫证、郁证等章节。

(二)治法方药

中风急性期,当急则治其标,以祛邪为主,常用平肝息风,化痰通腑,活血通络等治法。

中脏腑者,当以醒神开窍为治则,闭证宜清热开窍或化痰开窍,脱证则回阳固脱,如内闭外脱并存,则醒神开窍与扶正固本兼用。

多数患者经过积极治疗后,病情可逐渐恢复或缓解。但也有部分患者留有半身不遂,肌肤不仁,言语不利,吞咽困难等后遗症,辨证多见虚实夹杂,治宜攻补兼施。如中风瘫痪可见肢体强痉而屈伸不利之硬瘫,为阴血亏虚,筋膜拘急所致,常用建瓴汤,以育阴息风、养筋缓急;若肢体瘫软而活动不能之软瘫,为气虚血瘀,筋膜弛缓所致,常用补阳还五汤,以益气活血,强筋振痿。若两者兼夹,宜虚实并治,如大活络丹,调理气血,滋补肝肾,祛瘀化痰,息风通络。若舌强言謇,或言语不清,或舌暗不语,伸舌多偏斜,属风痰入络,舌窍不利,可用神仙解语丹以祛风除痰开窍。

【临证要点】

1. 诊断之要,首在分清中风之缺血与出血

急性中风的分类诊断,除四诊合参之外,还应及时借助头颅 MRI 或 CT 等理化检查,明确是缺血性还是出血性,这对于急性期的治疗选择极为重要。缺血性中风急性期可采用活血化瘀法为主治疗,而对于出血性中风急性期则应慎用活血化瘀法。

2. 治疗之法,需辨证论治而非偏用一法

如张锡纯《医学衷中参西录·医论》云:"今之治偏枯者多主气虚之说,而习用《医林改错》补阳还五汤。"然而,中风偏瘫有因于阴血亏虚,筋膜拘急,也有因于气虚血瘀,筋膜弛缓,临床宜辨证论治,不宜偏用补气。"若不知如此治法,惟确信王勋臣补阳还五之说,于方中重用黄芪,其上升之血益多,脑中血管必将至破裂不止也,可不慎哉!"

3. 临证之时,当参悟古今而非拘泥教材

唐·孙思邈《备急千金要方·治诸风方》根据中风临床特征首分四类,"一曰偏枯,二曰风痱,三曰风懿,四曰风痹"。元末明初王履《医经溯洄集·中风辨》根据中风病因来源继分两类,即"真中风"与"类中风"。清·程国彭《医学心悟·类中风》根据中风症状特点提出分类标准,"凡真中之证,必连经络,多见歪斜偏废之候",此即所谓"偏枯",分型有中经络和中脏腑之别。类中风不以歪斜偏废为主要特征,分型有"风痱""风懿""风痹"之异。诚如清·林珮琴《类证治裁·中风论治》所云:"千金引岐伯论中风,大法有四:一曰偏枯,半身不遂也;二曰风痱,四肢不收也;三曰风懿,奄忽不知人,舌强不能言也;四曰风痹,诸痹类风状也。"可见,本节中风的辨证论治主要针对真中风,而对于类中风尚需参阅相关文献。

【预防调护】

首先,针对中风的危险因素采取预防性干预措施,如避免内伤积损,减少情志过极,改变不良饮食习惯,控制体重,坚持适当运动等,以减少中风的发生风险。对于已经罹患中

风的人,应当积极采取治疗性干预措施,以预防中风再次发生和中风后痴呆、抑郁、癫痫等继发病证的发生,降低病残率和病死率。

其次,中风急重症患者多"五不能",如说话、翻身、咳痰、进食、大小便均不能自主,宜采取针对性调护措施。①严密观察,精心护理,积极抢救,以促进病情向愈,减少后遗症。②采取良肢位卧床休息,同时密切观察神志、瞳神、气息、脉象等情况,若体温超过 39℃,可物理降温,并警惕抽搐、呃逆、呕血及虚脱等变证发生。③保持呼吸道通畅,防止肺部、口腔、皮肤、会阴等部位感染。④尽早进行康复训练,可采取针灸、推拿及相关功能训练,如语言、运动、平衡等训练,并指导病人自我锻炼,促进受损功能的恢复。

【医论精选】

《灵枢·刺节真邪》说:"虚邪偏客于身半,其入深,内居荣卫,荣卫稍衰,则真气去,邪气独留,发为偏枯。"

《金匮要略·中风历节病脉证并治》说:"夫风之为病,当半身不遂,或但臂不遂者,此为痹。脉微而数,中风使然。寸口脉浮而紧,紧则为寒,浮则为虚,寒虚相搏,邪在皮肤。浮者血虚,络脉空虚,贼邪不泻,或左或右,邪气反缓,正气即急,正气引邪,喝僻不遂。邪在于络,肌肤不仁;邪在于经,即重不胜;邪入于腑,即不识人;邪入于脏,舌即难言,口吐涎。"

《临证指南医案·中风》说:"今叶氏发明内风,乃身中阳气之变动。肝为风脏,因精血衰耗,水不涵木,木少滋荣,故肝阳偏亢,内风时起。治以滋液息风,濡养营络,补阴潜阳……或风阳上僭,痰火阻窍,神志不清,则有至宝丹芳香开窍,或辛凉清上痰火。"

《任继学经验集》说:"中风是脑部血脉为患……中风是中医内科常见病之一,素有四大难证称谓……然成病由多端,概言之,有四个方面:一为情志不遂,过喜过怒;二则饮贪不节,恣食肥甘;三为年老体弱,久病多痰之一;四亦可由于烟酒无度,将息失宜,房劳不节等病因,致气血不和者。"

第五章 脾胃系病证

第一节 胃 痛

胃痛,又称胃脘痛,是以上腹胃脘部近心窝处疼痛为主症的病证。临床主要表现为上腹疼痛不适。

西医学中急性胃炎、慢性胃炎、胃溃疡、十二指肠溃疡等病以上腹部疼痛为主要症状者,属于中医学胃痛范畴,均可参考本病进行辨证论治。

"胃脘痛"之名最早记载于《黄帝内经》,《灵枢·邪气脏腑病形》说:"胃病者,腹䐜胀,胃脘当心而痛。"首先提出胃痛的发生与肝、脾有关。《素问·六元正纪大论》说:"木郁之发……民病胃脘当心而痛。"《灵枢·经脉》说:"脾足太阴之脉……入腹属脾络胃……""是动则病舌本强,食则呕,胃脘痛,腹胀善噫,得后与气则快然如衰。"

唐宋以前的医学文献多称胃脘痛为心痛,且与属于心经本身病变的心痛相混。如东汉·张仲景《伤寒论·辨太阳病脉证并治》说:"伤寒六七日,结胸热实,脉沉而紧,心下痛,按之石硬,大陷胸汤主之。"这里的心下痛实指的是胃脘痛。唐·王焘《外台秘要·心痛方》说:"足阳明为胃之经,气虚逆乘心而痛,其状腹胀归于心而痛甚,谓之胃心痛也。"这里说的心痛也是指胃脘痛。宋代之后医家对胃痛与心痛混谈提出质疑,宋·陈言《三因极一病证方论·九痛叙论》说:"夫心痛者,在方论有九痛,《内经》则曰举痛,一曰卒痛,种种不同,以其痛在中脘,故总而言曰心痛,其实非心痛也。"

金元时期,金·李东垣《兰室秘藏》首立"胃脘痛"一门,将胃脘痛的证候、病因病机和治法明确区分于心痛,使胃痛成为独立的病证。

此后,明清时期进一步澄清了心痛与胃痛相互混淆之论,提出了胃痛的治疗大法,丰富了胃痛的内容。王肯堂《证治准绳·心痛胃脘痛》说:"或问丹溪言痛即胃脘痛然乎?曰:心与胃各一脏,其病形不同,因胃脘痛处在心下,故有当心而痛之名,岂胃脘痛即心痛者哉?"虞抟《医学正传·胃脘痛》说:"古方九种心痛……详其所由,皆在胃脘,而实不在于心也。"说:"气在上者涌之,清气在下者提之,寒者温之,热者寒之,虚者培之,实者泻之,结者散之,留者行之。"其同时指出,要从辨证去理解和运用"通则不痛"之法:"夫通者不痛,理也。但通之之法,各有不同。调气以和血,调血以和气,通也;下逆者使之上行,中结者使之旁达,亦通也;虚者助之使通,寒者温之使通,无非通之之法也。"此为后世辨治胃痛奠定了基础。叶天士在胃痛治疗方面重视通阳化浊,滋养胃阴,注重调理气机,强调脾胃分治,同时对于久痛入络者重视活血化瘀通络。近代张锡纯、章次公等认识到本病与邪侵膜损有关。当代对胃痛有更全面的认识,中医宏观辨证结合消化内镜下微观辨病,在诊断、治疗方面更加成熟与完善。

【病因病机】

胃痛的发生,主要由外邪犯胃、饮食伤胃、情志不畅和脾胃素虚等,导致胃气郁滞,胃失和降,而发生胃痛。

1. 感受外邪

外感寒、热、湿诸邪,内客于胃,皆可致胃脘气机阻滞,不通则痛。其中尤以寒邪为多,《素问·举痛论》说:"寒气客于肠胃之间,膜原之下,血不能散,小络急引,故痛。"寒邪伤胃可引起胃气阻滞,胃失和降而发生胃痛,正所谓"不通则痛"。

2. 内伤饮食

饮食不节,或过饥过饱,损伤脾胃,胃气壅滞,致胃失和降,不通则痛。五味过极,辛辣无度,肥甘厚腻,饮酒如浆,则蕴湿生热,伤脾碍胃,气机壅滞。如《医学正传·胃脘痛》说:"致病之由,多由纵恣口腹,喜好辛酸,恣饮热酒煎煿,复餐寒凉生冷,朝伤暮损,日积月深……故胃脘疼痛。"宿食积滞胃脘,久则郁而化热,湿热相搏,阻遏中焦气机,气机升降失和,发为胃痛。

3. 情志失调

忧思恼怒,伤肝损脾,肝失疏泄,横逆犯胃,脾失健运,胃气阻滞,均致胃失和降,而发胃痛。如《沈氏尊生书·胃痛》说:"胃痛,邪干胃脘病也……惟肝气相乘为尤甚,以木性暴,且正克也。"气滞日久或久痛入络,可致胃络血瘀。《临证指南医案·胃脘痛》说:"胃痛久而屡发,必有凝痰聚瘀。"肝气久郁,既可出现化火伤阴,又能导致瘀血内结,病情至此,则胃痛加重,每每缠绵难愈。

4. 体虚久病

脾胃为仓廪之官,主受纳及运化水谷,若素体脾胃虚弱,运化失职,气机不畅,或中阳不足,中焦虚寒,失其温养而发生疼痛。若禀赋不足,后天失调,或饥饱失常,劳倦过度,以及久病正虚不复等,均能引起脾气虚弱,脾阳不足,则寒自内生,胃失温养,致虚寒胃痛。

本病病位在胃,与肝、脾密切相关,基本病机为胃气郁滞,胃失和降,不通则痛。胃痛早期由外邪、饮食、情志所伤者,多为实证;后期常为脾胃虚弱,但往往虚实夹杂,如脾胃虚弱夹湿、夹瘀等。胃痛的病理因素主要有气滞、寒凝、热郁、湿阻、血瘀。胃痛的病理变化比较复杂,胃痛日久不愈,脾胃受损,可由实证转为虚证。若因寒而痛者,寒邪伤阳,脾阳不足,可成脾胃虚寒证;若因热而痛,邪热伤阴,胃阴不足,则致阴虚胃痛。虚证胃痛又易受邪,如脾胃虚寒者易受寒邪;脾胃气虚又可饮食停滞,出现虚实夹杂证。

此外,胃痛还可以衍生变证,如胃热炽盛,迫血妄行,发生吐血;或脾气虚竭,不能统血,而致便血;吐血、便血、大量出血,可致气随血脱,危及生命。若脾胃运化失职,湿浊内生,郁而化热,火热内结,腑气不通,腹痛剧烈拒按,可导致大汗淋漓,四肢厥逆的厥脱危证;或日久成瘀,气机壅塞,胃失和降,胃气上逆,致呕吐、反胃。若胃痛日久,痰瘀互结,壅塞胃脘,可形成噎膈。

【诊断与鉴别诊断】

(一)诊断

1.上腹近心窝处胃脘部发生疼痛为特征,其疼痛有胀痛、刺痛、灼痛、隐痛等不同的性质。

2.常伴食欲不振,恶心呕吐,嘈杂泛酸,嗳气吞腐等上消化道症状。

3.以中青年居多,多有反复发作病史,发病前多有明显的诱因,如天气变化、恼怒、劳累、暴饮暴食、饥饿、进食生冷干硬辛辣醇酒,或服用有损脾胃的药物等。

电子胃镜、上消化道造影等有助于本病的诊断。

(二)鉴别诊断

1.真心痛

真心痛是心经病变所引起的心痛证。多见于老年人,为当胸而痛,其多刺痛,动辄加重,痛引肩背,常伴心悸气短,汗出肢冷,病情危急。《灵枢·厥论》说:"真心痛,手足青至节,心痛甚,旦发夕死,夕发旦死。"其病变部位、疼痛程度与特征、伴随症状及预后等方面,与胃痛有明显区别。

2.胁痛

胁痛是以胁部疼痛为主症,可伴发热恶寒,或胸闷太息,极少伴嘈杂泛酸,嗳气吐腐。肝气犯胃的胃痛有时亦可攻痛连胁,但仍以胃脘部疼痛为主症,两者具有明显的区别。

3.腹痛

腹痛是以胃脘部以下,耻骨毛际以上整个位置疼痛为主症。胃痛是以上腹胃脘部近心窝处疼痛为主症,两者仅就疼痛部位来说,是有区别的。但胃处腹中,与肠相连,因而胃痛可以影响及腹,而腹痛亦可牵连于胃,这就要从其疼痛的主要部位和如何起病来加以辨别。

【辨证论治】

1. 寒邪客胃

证候:胃痛暴作,恶寒喜暖,得温痛减,遇寒加重,口淡不渴,或喜热饮;舌淡苔薄白,脉弦紧。

证机概要:寒凝胃脘,气机郁滞。

治法:温胃散寒,行气止痛。

代表方药:香苏散(《太平惠民和剂局方》)合良附丸(《良方集腋》)。

香苏散

香附、紫苏叶、陈皮、甘草。

用法:水煎服。

良附丸

高良姜、香附。

用法:水煎服。

临床运用:若恶寒、头痛者,加防风、藿香等;若胸脘痞闷,胃纳呆滞,嗳气或呕吐者,加枳实、神曲、鸡内金、制半夏、生姜等。

2. 宿食积滞

证候:胃脘疼痛,胀满拒按,嗳腐吞酸,或呕吐不消化食物,其味腐臭,吐后痛减,不思饮食,大便不爽,得矢气及便后稍舒;舌苔厚腻,脉滑。

证机概要:饮食积滞,壅阻胃气。

治法:消食导滞,和胃止痛。

代表方药:保和丸(《丹溪心法》)。

山楂、神曲、半夏、茯苓、陈皮、连翘、莱菔子。

用法:水煎服。

临床运用:若脘腹胀甚者,加枳实、砂仁、槟榔;若呃逆较甚者,加旋覆花、代赭石等;若胃脘胀痛而便秘者,加黄连、大黄、火麻仁。

3. 肝胃郁热

证候:胃脘灼痛,烦躁易怒,烦热不安,胁胀不舒,泛酸嘈杂,口干口苦;舌红苔黄,脉弦或数。

证机概要:肝郁化火。

治法:平逆散火,泄热和胃。

代表方药:化肝煎(《景岳全书》)。

青皮、陈皮、白芍、丹皮、栀子、泽泻、浙贝母。

用法:水煎服。

临床运用:若胃痛甚者,加延胡索、川楝子;若胸胁胀满,烦躁易怒甚者,加柴胡、重用白芍、香附等;若口苦,小便短赤者,加柴胡、黄芩、茯苓、车前草等。

4.肝气犯胃

证候:胃脘胀痛,痛连两胁,遇烦恼则痛作或痛甚,嗳气、矢气则痛舒,胸闷嗳气,喜长叹息,大便不畅;舌苔多薄白,脉弦。

证机概要:肝气郁结,横逆犯胃。

治法:疏肝解郁,理气止痛。

代表方药:柴胡疏肝散(《景岳全书》)。

柴胡、芍药、川芎、香附、陈皮、枳壳、甘草。

用法:水煎服。

临床运用:若胃痛较甚者,加延胡索、川楝炭等;若胃痛剧烈,嗳气较频者,加沉香、木香等;若泛酸者,加乌贼骨、煅瓦楞子。

5.湿热中阻

证候:胃脘疼痛,痛势急迫,脘闷灼热,口干口苦,口渴而不欲饮,纳呆恶心,小便色黄,大便不畅;舌红,苔黄腻,脉滑数。

证机概要:湿热蕴结,胃气痞阻。

治法:清化湿热,理气和胃。

代表方药:清中汤(《证治准绳》)。

黄连、栀子、草豆蔻、半夏、茯苓、陈皮、甘草。

用法:水煎服。

临床运用:若湿偏重者,加苍术、藿香;若热偏重者加蒲公英、黄芩;若恶心呕吐者,加橘皮、竹茹;若大便秘结者,可加大黄;若气滞腹胀者,加枳壳、厚朴;若纳呆少食者,加山药、鸡内金、炒谷芽。

6.瘀血停滞

证候:胃脘刺痛,痛有定处,按之痛甚,食后加剧,入夜尤甚,或见吐血,黑便;舌质紫暗或有瘀斑,脉涩。

证机概要:瘀停胃络,脉络壅滞。

治法:化瘀通络,理气和胃。

代表方药:失笑散(《太平惠民和剂局方》)合丹参饮(《时方歌括》)。

失笑散

蒲黄、五灵脂。

用法:水煎服。

丹参饮

丹参、檀香、砂仁。

用法:水煎服。

临床运用:前方活血行瘀,散结止痛;后方调气化瘀。若胃痛甚者,加延胡索、木香、郁金、枳壳;若四肢不温,舌淡脉弱者,加党参、黄芪;便黑加三七、白及;若口干咽燥,舌光无苔,加生地、麦冬。

7. 胃阴不足

证候:胃脘隐隐灼痛,似饥而不欲食,口燥咽干,五心烦热,消瘦乏力,口渴思饮,大便干结;舌红少津,脉细数。

证机概要:胃阴不足,润降失司。

治法:养阴益胃,和中止痛。

代表方药:一贯煎(《柳州医话》)合芍药甘草汤(《伤寒论》)。

一贯煎

沙参、麦冬、生地、枸杞子、当归、川楝子。

用法:水煎服。

芍药甘草汤

芍药、甘草。

用法:水煎服。

临床运用:若胃脘灼痛,嘈杂泛酸者,加黄连、吴茱萸(少许)、珍珠粉、海螵蛸、牡蛎;胃脘胀痛较剧,兼有气滞,加厚朴花、玫瑰花、佛手;大便干燥难解,加瓜蒌仁、火麻仁;若阴虚胃热,加石斛、知母、黄连。

8. 脾胃虚寒

证候:胃痛隐隐,绵绵不休,喜温喜按,空腹痛甚,得食则缓,劳累或受凉后发作或加重,泛吐清水,神疲纳呆,四肢倦怠,手足不温,大便溏薄;舌淡苔白,脉虚弱或迟缓。

证机概要:中焦虚寒,胃失温养。

治法:温中健脾,和胃止痛。

代表方药:黄芪建中汤(《金匮要略》)。

黄芪、桂枝、芍药、生姜、甘草、大枣、饴糖。

用法:水煎服。

临床运用:泛吐清水较多,加干姜、制半夏、陈皮、茯苓;泛酸,可去饴糖,加黄连、炒吴茱萸、乌贼骨、煅瓦楞子;胃脘冷痛,里寒较甚,呕吐,肢冷,加理中丸;若兼有形寒肢冷,腰膝酸软,可用附子理中汤;无泛吐清水,无手足不温者,可改用砂半理中汤。

【辨治备要】

(一)辨证要点

1. 辨虚实

实者多痛剧,固定不移,拒按,脉盛;虚者多痛势徐缓,痛处不定,喜按,脉虚。

2. 辨寒热

胃痛遇寒则痛甚,得温则痛减,为寒证;胃脘灼痛,痛势急迫,遇热则痛甚,得寒则痛减,为热证。

3. 辨在气在血

一般初病在气,久病在血。在气者,有气滞、气虚之分。其中,气滞者多见胀痛,或涉及两胁,或兼见恶心呕吐、嗳气频频,疼痛与情志因素显著相关;气虚者,指脾胃气虚,除见胃脘疼痛或空腹痛外,兼见饮食减少,食后腹胀,大便溏薄,面色少华,淡脉弱等。在血者,疼痛部位固定不移,痛如针刺,舌质紫暗或有瘀斑,脉涩,或兼见呕血、便血。

4. 辨兼夹证

各证往往不是单独出现或一成不变的,而是互相转化和兼杂,如寒热错杂、虚中夹实、气血同病等。

（二）治法方药

1. 疏肝理气

肝疏泄功能正常,气顺则通,胃自安和,即所谓"治肝可以安胃"。素体脾胃虚弱,或饮食、劳累损伤脾胃,中焦运化失职,气机壅滞,也会影响肝之疏泄功能,即"土壅木郁",此时当培土泄木。而调肝之品多属于辛散理气药,理气药亦可和胃行气止痛,或顺气消胀,最适用于胃病之胃痛脘痞,嗳气恶心,故有"治胃病不理气非其治也"之说。治疗常应用柴胡、香附、香橼等疏肝理气药。

2. 活血通络

肝失疏泄,木郁土壅,气滞则血瘀。故胃病初期在气,气滞日久影响血络通畅,可致血瘀胃络。从症状辨证,可见胃痛固定、持续,时而刺痛,舌质暗红或有瘀斑、瘀点等瘀象。治疗应重视丹参、莪术等活血祛瘀药的运用。

3. 清解郁热

宿食、痰饮积于中焦,气机不畅,日久郁而化热,当病人出现口干口苦,潮热自汗,大便干结或黏腻,舌苔变黄之时,显示郁热在内。治疗可适当选用清热药,如蒲公英、连翘、黄连等。

4. 健脾益胃

慢性胃痛病程长,病情缠绵,多见虚象。治疗需补虚以固本。慢性胃痛的虚证主要有脾气虚弱和胃阴不足,可分别选用补中益气汤或沙参麦冬汤加减。对于同时存在脾气虚弱和胃阴不足,具有气阴两虚之候者,可益气养阴,健脾养胃并举。治疗常选用麦冬、玉竹、石斛等。

【临证要点】

胃痛的临证要点按"脏腑阴阳升降—在经（气）、入络（血）—奇经（肾）"这条轴线展开。

1. 胃痛的基本病机是胃气郁滞,胃失和降,"不通则痛"。在病变过程中,各种病理因素可直接导致脾胃升降反常、纳运失调、燥湿不济,而纳运失调和燥湿不济最终可导致中焦气机升降反常,临证治疗应重视调畅气机。

2. 机体感受外邪,饮食不节,七情内伤,伤及于胃,胃气失和,气机郁滞,不通则痛;若素体脾胃虚弱,胃失濡养,不荣则痛,此为疾病发展前期;胃痛日久不愈,病及血分,血行不畅,内生瘀血,阻遏胃络,可见胃痛如针刺,痛处固定,夜间痛甚,舌质见瘀点、瘀斑,舌下脉络迂曲,还可衍生变证,例如瘀阻胃络,阻碍气血正常运行,不能循常道而外溢,可伴见呕血、黑便。大量出血,气随血脱,亡阳厥脱,甚至危及生命,临证治疗应辨证准确,如有久病入络之象,应及早投以活血化瘀之品。

3.《素问·水热穴论》说:"肾者胃之关也。"肾为先天之本,脾胃为后天之本,肾之命门火有温养脾胃之土的作用,肾水亦能滋土,而肾功能的正常发挥也离不开脾胃滋养之功。《脾胃论》中说:"内伤脾胃,百病由生。"胃痛久之不愈,多次发作,脾胃受损,则实证变为虚证,脾胃虚则不能化生充足的精微津液,易发展为脾肾两虚,在脾虚症状的基础上,往往伴随腰膝酸软,畏寒肢冷,五更泻等肾虚症状,临证应重视"久病及肾",治疗上兼顾脾肾,温肾以健脾之升运,滋肾以助胃之和降。

【预防调护】

本病发病,多与情志不遂、饮食不节有关,故在预防上要重视精神与饮食的调摄。患者要养成有规律的生活与饮食习惯,忌暴饮暴食,饥饱不匀。

胃痛时作者,尤需注意饮食调护,以清淡易消化的食物为宜,避免辛辣刺激、煎炸之品。同时保持乐观的情绪,避免过度劳累与紧张,亦有助于预防胃痛反复。此外,若胃痛衍生变证。如合并呕血或便血等病证者,应绝对卧床休息,紧密观察其神志、肌肤温度等情况,以防病证急变。

【医论精选】

《素问·至真要大论》说:"厥阴司天,风淫所胜……民病胃脘当心而痛""太阳之胜,凝栗且至……寒厥入胃,则内生心痛"。

《三因极一病证方论·九痛叙论》说:"若十二经络外感六淫,则其气闭塞,郁于中焦,气与邪争,发为疼痛,属外所因;若五脏内动,汩以七情,则其气痞结,聚于中脘,气与血搏,发为疼痛,属内所因;饮食劳逸……使脏气不平,痞隔于中,食饮遁疰,变乱肠胃,发为疼痛,属不内外因。"

《景岳全书·心腹痛》说:"胃脘痛证,多有因食、因寒、因气不顺者……因虫、因火、因痰、因血者……惟食滞、寒滞、气滞者最多,其有因虫、因火、因痰、因血者,皆能作痛,大多暴痛者多由前三证,渐痛者多有后四证。"

《丹溪心法》说:"郁而生热,或素有热,虚热相搏,结郁于胃脘而痛;或有食积痰饮;或气与食相郁不散,停结胃口而痛。"

《临证指南医案·胃脘痛》说:"夫痛则不通,通字须究气血阴阳,便是看诊要旨意""初病在经,久病入络,以经主气,络主血,则可知其治气治血之当然也。凡气既久阻,血亦应病,循行之脉络自痹,而辛香理气,辛柔和血之法,实为对待必然之理"。

第二节 胃 痞

胃痞,又称痞满,是指以自觉心下痞塞,触之无形,按之柔软,压之无痛为主要症状的病证。临床主要表现为上腹胀满不舒,如延及中下腹部则称为脘腹胀满。

西医学中的慢性胃炎、胃下垂和功能性消化不良等属于本病范畴,可参照本病辨证论治。

春秋战国时期,本病始称为"否""否塞""否隔"等,《素问·五常政大论》说:"备化之纪……其令湿,其藏脾……其病否……""卑监之纪……其发濡滞,其藏脾……其病留满否塞",并认为其病因是饮食不节、起居不时和寒气为患等。《素问·太阴阳明论》说:"饮食不节,起居不时者,阴受之。阴受之则入五脏,入五脏则膜满闭塞。"《素问·异法方宜论》说:"脏寒生满病。"《素问·至真要大论》说:"太阳之复,厥气上行……心胃生寒,胸膈不利,心痛否满。"

东汉·张仲景《伤寒论》中首见痞满病名,《伤寒论·辨太阳病脉证并治下》说:"若心下……但满而不痛者,此为痞,柴胡不中与之,宜半夏泻心汤。"在本条中,张仲景创制半夏泻心汤治疗误下所导致的邪热内陷,脾胃受伤,湿浊壅聚之胃痞,并通过硬痛与否把它与结胸进行了鉴别,同时创诸泻心汤治疗不同类型的胃痞,一直为后世医家所效法。

隋唐至金元时期,医家对胃痞的理解逐渐深刻而具体。隋·巢元方《诸病源候论·诸否候》在病机病位的角度阐述道,"诸否者,营卫不和,阴阳隔绝,脏腑否塞而不宣,故谓之否""其病之候,但腹内气结胀满,闭塞不通"。金元时期,朱震亨《丹溪心法·痞》说"痞者与否同,不通泰也",并与胀满进行了鉴别,"胀满内胀而外亦有形,痞者内觉痞闷,而外无胀急之形也"。至明代,张介宾在《景岳全书·痞满》说:"痞者,痞塞不开之谓;满者,胀满不行之谓。盖满则近胀,而痞则不必胀也。"其通过辨证虚实提出不同的治法:"凡有邪有滞而痞者,实痞也;无物无滞而痞者,虚痞也。有胀有痛而满者,实满也;无胀无痛而满者,虚满也。实痞、实满者,可消可散;虚痞、虚满者,非大加温补不可。"此对后世痞满诊治颇有指导意义。

【病因病机】

胃痞的发生主要因感受外邪、内伤饮食、情志失调、体虚久病等,引起营卫不和,气机不畅,或食滞内停,痰湿中阻,或肝郁气滞,横逆犯脾,或运化无力,气机呆滞,进而导致脾胃纳运失职,清阳不升,浊阴不降,升降失司,发为胃痞。

1.感受外邪

外感寒邪,卫行不畅,气滞于内,或误下伤中,邪气乘虚内陷,结于胃脘,阻塞中焦气机,升降失司,遂成痞满。《伤寒论·辨太阳病脉证并治下》说:"脉浮而紧,而复下之,紧反入里,则作痞,按之自濡,但气痞耳……伤寒大下后,复发汗,心下痞"。

2.内伤饮食

饮食不节,恣足口欲,纵享冷饮生鲜,嗜食肥甘厚味,贪饮酒浆醪醴,越脾胃运化之权,饮食化积,痰湿内生,气机被阻,而生痞满。《兰室秘藏·中满腹胀》说:"或多食寒凉及脾胃久虚之人,胃中寒则胀满,或脏寒生满病。"又说:"亦有膏粱之人,湿热郁于内而成胀满者。"又如《赤水玄珠·痞气门》说:"至于酒积杂病,下之太过,亦作痞。"

3.情志失调

抑郁恼怒,情志不遂,肝气郁滞,失于疏泄,横逆乘脾犯胃,脾胃升降失常,或忧思伤脾,脾气受损,运化不利,胃腑失和,气机不畅,发为痞满。如《景岳全书·痞满》说:"怒气暴伤,肝气未平而痞。"《诸病源候论》说:"由忧恚气积,或坠堕内损所致。"

4.体虚久病

先天禀赋不足,素体脾胃气虚,中焦升降无力,或气虚日久渐至阳虚,寒邪伤中,中焦失于温运,或痰湿之邪、肝气郁滞日久化火伤阴,阴津伤则胃失濡养,受纳腐熟无权,而成虚痞。《普济方·虚劳心腹痞满》说:"夫虚劳之人,气弱血虚,荣卫不足,复为寒邪所乘,食饮入胃,不能消化,停积于内,故中气痞塞,胃胀不通,故心腹痞满也。"

胃痞的主要病机,概括起来包括外邪、积滞、痰湿、气滞、体虚,既可单独出现,又可相兼为患,致使邪气困阻,脾不升清,胃不降浊,中焦气机壅滞,发为胃痞,《素问·阴阳应象大论》说,"浊气在上,则生䐜胀"。外邪误治,入里伤中;湿邪困脾,暑湿交阻;饮食化积,气滞不行,兼生痰湿,困阻中焦,升降失职,发为胃痞。此外,久病愈后,或禀赋不足,脾胃虚弱,不耐邪扰,气虚运化无力,饮食不消,滞于中焦,而发胃痞。甚则阳虚自寒,触冷即作;阴虚之胃和降失司,阴火上扰,浊气不降,壅滞中焦,而致胃痞。临床上虚实兼夹,寒热错杂更为多见。

本病发病部位在胃,与肝、脾关系密切。胃痞初期,多为实证,因外邪入里,食滞内停,痰湿中阻等诸邪干胃,胃痞的同时可兼有恶寒发热,嗳腐吞酸,纳呆呕恶,身重困倦等相关症状;肝郁气滞,横逆犯胃,还可见胸胁胀满,心烦易怒,口苦咽干等症状。实痞日久,正气日渐消耗,可由实转虚,兼见神疲乏力,少气懒言,甚或四肢不温,按揉觉舒等气虚阳虚之证,或饥不欲食,大便秘结的胃阴虚之证。脾胃虚弱,易招致病邪内侵,形成虚实夹杂,寒热错杂之证。

此外,胃痞日久不愈,可因气血运行不畅,不通则痛,兼见胃痛,或脉络瘀滞,血络损伤,出见吐血、黑便;亦可因津液耗损,痰热内结,瘀浊内阻而生积聚、噎膈等病变。

【诊断与鉴别诊断】

（一）诊断

1. 临床以胃脘痞塞,满闷不舒为主症,或伴纳呆,早饱,嗳气,并有按之柔软,压之不痛,望无胀形的特点。

2. 发病缓慢,时轻时重,反复发作,病程漫长。

3. 多由饮食、情志、寒温等因素诱发。

电子胃镜、X 线钡餐检查、B 超、腹部 CT、病理组织活检、幽门螺杆菌检查有助于临床诊断与鉴别诊断。

（二）鉴别诊断

1. 聚证

以腹中气聚,攻窜胀痛,时作时止为主症,发作时可见腹部有气聚胀满的表现,但一般扪不到包块,易与胃痞鉴别。

2. 气鼓

以腹部胀大如鼓,中空无物,小便不利为主症,甚或全身肿胀,但按之皮肉不如泥,从病位及表现不难鉴别。

【辨证论治】

（一）实痞

1. 外寒内滞

证候:脘腹痞闷,不思饮食,嗳气呕恶,恶寒发热,头痛无汗,身体疼痛,大便溏薄;舌苔薄白或白腻,脉浮紧或濡。

证机概要:外感风寒,气滞于中。

治法:理气和中,疏风散寒。

代表方药:香苏散(《太平惠民和剂局方》)。

苏叶、香附、陈皮、炙甘草。

用法:水煎服。

临床运用:若脘痞较甚,痰多苔腻者,加藿香、木香、半夏、砂仁;纳呆食少,加山药、鸡内金、谷芽;鼻塞声重,时欲叹息者,加羌活、苍术、紫苏梗、细辛(少许);头痛较甚,可加川芎、白芷、蔓荆子。

2. 饮食内停

证候:脘腹痞胀,进食尤甚,嗳腐吞酸,恶食呕吐,或大便不调,矢气频作,臭如败卵;舌苔厚腻,脉滑。

证机概要:饮食停滞,胃腑失和。

治法:消食和胃,行气消痞。

代表方药:保和丸(《丹溪心法》)。

山楂、神曲、半夏、茯苓、陈皮、连翘、莱菔子。

用法:水煎服。

临床运用:若纳差,加鸡内金、谷芽、麦芽;脘腹胀满,加枳壳、厚朴;食积化热,大便秘结,加大黄;脾虚便溏,加焦白术、炒扁豆。

3. 痰湿中阻

证候:脘腹痞塞不舒,胸膈满闷,头晕目眩,身重困倦,呕恶纳呆,口淡不渴,小便不利;舌苔白厚腻,脉沉滑。

证机概要:痰湿阻滞,脾失健运。

治法:燥湿健脾,化痰理气。

代表方药:二陈平胃散(《症因脉治》)。

半夏、茯苓、陈皮、甘草、苍术、厚朴。

用法:水煎服。

临床运用:若痰湿盛而胀满甚,加枳实、紫苏梗;气逆不降,嗳气不止者,加旋覆花、代赭石、沉香、枳实;痰湿郁久化热而口苦,舌苔黄者,加黄连;兼脾胃虚弱者加党参、白术、砂仁。

4. 寒热错杂

证候:心下痞满,纳呆呕恶,嗳气不舒,肠鸣下利;舌淡苔腻,脉濡或滑。

证机概要:寒热夹杂,气机不利。

治法:辛开苦降,寒热平调。

代表方药:半夏泻心汤(《伤寒论》)。

半夏、黄芩、黄连、干姜、人参、炙甘草、大枣。

用法:水煎服。

临床运用:若泄泻、恶心、呕吐明显者,减干姜,加重生姜;纳呆,加山药、鸡内金、谷芽;嘈杂不舒,可合用左金丸;舌苔厚腻,可去人参、大枣,加砂仁、枳实、瓜蒌;下利较甚,完谷不化者,重用炙甘草,可配合陈皮、炒白术、茯苓。

5. 肝郁气滞

证候:脘腹痞闷,胸胁胀满,心烦易怒,善太息,呕恶嗳气,或吐苦水,大便不爽;舌淡红,苔薄白,脉弦。

证机概要:肝气犯胃,气机逆乱。

治法:疏肝解郁,和胃消痞。

代表方药:越鞠丸(《丹溪心法》)合枳术丸(《内外伤辨惑论》)。

越鞠丸

苍术、香附、川芎、神曲、栀子。

用法:水煎服。

枳术丸

枳实、白术。

用法:水煎服。

临床运用:前方长于疏肝解郁,善解气、血、痰、火、湿、食六郁;后方消补兼施,长于健脾消痞。若气郁明显,胀满较甚者,酌加柴胡、郁金、厚朴等;郁而化火,口苦而干者,加黄连、黄芩、花粉;呕恶明显,加姜半夏、生姜;嗳气甚者,加沉香。

(二)虚痞

1. 脾胃虚弱

证候:脘腹满闷,时轻时重,喜温喜按,纳呆便溏,神疲乏力,少气懒言,语声低微;舌质淡,苔薄白,脉细弱。

证机概要:脾胃虚弱,健运失职。

治法:补气健脾,理气除满。

代表方药:香砂六君子汤(《医方集解》)。

人参、白术、茯苓、炙甘草、陈皮、半夏、砂仁、木香。

用法:水煎服。

临床运用:若闷胀较甚者,去甘草,加枳壳、厚朴;四肢不温,便溏泄泻者,加干姜、制附子;纳呆厌食者,加砂仁、鸡内金、谷芽;舌苔厚腻,湿浊内蕴,加苍术、厚朴;若兼中气下陷者,加黄芪、升麻。

2. 胃阴不足

证候:脘腹痞闷,嘈杂,饥不欲食,恶心嗳气,口燥咽干,大便秘结;舌红少苔,脉细数。

证机概要:胃阴亏虚,胃失濡养。

治法:养阴益胃,调中消痞。

代表方药:益胃汤(《温病条辨》)。

沙参、麦冬、生地、玉竹、冰糖。

用法:水煎服。

临床运用:若津伤较重者,加石斛、花粉;腹胀较著者,加陈皮、枳壳、厚朴花;食滞者加山楂、健曲、麦芽;便秘者,加玄参、火麻仁。

【辨治备要】

（一）辨证要点

1. 辨实痞与虚痞（表2-5-1）

表2-5-1　实痞与虚痞辨别表

	实　痞	虚　痞
症状特征	因受邪不同,可见嗳腐吞酸,身重困倦,口苦口干,心烦易怒,舌腻,脉滑或弦	脾胃气虚,神疲乏力,面色苍白或黄,舌淡脉弱;脾胃阴虚,饥不欲食,舌红少苔,脉细
易发人群	青壮年	中老年
病情特点	邪去则正安,易得易愈	虚不耐邪扰,容易反复

2. 辨热痞与寒痞

热痞多因饮食、痰湿、气郁阻于胃腑,而阳明热盛,化为热邪,兼见面色潮红,自汗面垢,嗳腐吞酸,口中异味,口干口苦,矢气臭秽,大便秘结或黏腻不爽等症;或胃阴不足,兼见饥不欲食,口干咽燥,形体消瘦等症。治当泻热消痞或养阴。寒痞多因外寒直中,如表寒入里,饮食生冷,寒邪凝滞,困阻脾阳,气机不利,兼见面色㿠白,口润泛恶,形寒肢冷,后背拘紧,大便稀溏等症;或脾阳不足,兼见喜温喜按,神疲乏力,精神不振,治当温中消痞。

3. 辨在经（气）与在络（血）

初得病者,气机不畅,病位表浅,责之在经,或每于情志不畅时加重,嗳气觉舒;失治误治,气滞血瘀,病位入里,络脉瘀阻,舌质紫暗,或见瘀斑、瘀点,身体消瘦,甚则聚为有形实邪,产生噎膈等变证。

4. 辨胃痞与腹胀

胃痞病位在胃脘,属上腹部,腹胀病位在中下腹部,若二者同时出现,则称为脘腹胀满。腹胀的病机为腑气不畅,传导失司,故治疗上总以行气消胀为法则,使气下行,通畅腑气。

（二）治法方药

胃痞的基本病机为中焦气机不利,脾胃升降失宜。所以,治疗总以调理脾胃升降,行气除痞消满为基本法则。根据其虚、实分治,实者泻之,虚者补之,虚实夹杂者补消并用,寒热错杂者寒热平调。扶正重在健脾益胃,补中益气,或养阴益胃。驱邪则视具体证候,分别施以消食导滞,除湿化痰,理气解郁,清热除湿之法。

不同治法中,又有相同之法。《临证指南医案·脾胃》云:"脾胃之病,虚实寒热,宜燥宜润,固当详辨,其于升降二字,尤为紧要。"所以治疗胃痞,应注意"升、降、通、燥"四字的运用。①升指升发脾气,可选荷叶、升麻等。②降指胃以降为顺,可选枳实、沉香等。③通指六腑以通为用,可选大黄。④燥指燥湿运脾,可选厚朴等。

【临证要点】

1. 胃痞的治疗应重视调畅气机。除健脾益气外,还应注意胃气和降,脾胃虚寒者应重视温中祛寒。土得木而达,肝主疏泄的作用对于胃痞病证的发生、发展具有关键作用。因此,治疗胃痞勿忘调畅肝气。如《血证论·脏腑病机论》云:"木之性主于疏泄,食气入胃,全赖肝木之气以疏泄之,而水谷乃化。设肝之清阳不升,则不能疏泄水谷,渗泄中满之证在所不免。"临证除搭配应用香橼、佛手、玫瑰花等疏肝理气药物外,怡情纾解亦是调畅肝气之必须,对于肝胃不和之胃痛的缓解与预防,有着重要的意义。

2. 久痞虚实夹杂,寒热并见者,治宜温清并用,辛开苦降。胃痛日久,病人常出现胃脘痞满,疲倦纳呆,口苦而干;舌质淡而苔微黄腻等寒热错杂、虚实互见等证候。对此,应效法仲景诸泻心汤法,温清并用,辛开苦降,虚实兼顾。温补辛开可健脾运脾,苦降清泄可解除郁热。辛药多热,苦药多寒,辛热与苦寒药配伍组合,开散升降,通泄降浊,清热而不患寒,散寒而不忧热,相反相成,相激相制,从而平衡阴阳,斡旋气机,开结消痞。

【预防调护】

首先,从病因着手,饮食上注意不能暴饮暴食、嗜食辛辣生冷、醇酒厚味;情绪上尽量保持心平气和,注意调畅情志,减少暴怒忧思;日常生活要慎起居,适寒温,避六淫,适当锻炼,增强体质。对于已患病者,除注意上述几点外,用药上不要过用苦寒之品,以防克伤脾胃之阳,虚弱者不要一味温补,应配合理气之药,使补而不滞,以防滋腻碍胃,加重胃痞,或生他变。

其次,护理时可结合针灸、推拿。选取脾经、胃经、肝经等经上的相关穴位,施以针刺、艾灸、穴位贴敷、烤灯等治疗,以及在耳部行耳穴压豆,或在不同的穴位、部位施以按、揉、推等推拿手法。

【医论精选】

《金匮要略·腹满寒疝宿食病脉证治》:"夫瘦人绕脐痛,必有风冷,谷气不行,而反下之,其气必冲,不冲者,心下则痞。"

《张氏医通·诸气门》:"肥人心下痞闷,内有痰湿也""瘦人心下痞闷,乃郁热在中焦""老人、虚人脾胃虚弱,运转不及"。

《类证治裁·痞满》:"伤寒之痞,从外之内,故宜苦泄;杂病之痞,从内之外,故宜辛散""痞虽虚邪,然表气入里,热郁于心胸之分,必用苦寒为泻,辛甘为散,诸泻心汤所以寒热互用也。杂病痞满,亦有寒热虚实之不同""饮食寒凉,伤胃致痞者,温中化滞""有湿热太甚,土乘心下为痞者,分消上下,与湿同治""脾虚失运,食少虚痞者,温补脾元;胃虚气滞而痞者,行气散满""寒热往来,胸胁痞满者,和解半表半里;热郁心胸之分,必用苦寒为泻,辛甘为散"。

第三节　呕　吐

　　呕吐是由于胃失和降、气逆于上,迫使胃内容物从口而出的病证。古代文献将呕与吐进行了区别:有物有声谓之呕,有物无声谓之吐,无物有声谓之干呕。临床呕与吐常同时发生,很难截然分开,故统称为"呕吐"。呕吐可以单独出现,亦可伴见于多种急慢性疾病中。

　　西医学中的急慢性胃炎、幽门梗阻、食源性呕吐、神经性呕吐、十二指肠壅积症等可参考本病辨证论治。另外,如肠梗阻、急性胰腺炎、急性胆囊炎、尿毒症、颅脑疾病、酸碱平衡失调、电解质紊乱以及一些急性传染病早期,以呕吐为主要临床表现时,亦可参考本病辨证论治,同时结合辨病处理。对于喷射性呕吐应重视查找病因,采取综合诊疗措施。

　　呕吐病名最早见于《黄帝内经》,并对其发生的原因论述甚详,认为外邪、火热、食滞及肝胆气逆犯胃等均可导致呕吐。《素问·举痛论》说:"寒气客于肠胃,厥逆上出,故痛而呕也。"《素问·至真要大论》说:"久病而吐者,胃气虚不纳谷也""诸呕吐酸,暴注下迫,皆属于热""诸逆冲上,皆属于火"。《素问·脉解》说:"食则呕者,物盛满而上溢,故呕也。"《灵枢·四时气》说:"邪在胆,逆在胃,胆液泄,则口苦,胃气逆,则呕苦。"

　　东汉·张仲景《金匮要略》中设有"呕吐哕"专篇,根据不同病因、症状而立法遣方,至今仍被临床广泛应用。他还认识到呕吐又是人体排出胃中有害物质的保护性反应,提出某些情况不能止呕的治疗禁忌。《金匮要略·呕吐哕下利病脉证治》说:"夫呕家有痈脓,不可治呕,脓尽自愈。"唐·孙思邈《备急千金要方·呕吐哕逆》推崇生姜的止呕作用,并说:"凡呕者,多食生姜,此是呕家圣药。"元·朱震亨《丹溪心法·呕吐》说:"大抵呕吐以半夏、橘皮、生姜为主。"

　　明·张介宾将呕吐分为虚实两大类,《景岳全书·呕吐》说:"呕吐一证,最当详辨虚实。实者有邪,去其邪则愈;虚者无邪,则全由胃气之虚也,补其虚则呕吐可止。"这一方法提纲挈领,对后世影响很大。清·叶天士《临证指南医案》中说:"泄肝安胃"为呕吐治疗纲领,在用药方面强调"以苦辛为主,以酸佐之",治疗方药丰富。

【病因病机】

　　胃居中焦,为仓廪之官,主受纳和腐熟水谷,其气下行,以和降为顺。外邪犯胃、饮食不节、情志失调、素体脾胃虚弱等病因,扰动胃腑或胃虚失和,气逆于上则出现呕吐。

　　1. 外邪犯胃

　　多由风、寒、暑、湿、秽浊之邪侵犯胃腑,胃失和降,水谷随逆气上出,均可发生呕吐。

但由于季节不同,感受的病邪亦不同。如冬春易感风寒,夏秋易感暑湿移浊。因寒邪最易损耗中阳中气,凝敛气机,扰动胃腑,故寒邪致病者居多。

2. 饮食不节

饱餐过量,暴饮暴食,偏嗜酒辣,过食生冷油腻,可导致食滞不化,物盛满而上溢;或进食馊腐不洁,或误食异物、毒物等,致使清浊混杂,胃失通降,上逆为呕吐;或饮食不节,脾胃受伤,水谷不归正化,变生痰饮,停积胃中,饮邪上逆,则发生呕吐。

3. 情志失调

恼怒伤肝,肝失条达,横逆犯胃,或气郁化火,气机上逆而致呕吐。《景岳全书·呕吐》说:"气逆作呕者,多因郁怒,致动肝气,胃受肝邪,所以作呕。"情志抑郁,忧思伤脾,脾失健运,食停难化,胃失和降,亦可发生呕吐。

4. 脾胃虚弱

由于先天禀赋薄弱,脾胃素虚,或病后损伤脾胃,中阳不振,纳运失常,胃气不降则吐;或胃阴不足,胃失润降,不能承受水谷,亦可发生呕吐。《古今医统大全·呕吐哕门》说:"久病而吐者,胃气虚不纳谷也。"

呕吐病位在胃,与肝脾关系密切,其基本病机为胃失和降,胃气上逆。脾主运化,以升为健,与胃互为表里,若脾阳素虚,或饮食所伤,则脾失健运,饮食难化,或水谷不归正化,聚湿为痰为饮,停蓄于胃,胃失和降而为吐。肝主疏泄,有调节脾胃升降的功能,若情志所伤,肝气郁结,或气郁化火,横逆犯胃,胃气上逆,亦可致吐。

呕吐病性之虚实可相互转化与兼夹。如实证呕吐剧烈,津气耗伤,或呕吐不止,饮食水谷不能化生精微,易转为虚证。虚证呕吐复因饮食、外感时邪犯胃,可呈急性发作,表现为标实之证。

【诊断与鉴别诊断】

(一)诊断

1. 临床以饮食、痰涎、水液等胃内容物从胃中上涌,自口而出为主症,也有干呕无物者。

2. 常兼有脘腹疼痛或胀满不适,恶心纳呆,泛酸嘈杂,腹泻等症。

3. 体格检查依据疾病不同,可出现上腹部或中上腹压痛阳性,胃肠型、蠕动波及震水音,肠鸣音亢进或减弱等体征。

4. 起病或缓或急,常先有恶心欲吐之感,多由饮食、情志、寒温不适,闻及不良气味等因素而诱发,也有由服用化学药物、误食毒物所致者。

上消化道造影、电子胃十二指肠镜检查、呕吐物的实验室检查、颅脑 CT 或 MRI 等,有助于不同疾病的诊断。

（二）鉴别诊断

1. 反胃

因脾胃虚寒，胃中无火，难于腐熟，食入不化所致。以朝食暮吐，暮食朝吐，终致完谷尽吐出而始感舒畅为主症。

2. 噎膈

因气、痰、瘀交结，阻隔于食管所致。以进食哽噎不顺或食不得入，或食入即吐，甚则因噎废食为特征。病程较长，治疗困难，预后不良。

3. 关格

以小便不通与呕吐并见为临床特征，病机为脾肾衰惫，气化不利，湿浊毒邪内蕴三焦。本病病程较长，病情危重，治疗困难，预后极差。

4. 霍乱

以猝然发作上吐下泻，吐泻物为米泔水样，腹痛或不痛为主症，本病病位在肠腑，一般发病急，病程短，病情较重，且具有很强的传染性，若治疗不及时，预后欠佳。

【辨证论治】

1. 外邪犯胃

证候：突然呕吐，频频泛恶，胸脘痞闷，或心中懊憹，伴有恶寒发热，头身疼痛；舌苔白腻，脉濡。

证机概要：外邪犯胃，浊气上逆。

治法：疏邪解表，化浊和中，降逆止呕。

代表方药：藿香正气散（《太平惠民和剂局方》）。

藿香、厚朴、苏叶、陈皮、大腹皮、白芷、茯苓、白术、半夏曲、桔梗、甘草、生姜、大枣。

用法：水煎服。

临床运用：若暑湿犯胃者，可加香薷，秽浊犯胃者，可加佩兰、白蔻仁；若见壮热口渴，尿黄者，可加黄芩、黄连。

2. 饮食停滞

证候：呕吐酸腐量多，或吐出未消化的食物，嗳气厌食，脘腹胀满，得食更甚，吐后反快，大便秘结或溏泄，气味臭秽；舌苔厚腻，脉滑实有力。

证机概要：饮食内停，胃气上逆。

治法：消食化滞，和胃降逆。

代表方药：保和丸（《丹溪心法》）。

山楂、神曲、姜半夏、茯苓、陈皮、连翘、莱菔子。

用法：水煎服。

临床运用：若因肉食而吐者，重用山楂；因米食而吐者，加谷芽；因面食而吐者，重用莱菔子,加麦芽;因酒食而吐者,加白蔻仁、葛花,重用神曲;因贪鱼、蟹而吐者,加苏叶、生姜;因豆制品而吐者,加生萝卜汁。

3. 痰饮内阻

证候:呕吐物多为清水痰涎,或胃部如囊裹水,胸脘痞闷,纳食不佳,头眩,心悸,或逐渐消瘦,或呕而肠鸣;舌苔白滑而腻,脉沉弦滑。

证机概要:痰饮内停,胃气上逆。

治法:温化痰饮,和胃降逆。

代表方药:小半夏汤合苓桂术甘汤(《金匮要略》)。

小半夏汤

姜半夏、生姜。

用法:水煎服。

苓桂术甘汤

茯苓、白术、桂枝、甘草。

用法:水煎服。

临床运用:前方以和胃降逆为主;后方则以温阳化饮为主。脘腹胀满,舌苔厚腻者,可加苍术、厚朴;脘闷不食者,加白蔻仁、砂仁;胸膈烦闷,口苦,失眠,恶心,呕吐者,可去桂枝,加黄连、陈皮。

4. 肝气犯胃

证候:呕吐吞酸,或干呕泛恶,脘胁胀痛,烦闷不舒,嗳气频频,每因情志不遂而发作或加重;舌边红,苔薄腻或微黄,脉弦。

证机概要:肝失疏泄,胃失和降。

治法:疏肝和胃,降逆止呕。

代表方药:四七汤(《太平惠民和剂局方》)。

半夏、厚朴、茯苓、苏叶、生姜、大枣。

用法:水煎服。

临床运用:若胸胁胀满疼痛较甚,加川楝子、郁金、香附、柴胡;若呕吐酸水,心烦口渴,可加山栀子、黄连等;若兼见胸胁刺痛,或呕吐不止,诸药无效,舌有瘀斑者,可酌加桃仁、红花。

5. 脾胃虚寒

证候:饮食稍多即欲呕吐,时发时止,食入难化,胸脘痞闷,不思饮食,面色㿠白,倦怠乏力,四肢不温,口干不欲饮或喜热饮,大便稀溏;舌质淡,苔薄白,脉濡弱或沉。

证机概要:脾胃虚寒,运化失职。

治法:温中健脾,和胃降逆。

代表方药:理中丸(《伤寒论》)。

人参、白术、干姜、甘草。

用法:水煎服。

临床运用:若呕吐较甚,加砂仁、姜半夏;若呕吐清水头痛者,可加吴茱萸、生姜;若久呕不止,呕吐之物完谷不化,汗出肢冷,腰膝酸软,舌质淡胖,可加制附子。

6. 胃阴亏虚

证候:呕吐反复发作,或时作干呕,恶心,胃中嘈杂,似饥而不欲食,口燥咽干;舌红少津,苔少,脉细数。

证机概要:胃阴不足,和降失司。

治法:滋养胃阴,和胃降逆。

代表方药:麦门冬汤(《金匮要略》)。

人参、麦冬、半夏、粳米、大枣、甘草。

用法:水煎服。

临床运用:若呕吐较剧者,可加竹茹、枇杷叶;若口干,舌红,热甚者,可加黄连;大便干结者,加瓜蒌仁、郁李仁、火麻仁;伴倦怠乏力,纳差舌淡,加太子参、山药、薏苡仁。

【辨治备要】

(一)辨证要点

本病的辨证当以虚实为纲。

如病程短,来势急,呕出物较多,多偏于邪实,治疗较易,治疗及时则预后良好。属实者应进一步辨别外感、食滞、痰饮及气火的不同。若发病较急,伴有表证者,属于外邪犯胃;呕吐酸腐量多,气味难闻者,为宿食留胃;呕吐清水痰涎,胃脘如囊裹水者,属痰饮内停;呕吐泛酸,抑郁善怒者,则多属肝气郁结;呕吐苦水者,多因胆热犯胃。唯痰饮与肝气犯胃之呕吐,易于复发。

若病程较长,来势徐缓,吐出物较少,伴有倦怠乏力等症者,多属虚证。属于虚证者当辨别脾胃气虚、脾胃虚寒和胃阴不足之区别。若反复发作,纳多即吐者,属脾胃虚弱,失于受纳;干呕嘈杂,或伴有口干,似饥不欲饮食者,为胃阴不足。

呕吐日久,病情可由实转虚,或虚实夹杂,病程较长,且易反复发作,较为难治。如久病、大病之中出现呕吐不止,食不能入,面色㿠白,肢厥不回,或为滑泄,脉细微欲绝,此为阴损及阳,脾胃之气衰败,真元欲脱之危证,易变生他证,或致阴竭阳亡。

(二)治法方药

呕吐以和胃降逆止呕为基本治法,但尚需结合标本虚实进行辨治。属实者,重在祛邪,分别施以解表、消食、化痰、理气之法,以求邪去胃安呕止之效。虚者重在扶正,分别以益气、温阳、养阴之法,以求正复胃和呕止之功。属虚实夹杂者,应适当兼顾治之。在辨证的基础上,合理使用和胃降逆药物,以芳香醒脾之剂为宜,药如半夏、生姜、苏梗、黄连、砂仁、丁香、旋覆花、代赭石等。历代医家认为降逆止呕中,以半夏、代赭石效力最著。而于辛开苦降一法中,生姜味辛,黄连味苦,为该治法中具有代表性的药物,值得参用。避免使用臭浊味厚之品,服药也应少量频服,并根据病情采取热服或冷服,或加入少量生姜或姜汁,以免格拒难下。

如暑热犯胃,症见壮热口渴,烦躁不安,口干舌燥,神乱不眠,便秘尿赤,脉象洪数,治宜降火止呕,可用黄连解毒汤加减。饮食停滞,若胃中积热上冲,症见食已即吐,口臭而渴,舌苔黄,脉数,治宜清胃降逆,可用竹茹汤加减。如变生阳明腑实证,症见呕吐,腹胀拒按,大便秘结,伴发热,苔黄腻,为食积与湿热交阻,治宜导滞通腑,兼以清热利湿,可用枳实导滞丸加减。痰饮内阻蒙蔽清阳,症见眩晕较甚,呕吐频作,舌苔白腻,脉濡滑,治宜燥湿祛痰,健脾和胃,可用半夏白术天麻汤加代赭石以镇逆。若痰郁化热,症见眩晕,胸膈烦闷,口苦,失眠,恶心呕吐,舌苔黄腻,脉弦滑者,治宜化痰泄热,和胃止呕,可用黄连温胆汤加减。肝气犯胃日久气郁化火,症见呕吐酸水,心烦口渴,治宜清肝和胃,辛开苦降,可用茗金丸加柴胡、青皮、郁金、栀子、黄芩之属。若气郁化火致腑气不通,症见呕吐,口苦,嘈杂,大便秘结,治宜通腑降浊,可用调胃承气汤加减。若郁火伤阴症见呕吐,口燥咽干,胃中灼热,舌红少苔者,治宜清热养阴降逆,可用沙参麦冬汤加减。若气滞日久,瘀血内结,症见呕吐,胸胁刺痛,或呕吐不止,舌质暗红,或有瘀斑、瘀点,脉弦或涩,治宜疏肝理气,活血化瘀,可用血府逐瘀汤加减。若脾胃虚弱致中气大亏,症见呕吐,气短懒言,体倦乏力,脉虚弱,治宜补中益气,可用补中益气汤加减。若脾胃阳虚病深及肾,肾阳亦虚,可见呕吐,完谷不化,汗出肢冷,腰膝酸软,舌质淡胖,脉沉细,治宜温补脾肾之阳,可用附子理中汤加肉桂、吴茱萸等。若胃阴亏虚较甚者,症见口干,大便燥结,舌红无苔,舌有裂纹,甚或为镜面舌者,治疗当以甘寒养胃,用益胃汤加石斛、竹茹、知母、天花粉。

另外,合理运用下法。若呕吐属虚者,下之更有"虚虚"之弊。但下法又非所有呕吐之禁忌。胃与肠相连,胃主受纳,肠主传导,若呕吐因于胃肠实热,又兼大便秘结者,应及时使用下法,通其大便可折其上逆之势。大黄不但是通腑主药,亦是降胃良药,故《金匮要略·呕吐哕下利病脉证治》有"食已即吐者,大黄甘草汤主之"的记载。

【临证要点】

1. 注意区别不同疾病所致的呕吐

呕吐最常见于消化系统疾病,如急性胃炎、慢性胃炎急性发作、急性胃肠炎、各种原因的幽门梗阻、肠系膜上动脉综合征、肠梗阻、病毒性肝炎等。其次,呕吐可见于神经系统病变,如颅脑外伤、各种脑炎、脑膜炎、脑部肿瘤等,神经性呕吐主要由于颅内压升高所致,呕吐多呈喷射样,伴有头痛等其他症状。妊娠呕吐约见于半数的孕妇,多发生于妊娠期5~6周,一般可持续数周后消失。其他,如放射性呕吐、化学药物所致呕吐、神经性呕吐等。在临床上当详细询问病史,根据相关辅助检查鉴别诊断。剧烈呕吐或顽固性呕吐日久,多伤津耗液,甚至引起气随津脱等变证,应积极采取纠正脱水,调整水、电解质平衡等措施,防治变证。由于呕吐可涉及多种疾病,在辨证论治的同时,应结合辨病,明确发病原因,对因治疗以消除致呕之源。相关病证的辨证论治请参见相关章节。

2.临证时应当注意不可见呕止呕,见吐止吐

呕吐既是病态,又是人体祛除病邪的一种保护性反应,吐法又为八法之一,如遇饮食腐秽,停饮积痰,或误吞毒物,邪停上脘,欲吐不能或吐而未净者,不应止吐,当因势利导,给予探吐以祛除病邪。

【预防调护】

饮食失调是导致呕吐最常见的原因,因此要养成良好的饮食习惯,不暴饮暴食,不食变质腐秽食物;脾胃素虚者勿过食生冷、肥甘厚腻等食品;胃中有热者忌食辛辣、香燥之品。保持心情舒畅,避免精神刺激,对肝气犯胃者尤当注意。嘱患者适当体育锻炼以增强体质。

呕吐患者应少食多餐,以清淡流质或半流质饮食为主,并注意营养的均衡。忌食肥甘厚腻、生冷粗硬、腥膻异味及辛辣刺激之品,必要时禁食。对呕吐不止的患者,应卧床休息,加强护理,密切观察患者病情变化。重症、昏迷或体力差的患者要侧卧,防止呕吐物进入气道。吐后用温水漱口,清洁口腔。在选药方面,凡是具有腥恶气味者,均非治呕所宜,否则随服随吐,重伤胃气,病情加重。服药应以少量频服为佳,以减少胃之负担,使之逐渐得到药力,并可根据患者之喜恶,或热饮或冷饮,以免格拒难下,逆而复出。应注意做好情志调护,对情志抑郁或易怒患者可予以必要的心理疏导。

【医论精选】

《金匮要略·呕吐哕下利病脉证治》说:"呕而胸满者,茱萸汤主之""呕而肠鸣,心下痞者,半夏泻心汤主之""诸呕吐,谷不得下者,小半夏汤主之""食已即吐者,大黄甘草汤主之"。

《三因极一病证方论·呕吐叙论》说:"病者胃中寒,心下澹澹,四肢厥冷,食即呕吐,名曰寒呕,或因伤食多,致伤胃气,或因病曾经汗下,致胃气虚冷之所为也。"

《医学正传·呕吐》说:"外有伤寒,阳明实热太甚而吐逆者;有内伤饮食,填塞太阴,以致胃气不得宣通而吐者;有胃热而吐者;有胃寒而吐者;有久病气虚,胃气衰甚,闻谷气则呕哕者;有脾湿太甚,不能运化精微,致清痰留饮郁滞上中二焦,时时恶心吐清水者。宜各以类推而治之,不可执一见也。"

《景岳全书·呕吐》说:"呕吐一证,最当详辨虚实。实者有邪,去其邪则愈;虚者无邪,则全由胃气之虚也。所谓邪者,或暴伤寒凉,或暴伤饮食,或因胃火上冲,或因肝气内逆,或以痰饮水气聚于胸中,或以表邪传里,聚于少阳阳明之间,皆有呕证,此皆呕之实邪

也。所谓虚者，或其本无内伤，又无外感，而常为呕吐者，此既无邪，必胃虚也，或遇微寒，或遇微劳，或遇饮食少有不调，或肝气微逆即为呕吐者，总胃虚也。"

《临证指南医案·呕吐》华岫云按："今观先生之治法，以泄肝安胃为纲领。用药以苦辛为主，以酸佐之。如肝犯胃而胃阳不衰有火者，泄肝用芩、连、楝之苦寒。如胃阳衰者，稍减苦寒，用苦辛酸热，此其大旨也。若肝阴胃汁皆虚，肝风扰胃呕吐者，则以柔剂滋液养胃，息风镇逆。若胃阳虚，浊阴上逆者，用辛热通之，微佐苦降。若为中阳虚，而肝木不甚亢者，专理胃阳，或稍佐椒、梅。若因呕伤，寒郁化热，劫灼胃津，则用温胆汤加减。若久呕延及肝肾皆虚，冲气上逆者，用温通柔润之补下焦主治。若热邪内结，则用泻心法。若肝火冲逆伤肺，则用养金制木，滋水制火。"

第四节 呃 逆

呃逆是指以喉间频发短促呃呃声响、不能自制为主要表现的病证。

西医学的单纯性膈肌痉挛，其他如胃炎、胃肠神经症、胃扩张，以及胸腹手术后等引起的膈肌痉挛出现呃逆，均可参考本病辨证论治。

春秋战国时期就有关于本病的记载。《黄帝内经》称本病为"哕"，认为是胃气上逆而发病。《素问·宣明五气》说："胃为气逆，为哕"，认为与寒气及胃、肺有关。《灵枢·口问》说："谷入于胃，胃气上注于肺，今有故寒气与新谷气，俱还入于胃，新故相乱，真邪相攻，气并相逆，复出于胃，故为哕。"《灵枢·杂病》载有简易疗法说："哕，以草刺鼻，嚏，嚏而已；无息，而疾迎引之，立已；大惊之，亦可已。"

东汉时期，张仲景《金匮要略·呕吐哕下利病脉证治》中将其分为实证、寒证、虚热证，并有橘皮汤、橘皮竹茹汤等方剂。宋元时代，对本病有了更明确认识，陈言《三因极一病证方论·哕逆论证》说，"大率胃实即噫，胃虚则哕，此由胃中虚，膈上热，故哕"，指出发病与膈相关。朱丹溪则首先将本病称为"呃逆"，《丹溪心法·呃逆》说："古谓之哕，近谓之呃，乃胃寒所生，寒气自逆而呃上，亦有热呃，亦有其他病发呃者，视其有余不足治之。"

明清时期在辨治方面进一步发展。张介宾《景岳全书·呃逆》说："呃之大要，亦惟三者而已，一曰寒呃，二曰热呃，三曰虚脱之呃。寒呃可温可散，寒去则气自舒也；热呃可降可清，火静而气自平也；惟虚脱之呃则诚危殆之证。"此为后世寒热虚实辨证分类及治法奠定了基础。李用粹《证治汇补·呃逆》系统地提出治疗法则说："治当降气化痰和胃为主，随其所感而用药。气逆者，疏导之；食停者，消化之；痰滞者，涌吐之；热郁者，清下之；血瘀者，破导之；若汗吐下后，服凉药过多者，当温补；阴火上冲者，当平补；虚而夹热者，当凉补。"此至今乃有参考价值。

【病因病机】

呃逆的发生多由外邪犯胃、饮食不当、情志不遂、正气亏虚等,导致胃失和降、胃气上逆、动膈冲喉而发病。

1. 外邪犯胃

外感寒凉之邪,内客脾胃,寒遏中阳,胃气失和,寒气上逆动膈可导致呃逆之证。

2. 饮食不当

过食生冷,或过用寒凉药物,寒气客于胃,循手太阴肺经犯膈,膈间不利,胃气不降,肺失宣肃,气逆上冲咽喉而呃;过食辛热厚味,滥用温补之剂,燥热内盛,或进食太快太饱,致气不顺行,气逆动膈,发生呃逆。

3. 情志不遂

恼怒伤肝,肝失疏泄,横逆犯胃;忧思伤脾或肝郁克脾,脾失健运,聚生痰湿,或素有痰湿,或肝火炼津化痰等,均可形成痰湿夹肝逆之气或肝郁之火致胃失和降,动膈而呃逆。

4. 正气亏虚

因大病久病、失治误治,或素体衰弱、产后体虚,而有胃阴耗伤,脾胃俱虚,若复加各种内伤外感因素触动,可使胃失和降;抑或病深及肾,肾元耗损,胃气衰败,肾不固摄,浊气上乘动膈则呃。

呃逆病位以胃、膈为主,与肝、脾、肺、肾密切相关。其病性有虚有实,且虚实寒热之间可相互兼夹或转化。一般偶然发作或属单纯性的呃逆,预后良好;若伴发于久病、重病之时,常属胃气衰败之候。

【诊断与鉴别诊断】

(一)诊断

1. 呃逆以气逆上冲,喉间呃呃连声,声短而频,不能自止为主症。其呃声或高或低,或疏或密,间歇不定。

2. 常伴有胸膈痞闷,胃脘不适,或情绪不定。

3. 多有饮食不当、情志不遂、感受冷凉等诱发因素,或有正虚体衰病史。

(二)鉴别诊断

1. 干呕

呃逆为胃气上逆,膈间不利,气逆上冲咽喉,以呃呃作声,声短而频,不能自止为主要表现。干呕乃胃气上逆发出呕声,无物吐出,其声长短不一,呈不规则性发作。

2. 嗳气

嗳气因饮食物不消化,胃中浊气蕴积上逆而发生,其声低而缓,常伴嗳酸腐气味,多在饱餐后出现,又称为"噫气",与呃逆频频发出的呃呃响声有显著区别。

干呕与嗳气多是脾胃疾病的症状,与疾病转归和预后无明显关联。但呃逆出现在危重患者时,可能是胃气衰败的征兆。

【辨证论治】

1. 胃中寒冷

证候:呃声沉而有力,胃脘部及膈间不舒,得热则减,遇寒则甚,进食减少,喜食热饮,口淡不渴;舌淡苔薄而润,脉迟缓。

证机概要:寒蓄中焦,胃气上逆。

治法:温中散寒,降逆止呃。

代表方药:丁香散(《古今医统》)。

丁香、柿蒂、高良姜、炙甘草。

用法:水煎服。

临床运用:若寒气较重者,加吴茱萸、肉桂;若寒凝气滞,脘腹痞满者,加枳壳、厚朴、香附、陈皮;若寒凝食滞,脘闷嗳腐者,加莱菔子、制半夏、槟榔;若有表寒之邪者,可加紫苏、荆芥、防风、生姜。

2. 胃火上逆

证候:呃声洪亮有力,冲逆而出,口臭烦渴,多喜冷饮,脘腹满闷,大便秘结,小便短黄;舌红苔黄或燥,脉滑数。

证机概要:热积胃肠,腑气不畅。

治法:清火降逆,和胃止呃。

代表方药:竹叶石膏汤(《伤寒论》)。

竹叶、石膏、人参、麦冬、半夏、甘草、粳米。

用法:水煎服。

临床运用:若呃逆甚,加柿蒂;腑气不通,脘腹痞满者,可加生大黄、厚朴;胸膈烦热,大便秘结者,可用凉膈散。

3. 气机郁滞

证候:呃逆连声,常因情志不畅而诱发或加重,胸胁满闷,脘腹胀满,或有嗳气纳呆,肠鸣矢气;苔薄,脉弦。

证机概要:肝气郁滞,胃气上送。

治法:理气解郁,降逆止呃。

代表方药:五磨饮子(《医方考》)。

木香、沉香、槟榔、枳实、乌药。

用法:水煎服。

临床运用:原方中可加用丁香、代赭石。若肝郁明显者,加川楝子、郁金;若心烦口苦,气郁化火者,加栀子、丹皮;若气逆痰阻,昏眩恶心者,可用旋覆代赭汤如陈皮、茯苓;若痰蕴化热者,加黄连、竹茹、瓜蒌;若气滞日久成瘀,瘀血内结,胸胁刺痛,久呃不止者,可以血府逐瘀汤加减;若脘腹刺痛者宜膈下逐瘀汤。

4. **脾胃阳虚**

证候:呃声低长无力,气不得续,泛吐清水,脘腹不舒,喜暖喜按,手足不温,食少乏力,大便溏薄;舌质淡,苔薄白,脉沉细。

证机概要:中阳不足,胃失和降。

治法:温补脾胃,和中止呃。

代表方药:理中丸(《伤寒论》)。

人参、白术、干姜、炙甘草。

用法:水煎服。

临床运用:可加用吴茱萸、丁香、柿蒂等。若食滞,嗳腐吞酸者,加神曲、麦芽、莱菔子;若脘腹胀满,脾虚气滞者,加半夏、陈皮;若呃声难续,气短乏力,中气大亏者,加黄芪,并增加人参用量;若病久及肾,肾阳亏虚,形寒肢冷,腰膝酸软,呃声难续者,可加肉桂、紫石英、补骨脂、山萸肉、刀豆子。

5. **胃阴不足**

证候:呃声短促而不连续,口舌干燥,不思饮食,或有烦渴,或食后饱胀,大便干结;舌红苔少,脉细数。

证机概要:阴液不足,胃失濡养。

治法:养胃生津,降逆止呃。

代表方药:益胃汤(《温病条辨》)。

生地、麦冬、沙参、玉竹、冰糖。

用法:水煎服。

临床运用:可加用橘皮、竹茹、枇杷叶、柿蒂等。若阴虚火旺,胃火上炎者,可加知母、石斛;若神疲乏力,气阴两虚者,可加党参或西洋参、生山药;大便干结者,加当归、蜂蜜。

【辨治备要】

(一)辨证要点

1. **辨生理或病理性呃逆**

呃逆应首先分清是生理现象还是疾病状态。普通人因情绪影响或快速吞咽食物,或吸入冷凉空气,可发生一时性气逆而作呃,经饮水,或闭气,或分散注意力而消失,无持续或反复发作者,为生理现象。若呃逆时常反复发作,或持续且难以自制,同时伴有其他症状者,为病理表现。

2. **辨虚实、寒热**

呃逆有虚实之分。实证多为寒凝、火郁、气滞、痰阻等致胃失和降而产生,其呃声响亮有力,连续发作;虚证每由胃阴耗损,或脾肾亏虚等使正虚气逆引起,其呃声时断时续,气怯乏力。寒证因寒邪内舍,胃失和降,上逆动膈,呃声沉缓有力,遇寒凉更甚;热证属燥热伤胃,阳明腑气不顺,胃气上逆,呃声高响且短,气涌而出。

（二）治法方药

1. 呃逆总由胃气上逆动膈而成,所以理气和胃,降逆止呃为基本治法。轻者可以不治而愈,但呃逆屡犯,或病深及脾肾者,务要究其所由,正确施治。

2. 凡呃逆声强气盛而脉见滑实者,多宜清降。著声小息微,脉见微弱者,宜多温补。若属寒呃可温可散,寒去气自舒;热呃可清可降,火静而气自平。气滞痰阻而呃,应化痰顺气。阳明腑实肠腑不通者可下,阳气虚弱宜温补脾肾,胃阴不足宜养胃生津。总之,依据病邪之所在,而和之、清之、利之。

3. 各证均可适当选加柿蒂、丁香、制半夏、竹茹、旋覆花、刀豆子等理气和胃,降逆平呃之品以治其标,提高疗效。宣肃肺气亦有助于胃气和降,遣方时可加入枇杷叶、杏仁等。

4. 呃逆亦可据其病机不同,选用其他方剂治之。如膈肌痉挛,胃气上逆者,可用芍药甘草汤;胃火上逆证时需要通腑泄热,用承气汤类;有痰湿火者,用温胆汤、礞石滚痰丸等。还可结合穴位按压、取嚏、针灸、熏蒸等,如配合针灸足三里、中脘、膈俞、内关等穴,或拔罐、局部外用药物敷贴,也可用雄黄、黄蜡等加热烟熏口鼻。穴位按压、眼眶按压、牵舌、取嚏等对于轻症患者亦能取效。对顽固性呃逆要注重理气活血。还可应用药物封闭膈神经阻滞疗法、体外膈肌起搏器治疗等。在重病中出现的呃逆,为元气衰败之证,当大补元气,急救胃气,或用益气养阴温阳等法,以顾其本。

【临证要点】

1. 呃逆的发病是以气逆动膈为要点。胃居膈下,以降为顺,"动膈"即是指膈间气机不利,又为冒气之逆所触动。故而本病重要病变部位在胃和膈。二者又与肺、脾、肝、肾相关致病。如肺处膈上,主肃降,手太阴肺之经脉还循胃口,上膈属肺,肺之宣肃影响胃气和降,膈居肺胃之间,肺胃受影响时,膈间气机不利,气逆上冲于喉间;胃之和降有赖于脾气健运和肝之条达,若脾失健运或肝失条达,则胃失和降,气逆动膈,遂成呃逆;肺之肃降与胃之和降,亦有赖肾之摄纳,若肾气不足,肾失摄纳,肺胃之气,失于和降,浊气上冲,夹胃气上逆动膈,亦可形成呃逆之病。故在临证之时必须辨清共病脏腑,协同治疗方能取得佳效。

2. 诊断呃逆,先要详细询问发作史,了解诱因,以辨别是否为一过性气逆而作,抑或因外感、内伤及脏腑功能失调而致。若属一时性气逆而呃,无持续或反复发作,且无明显兼证,可采用一些简便措施处理,无须药物治疗。若呃逆持续或反复发作,兼证明显,或出现在其他急、慢性病证过程中,应给服药物或他法治之。

3. 对于久病、重病、大病或年老正虚患者发生呃逆,表现出断续不继,呃声低微,饮食难进且脉沉细伏者,俗称"败呃",是胃气衰败之危笃证候,提示病情严重,预后不良。正如严用和在《济生方·咳逆论治》说:"大抵老人、虚人、久病人及妇人产后,有此症者,皆是病深之候,非佳兆也。"务须悉心观察病情变化,慎重处置。

【预防调护】

预防本病,平时要注意寒温适宜,避免外邪犯胃。注意饮食调节,不应过食生冷及辛热之物。患热证时不要过服寒凉,罹寒证时不要妄投温燥。须保持情绪愉悦,避免精神刺激。对频发者要解除恐惧心理。若呃逆并发于急慢性疾病过程中,应积极治疗原发病证,此为重要的预防措施。

呃逆轻症,多能逐渐自愈,无须特别的护理。若呃逆频频发作,则饮食要进易消化食物,粥面中可加姜汁少许,以和胃降逆。一些虚弱病人,如服食补气药过多而频频呃逆者,可用橘皮、竹茹煎水温服。

【医论精选】

《诸病源候论·哕候》说:"脾胃俱虚,受于风邪,故令新谷入胃,不能传化,故谷之气与新谷相干,胃气则逆,胃逆则脾胀气逆,因遇冷折之,则哕也。"

《万病回春·呃逆》说:"若胃火上冲而逆,随口应起于上膈,病者知之,易治也;自脐下上冲,直出于口者,阴火上冲,难治。"

《景岳全书·呃逆》说:"然致呃之由,总由气逆。气逆于下,则直冲于上,无气则无呃,无阳亦无呃,此病呃之源所以必由气也。"

《医方集解·理气之剂》说:"此病有因痰阻气滞者,有因血瘀者,有因火郁者,有因胃热失下者,此皆属实。有因中气大虚者,有因大下胃虚阴火上冲者,此皆属虚。寒热虚实治法不一。呃在中焦,谷气不运,其声短小,得食发呃也。在下焦真气不足,其声长大,不食亦然。"

《证治汇补·呃逆》说:"火呃,呃声大响,乍作乍止,燥渴便难,脉数有力;寒呃,朝宽暮急,连续不已,手足清冷,脉迟无力;痰呃,呼吸不利,呃有痰声,脉滑有力;虚呃,气不连续,呃气大转,脉虚无力;瘀呃,心胸刺痛,水下即呃,脉芤沉涩。"

第五节　腹　痛

腹痛是指胃脘以下、耻骨毛际以上部位发生疼痛为主症的病证。

西医学中的胃肠痉挛、消化不良、肠易激综合征、不完全性肠梗阻、肠粘连、肠系膜和腹膜病变、腹型过敏性紫癜、泌尿系结石、急慢性胰腺炎、肠道寄生虫等以腹痛为主要临床表现的疾病均属本病范畴,可参照本病辨证论治。

先秦时期,"腹痛"一词,最早见于《山海经》,但腹痛是作为一个症状,而不是一个独立的疾病出现的。在马王堆汉墓出土的《足臂十一脉灸经》中,描述了腹痛、腹胀、不嗜食等脾胃虚寒症状。

春秋战国时期,腹痛从一个症状逐渐向一个病名演变。《黄帝内经》对腹痛的病因病机有较为全面认识。《素问·举痛论》说:"寒气客于小肠,小肠不得成聚,故后泄腹痛矣""寒气客于肠胃之间,膜原之下,血不得散,小络急引故痛""热气留于小肠,肠中痛,瘅热焦渴,则坚干不得出,故痛而闭不通矣"。《素问·气交变大论》说,"岁土太过,雨湿流行,肾水受邪,民病腹痛",指出了寒邪、湿邪、热邪等是导致腹痛发生的主要原因。《素问·举痛论》说,"经脉流行不止,环周不休,寒气入经而稽迟,泣而不行,客于脉外则血少,客于脉中则气不通,故卒然而痛",阐明了疼痛发生的部位。

东汉张仲景《金匮要略》中,有绕脐痛、少腹急结、少腹里急、少腹弦急等名称,并对腹痛已有了较为全面的论述,明确指出腹痛虚实辨证的具体方法和实者当下之法。《金匮要略·腹满寒疝宿食病脉证》说:"病者腹满,按之不痛为虚,痛者为实,可下之。舌黄未下者,下之黄自去""腹中寒气,雷鸣切痛,胸胁逆满、呕吐"的脾胃虚寒、水湿内停证及寒邪攻冲证分别提出用附子粳米汤及大建中汤治疗,开创了腹痛论治的先河。

隋唐时期,腹痛已经作为一个独立病名出现。巢元方《诸病源候论》将腹痛作为一个独立的病名,并总结了前人提出的腹痛其他名称,比如腹中痛、绕脐痛、腹满痛、腹疼痛、腹急痛、腹绞痛等名称。在这些名称中,有的描述了腹痛的性质和疼痛程度,有的表述了腹痛的病位。

宋金元时期,各个医家对腹痛的相关病名又有了不同的论述。杨士瀛《仁斋直指方论》中的肚皮痛,朱肱《类证活人书》中的腹满时痛,朱丹溪《丹溪心法》中的腹冷疼,危亦林《世医得效方》中的冷气腹痛,赵佶《圣济总录》、刘完素《素问病机气宜保命集》中的腹中虚痛,李东垣《脾胃论》中的腹中刺痛,王怀隐、王祐《太平圣惠方》中的腹内坚痛等名称。杨士瀛《仁斋直指方论》对不同腹痛提出分类鉴别,"气血、痰水、食积、风冷诸证之痛,每每停聚而不散,惟虫痛则乍作乍止,来去无定,又有呕吐清沫之可验"。李东垣在《医学发明·泄可去闭葶苈大黄之属》强调"痛则不通"的病理学说,并在治疗原则上提出"痛随利减,当通其经络,则疼痛去矣",对后世产生很大影响。

明代以前,胃脘痛和腹痛经常混称,明代以后将两者明确分开,专立腹痛病名。秦景明《症因脉治·腹痛论》说:"痛在胃之下,脐之四旁,毛际之上,名曰腹痛。若痛在胁肋,曰胁痛。痛在脐上,则曰胃痛,而非腹痛。"其明确了腹痛与胃痛及胁痛的区别。龚信《古今医鉴》针对各种病因提出不同的治疗法则,"是寒则温之,是热则清之,是痰则化之,是血则散之,是虫则杀之,临证不可惑也"。

清代以后,唐宗海著《血证论》说,"血家腹痛,多是瘀血"。瘀血在中焦,可用《医林改错》的血府逐瘀汤;瘀血在下焦,应以《医林改错》的膈下逐瘀汤治疗,对腹痛辨治提出新的创见。

【病因病机】

腹痛的病因多为感受外邪、饮食所伤、情志失调及素体虚弱、劳倦内伤等,致气机阻滞、脉络痹阻或经脉失养而发生腹痛。

1. 外感时邪

外感风、寒、暑、热、湿邪,侵入腹中,均可导致气机阻滞,气血经脉受阻。感受寒邪则寒凝气滞,脉络绌急,不通则痛。感受暑热或湿热之邪则肠道传导失职,腑气不通而发生腹痛。

2. 饮食不节

暴饮暴食,损伤脾胃,饮食停滞,腑气阻滞不通;过食肥甘厚腻辛辣刺激食物,导致湿热阻滞肠胃,中焦气机不畅;恣食生冷损伤脾胃,脾胃升降失常,腑气通降不利,气机阻滞不通。饮食不洁,肠虫滋生,阻滞肠腑,传导失司,导致不通则痛。

3. 情志失调

情志不畅,则肝失疏泄,肝气郁结,气机阻滞,不通则痛;或忧思伤脾,脾失健运,土壅木郁,气机不畅而发生腹痛。日久则血行不畅,导致气滞血瘀,络脉痹阻,疼痛加重,固定不移,且病情进一步加重,可造成腹中癥瘕痞块。

4. 禀赋不足,劳倦内伤

素体虚弱,脏腑亏虚,或劳倦内伤,导致脾失健运,气血化生不足,经脉失养,或者大病久病之后,中阳不足或脾肾阳虚,经脉失于温煦,均可出现不荣则痛。

5. 跌仆损伤,腹部手术

跌仆损伤,腹部手术,导致血络受损,血溢脉外,脏器粘连,可形成腹中瘀血,经络不畅,中焦气机阻滞,不通则痛。

腹痛病机为脏腑气机不利,气血阻滞,"不通则痛";或气血不足,经脉失养,脏腑失煦,"不荣则痛"。总之,本病的基本病机为"不通则痛"或"不荣则痛"。其病位在脾、胃、肝、胆、肾、膀胱及大肠、小肠等多个脏腑。

腹痛发病过程中病机变化复杂,往往互为因果,互相转化,互相兼夹。脏腑气机阻滞,气血运行不畅,经脉痹阻,"不通则痛",多为实证;脏腑经脉失养,则"不荣而痛",多为虚证。气血不足夹杂气滞血瘀,或脾胃虚弱与肝胆湿热互见,多为虚实夹杂证。病初多为实证,病久多为虚证或虚实夹杂证。如湿热困脾,或肝郁克脾,日久则脾胃虚弱,甚至脾阳不振,脾肾两虚;脾胃虚弱,脾失健运,则水湿不化,土壅木郁,气机阻滞,日久气滞血瘀;或虚证复感诸邪,导致气滞、血瘀、痰浊、食积、湿热等阻滞。寒痛缠绵发作,可以郁而化热,热痛日久不愈,可以转化为寒,成为寒热交错之证。

若腹痛失治误治,气血逆乱,可致厥脱之证;若虫邪聚集,或术后气滞血瘀,日久可变生积聚。

【诊断与鉴别诊断】

(一)诊断

1. 凡是在胃脘以下、耻骨毛际以上部位的疼痛,即为腹痛。

2. 根据性别、年龄、婚况,与饮食、情志、受凉等关系,起病经过,其他伴发症状,鉴别何脏腑受病,明确病理性质。

血、尿、便常规检查,血、尿淀粉酶检测,电子胃镜、肠镜、腹腔镜、腹部 X 线、CT、MRI、B 超等检查有利于明确诊断。

(二)鉴别诊断

1. 胃痛

部位不同,胃痛在心下胃脘之处,腹痛在胃脘以下、耻骨毛际以上;其次伴随症状不同,胃痛常伴有恶心、嗳气等胃病见症,腹痛可伴有便秘、腹泻或尿频、尿急等症状。

2. 积证

腹痛瘀血型腹中无结块,积证腹中有结块,且结块固定不移。腹痛可伴有便秘、腹泻或尿频、尿急等症状;积证可伴有胁痛、黄疸、鼓胀等病证。

【辨证论治】

1. 寒邪内阻

证候:腹痛拘急,痛势急暴,遇寒痛甚,得温痛减,口淡不渴,形寒肢冷,小便清长,大便清稀或秘结;舌质淡,苔白腻,脉沉紧。

证机概要:寒邪凝滞,中阳被遏。

治法:温中散寒,理气止痛。

代表方药:良附丸(《良方集腋》)合正气天香散(《证治准绳》)。

良附丸

高良姜、香附。

用法:水煎服。

正气天香散

乌药、香附、陈皮、紫苏、干姜。

用法:水煎服。

临床运用:前方温里散寒;后方理气温中。服药后腹痛仍不缓解者加乌药、细辛、荜茇;伴恶心、呕吐者,加陈皮、砂仁。若外感风寒者,可选藿香正气散加丁香(少许)、西砂仁、木香等,止痛效捷。

2. 湿热壅滞

证候:腹痛拒按,烦渴引饮,大便秘结,或溏滞不爽,潮热汗出,小便短黄;舌质红,苔黄燥或黄腻,脉滑数。

证机概要:实热内结,腑气不通。

治法:泄热通腑,行气导滞。

代表方药:大承气汤(《伤寒论》)合(或)枳实导滞丸(《内外伤辨惑论》)。

大承气汤

大黄、枳实、厚朴、芒硝。

用法:水煎服。

枳实导滞丸

大黄、枳实、黄芩、黄连、神曲、白术、茯苓、泽泻。

用法:水煎服。

临床运用:若燥结不甚,湿热较重,大便不爽者,可去芒硝,加栀子、黄芩、黄柏;若少阳阳明合病,两胁胀痛,大便秘结者,可用大柴胡汤。

3. 饮食积滞

证候:脘腹胀满,疼痛拒按,嗳腐吞酸,厌食呕恶,痛而欲泻,泻后痛减,或大便秘结;舌苔厚腻,脉滑。

证机概要:食滞内停,运化失司。

治法:消食导滞,理气止痛。

代表方药:枳实导滞丸(《内外伤辨惑论》)。

大黄、枳实、黄芩、黄连、神曲、白术、茯苓、泽泻。

用法:水煎服。

临床运用:腹胀甚者加木香、莱菔子、槟榔,轻者可用保和丸。

4. 肝郁气滞

证候:腹痛胀闷,痛无定处,痛引少腹,或兼痛窜两胁,时作时止,得嗳气或矢气则舒,遇忧思恼怒则剧,善太息;舌质红,苔薄白,脉弦。

证机概要:肝气郁结,气机不畅。

治法:疏肝解郁,理气止痛。

代表方药:木香顺气散(《沈氏尊生书》)。

木香、青皮、橘皮、甘草、枳壳、川朴、乌药、香附、苍术、砂仁、桂心、川芎。

用法:水煎服。

临床运用:若气滞较重,胁肋胀痛者,加川楝子、郁金;若痛引少腹睾丸者,加橘核、荔枝核、川楝子;若腹痛肠鸣、腹泻者,可用痛泻要方;若少腹绞痛,阴囊寒疝者,可用天台乌药散。

5. 瘀血内停

证候:腹痛较剧,痛如针刺,痛处固定,经久不愈,入夜尤甚;舌质紫暗,脉细涩。

证机概要:气机阻滞,瘀血内停。

治法:活血化瘀,和络止痛。

代表方药:少腹逐瘀汤(《医林改错》)。

小茴香、干姜、延胡索、当归、川芎、官桂、赤芍、蒲黄、五灵脂、没药。

用法:水煎服。

临床运用:若腹部术后作痛,可加泽兰、红花、桃仁;若跌仆损伤作痛,可加丹参、王不留行或服三七粉、云南白药、血竭;若下焦蓄血,大便色黑,可用桃核承气汤;若胁下积块,疼痛拒按,可用膈下逐瘀汤。

6. 中虚脏寒

证候:腹痛绵绵,时作时止,喜暖喜按,畏寒怯冷,神疲乏力,气短懒言,纳食不佳,面色萎黄,大便溏薄;舌质淡,苔白,脉弱或沉缓。

证机概要:中阳不振,失于温养。

治法:温中补虚,缓急止痛。

代表方药:大建中汤(《金匮要略》)或小建中汤(《伤寒论》)。

大建中汤

川椒、干姜、人参、饴糖。

用法:水煎服。

小建中汤

桂枝、生姜、芍药、饴糖、炙甘草、大枣。

用法:水煎服。

临床运用:若腹痛下痢,脉微肢冷,脾肾阳虚者,可用附子理中汤;若大肠虚,积冷便秘者,可用温脾汤;若中气下陷,少气懒言,舌淡脉弱,可用补中益气汤。还可根据辨证选用黄芪建中汤等。

【辨治备要】

(一)辨证要点

1. 辨虚实

实证腹痛,起病急,病程短,痛势急剧,暴痛拒按,其中气滞痛多表现为时轻时止,痛无定处,攻冲走窜,伴情志不畅,胸胁不舒,善太息,嗳气腹胀,得嗳气或矢气则胀痛减轻;血瘀痛多表现为刺痛拒按,痛处固定不移,甚至可扪及包块,痛无休止,入夜尤甚,伴面色晦暗发青,舌质紫暗有瘀点或瘀斑;食积痛多表现为脘腹胀痛,嗳腐吞酸,嗳气频作,嗳气或矢气后腹痛稍舒,痛甚欲便,便后痛减,或可见便秘。虚证腹痛,起病缓,病程长,痛势绵绵不绝,喜暖喜按,时缓时急,为虚痛。

2. 辨寒热

疼痛暴作,痛势拘急,遇冷痛剧,得热则减者,为寒痛;痛势急迫,痛处灼热,拒按,口渴,喜冷饮食,得凉痛减,或伴发热,或有便秘者,为热痛。

（二）治法方药

腹痛治疗以"通"字立法,但"通"并不是仅指通下之法,在临床上应根据辨证的虚实寒热,实则攻之,虚则补之,热者寒之,寒者热之,滞者通之。对于虚实夹杂及寒热错杂证,应随病机兼夹变化,或寒热并用,或攻补兼施,灵活运用。如《医学真传》说:"夫通则不痛,理也,但通之之法,各有不同。调气以和血,调血以和气,通也;下逆者使之上行,中结者使之旁达,亦通也。虚者,助之使通,寒者,温之使通,无非通之之法也。若必以下泄为通,则安矣。"

1. 兼气滞

以肝郁气滞为代表,治当疏肝理气,常加柴胡、香附、枳壳、木香、青皮、莪术等。理气药气味多香燥,具有耗气伤津之弊,所以用药中病即止;或在理气药运用时加柔肝养阴之品,如白芍、当归、枸杞子、沙参、麦冬等以反佐行气药的香燥之性。因行气药中多有挥发油,故不宜久煎。

2. 兼血瘀

多用桃仁、红花、川芎、五灵脂、蒲黄、徐长卿、鬼箭羽、三七、血竭等,严重者可用虫类药加强通络作用,如全蝎、蜈蚣、水蛭、土鳖虫等。此类药有耗气伤血之弊,故应中病即止,或加补血养血药以防攻伐太过。瘀血腹痛多与气滞有关,可酌加行气药,如元胡、川楝子、乌药、九香虫、枳实等。血瘀腹痛偏寒者用蒲黄、五灵脂、桂枝、川芎;偏温者则用丹皮、赤芍、酒大黄等。

3. 兼食积

常加用焦三仙、鸡内金、炒谷芽、炒麦芽、炒稻芽、枳实、厚朴、槟榔、莱菔子等。体虚病人应以健脾益胃为主,宜服香砂六君子汤、枳术丸、保和丸等。同时注意饮食清淡、少食多餐,平时宜进食容易消化的食物。

4. 腹痛若由腑气不通,肠胃积滞所致者

应清除中焦郁热,荡涤肠腑积滞,可选用承气汤类。常用药有大黄、芒硝、枳实、厚朴等,便秘明显者大黄应后下,芒硝宜冲服,中病则止。对于年老体弱不任攻下者,可用缓下之剂,如黑芝麻、肉苁蓉、火麻仁等,并酌加太子参、党参、生黄芪、白术、茯苓等药健脾益胃,热盛伤津,无水舟停者可用增液汤加黑芝麻、肉苁蓉、当归等滋阴润肠。

5. 肠痈腹痛

若肠痈腹痛,见小腹右侧疼痛,可用大黄牡丹汤、大柴胡汤、薏苡附子败酱散等。

【临证要点】

1.腹痛可见于多种病证。腹痛不是一个独立的疾病，而是很多疾病的一种证候表现，所以应注意查找原发病证。腹痛在内科疾病中，如痢疾之腹痛，伴有里急后重，下痢赤白脓血；霍乱之腹痛，吐泻交作，起病急骤，病情凶险，常发生厥脱等变证；积聚之腹痛，以腹中包块为特征；腹泻之腹痛，伴有大便次数增多，每日3次以上，大便稀溏甚至如水样；便秘之腹痛，伴有大便干结，排便次数减少，至少3天以上排便一次。内科腹痛一般不剧，痛无定处，压痛不显，无腹肌紧张、反跳痛等，无外伤史。外科腹痛多疼痛剧烈，痛有定处，压痛明显，可见腹痛拒按，腹肌紧张，反跳痛或腹部包块等。若小腹右侧疼痛，为肠痈。应注意体格检查及询问病史。妇科腹痛多在小腹，与经、带、胎、产有关，如痛经、先兆流产、宫外孕破裂等，应及时进行妇科检查并询问月经史，以明确诊断。

2.虚实夹杂、寒热错杂等灵活辨治。虚实夹杂者临床见患者腹痛，畏寒怯冷，神疲乏力，纳食不佳，又见情志不畅，善太息，腹胀或两胁胀满等气滞证，或见脘腹胀痛，嗳腐吞酸，嗳气频作等食积症。寒热错杂者寒痛缠绵发作，日久郁而化热，临床见腹痛，遇寒痛甚，得温痛减，形寒肢冷，又见大便秘结，或溏滞不爽，小便短黄，心烦易怒，口干胁痛等热证。热痛日久不愈，也可转化为寒，成为寒热交错之证。临床见腹痛势急迫，拒按，口渴，舌质红，苔黄燥或黄腻，脉滑数，又见腹痛，畏寒肢冷，大便清稀等寒证。对于虚实夹杂及寒热错杂证，应随病机兼夹变化，或寒热并用，或攻补兼施，灵活运用。

【预防调护】

平素注意起居有常，饮食有节（洁），勿食生冷、肥甘厚味及不洁食物，戒烟忌酒。避风寒，畅情志。

腹痛剧烈应禁食，缓解后宜饮食清淡，忌食生冷辛辣、肥甘厚腻食品。虚寒证或寒实证可予热敷疗法。若患者出现腹痛甚，腹痛拒按，冷汗淋漓，四肢不温，呕吐不止，暴泻不止或大便数日不解等症状，应警惕出现脱证，立即中西医结合急诊治疗处理，以免贻误病情。

【医论精选】

《灵枢·邪气脏腑病形》说："大肠病者，肠中切痛而鸣濯濯，冬日重感于寒即泄，当脐而痛……小肠病者，小腹痛，腰脊控睾而痛，时窘之后……膀胱病者，小腹偏肿而痛，以手按之，即欲小便而不得。"

《景岳全书·心腹痛》说："痛有虚实，凡三焦痛证，惟食滞、寒滞、气滞三者最多，其有因虫、因火、因痰、因血者，皆能作痛。大多暴痛者，多前三证，渐痛者，多由后四证……可按者为虚，拒按者为实。久痛者多虚，暴痛者多实。得食稍可者为虚，胀满畏食者为实。

痛徐而缓,莫得其处者多虚,痛剧而坚,一定不移者为实。"

《丹溪心法·腹痛》说:"初得时,元气未虚,必推荡之,此通因通用之法。久必难,壮实与初病宜下。虚弱衰与久病,宜升之消之。"

《寿世保元·腹痛》说:"治之皆当辨其寒热虚实。随其所得之证施治,若外邪者散之,内积者逐之,寒者温之,热者清之,虚者补之,实者泻之,泄则调之,闭则通之,血则消之,气则顺之,虫则迫之,积则消之,加以健理脾胃,调养气血,斯治之要也。"

第六节　泄　泻

泄泻是以排便次数增多、粪便稀溏,甚至泻出如水样为主要临床表现的病证。古代将大便溏薄而势缓者称为泄,大便清稀如水而势急者称为泻,现统称为"泄泻"。

西医学中的急性肠炎、炎症性肠病、吸收不良综合征、肠道肿瘤、肠结核;肠易激综合征、功能性腹泻等,以泄泻为主症的疾病,可以参照本病辨证论治。

本病最早记载于《黄帝内经》,为后世奠定了泄泻的理论基础。《素问·气交变大论》中有"鹜溏""飧泄""注下"等病名。指出风、寒、湿、热皆可致泻,如《素问·举痛论》说:"寒气客于小肠,小肠不得成聚,故后泄腹痛矣。"《素问·阴阳应象大论》说:"湿盛则濡泄""春伤于风,夏生飧泄"等。对于病机,《素问·至真要大论》说:"暴注下迫,皆属于热。"对于泄泻所涉及的脏腑及临证表现,《素问·宣明五气》说:"大肠小肠为泄。"《素问·脏气法时论》说:"脾病者……虚则腹满肠鸣,飧泄食不化。"《素问·脉要精微论》说:"胃脉实则胀,虚则泄。"

东汉·张仲景《金匮要略·呕吐哕下利病脉证治》中将泄泻与痢疾统称为下利,至隋·巢元方《诸病源候论》始明确将泄泻与痢疾分述之。宋·陈无择在《三因极一病证方论·泄泻叙论》中提出情志失调亦可引起泄泻,如"喜则散,怒则激,忧则聚,惊则动,脏气隔绝,精神夺散,以致溏泄"。

关于泄泻的治疗,明·张介宾针对泄出如水样者,提出分利之法是治疗泄泻的良策,《景岳全书·泄泻》说:"凡泄泻之病,多由水谷不分,故以利水为上策。"明·李中梓在《医宗必读·泄泻》中提出治泻九法,即淡渗、升提、清凉、疏利、甘缓、酸收、燥脾、温肾、固涩,对后世治疗泄泻影响巨大。清代医家对泄泻的论著颇多,认识日趋完善。

【病因病机】

泄泻的病因主要为感受外邪,饮食所伤,情志不调,禀赋不足及年老体弱、大病久病之后脏腑虚弱。

1. 感受外邪

外感寒湿暑热之邪伤及脾胃,使脾胃升降失司,脾不升清;或直接损伤脾胃,导致脾失健运,水湿不化,引起泄泻。因湿邪易困脾土,以湿邪最为多见,故有"湿多成五泄""无湿不成泻"之说。如清·沈金鳌《杂病源流犀烛·泄泻源流》说:"是泄虽有风、寒、热、虚之不同,要未有不源于湿者也。"

2. 饮食所伤

饮食不洁,使脾胃受伤,或饮食不节,暴饮暴食或恣食生冷辛辣肥甘,使脾失健运,脾不升清,小肠清浊不分,大肠传导失司,发生泄泻。如明·张介宾《景岳全书·泄泻》说:"若饮食不节,起居不时,以致脾胃受伤,则水反为湿,谷反为滞,精华之气不能输化,乃至合污下降而泻痢作矣。"

3. 情志失调

抑郁嗔怒,易致肝失调达,肝气郁结,横逆克脾,或忧思伤脾,均可致脾失健运,水湿不化,发生泄泻。如明·张介宾《景岳全书·泄泻》说:"凡遇怒气便作泄泻者,必先以怒时夹食,致伤脾胃。"长期忧思伤脾,脾失健运,清阳不升,水谷不化,也可引发本病。

4. 禀赋不足,病后体虚

年老体弱,脏腑虚弱,脾肾亏虚;或大病久病之后,脾胃受损,肾气亏虚;或先天禀赋不足,脾胃虚弱,肾阳不足,均可导致脾胃虚弱或命门火衰。脾胃虚弱,不能腐熟水谷、运化水湿,积谷为滞,湿滞内生,清浊不分,混杂而下,遂成泄泻。如明·张介宾《景岳全书·泄泻》说:"泄泻之本,无不由于脾胃。"命门火衰则脾失温煦,运化失职,水谷不化,湿浊内生,遂成久泻,甚至是五更泻。如明·张介宾《景岳全书·泄泻》说:"肾为胃关,开窍于二阴,所以二便之开闭,皆肾脏之所主,今肾中阳气不足,则命门火衰,而阴寒独盛,故于子丑五更之后,当阳气未复,阴气盛极之时,即令人洞泄不止也。"

泄泻基本病机为脾虚湿盛,脾失健运,水湿不化,肠道清浊不分,传化失司。同时与肝、肾也有相关。明·李中梓《医宗必读·泄泻》有"无湿不成泻"之说。

泄泻病性有虚实之分,实证多因湿盛伤脾,或饮食伤脾,暴泻以实证为主。虚证见于劳倦内伤、大病久病之后,或他脏及脾,如肝木克脾,或肾阳亏虚,不能温煦脾脏,久泻以虚证为主。急性泄泻,经及时治疗,可在短期内痊愈。一些急性泄泻因失治或误治,迁延日久,可由实转虚,转为久泻。

【诊断与鉴别诊断】

(一)诊断

1. 大便稀溏或如水样,次数增多,每日 3 次以上。
2. 常伴有腹胀腹痛、肠鸣纳呆。多由寒热、饮食、情志等因素诱发。
3. 急性泄泻起病急,病程短,有感寒受凉、暴饮暴食或误食不洁之物的病史,多伴有恶寒、发热等症状。久泄起病缓,病程长,时发时止,多为禀赋不足,或由急性泄泻失治误治,迁延日久而成,常因受凉、饮食生冷或情志不畅而诱发。

大便常规、大便培养、X 线钡剂灌肠、肠道内镜、腹部 B 超及 CT 有助于临床明确诊断。

（二）鉴别诊断

1. 痢疾

泄泻与痢疾共同特点是大便稀溏,大便次数增加,可伴有腹痛发作,完谷不化。但泄泻发作时大便中无脓血,不伴里急后重。而痢疾是以腹痛、便下赤白脓血、里急后重为特征。

2. 霍乱

霍乱是一种上吐下泻并作的病证,发病特点是来势急骤,变化迅速,病情凶险,有饮食不洁史或病人接触史,呈地区流行。起病时常突然腹痛,继则吐泻交作,所吐之物均为未消化之食物,气味酸腐热臭,所泻之物多为黄色粪水,或吐下如米泔水,可伴恶寒、发热,无里急后重。部分病人在剧烈吐泻之后,迅速出现皮肤松弛,目眶凹陷,下肢痉挛转筋,可伴心烦口渴,精神萎靡,少尿或尿闭,腹中绞痛,面色苍白,汗出肢冷等津竭阳衰之危候,预后很差。而泄泻是以大便稀溏、次数增多为特征,一般预后良好。

【辨证论治】

（一）暴泻

1. 寒湿内盛

证候:泄泻清稀,甚则如水样,脘闷食少,腹痛肠鸣,或兼恶寒,发热,头痛,肢体酸痛;舌苔白或白腻,脉濡缓。

证机概要:寒湿之邪,困脾伤肠。

治法:芳香化湿,解表散寒。

代表方药:藿香正气散（《太平惠民和剂局方》）。

藿香、厚朴、苏叶、陈皮、大腹皮、白芷、茯苓、白术、半夏曲、桔梗、甘草、生姜、大枣。

用法:水煎服。

临床运用:若表邪偏重,寒热身痛,可加荆芥、防风,或用荆防败毒散;若湿邪偏重,腹满肠鸣,小便不利,可用胃苓汤;若寒重于湿,腹胀冷痛者,可用理中丸。

2. 湿热中阻

证候:泄泻腹痛,泻下急迫,或泻而不爽,粪色黄褐臭秽,肛门灼热,烦热口渴,小便短黄;舌质红,苔黄腻,脉滑数或濡数。

证机概要:湿热之邪,肠道失传。

治法:清热燥湿,分消止泻。

代表方药:葛根芩连汤(《伤寒论》)。

葛根、炙甘草、黄芩、黄连。

用法:水煎服。

临床运用:若偏湿重宜加薏苡仁、厚朴;夹食滞者加神曲、山楂、麦芽;如有发热、头痛、脉浮等风热表证,可加金银花、连翘、薄荷;如在夏暑期间,症见发热头重,烦渴自汗,小便短赤,脉濡数等,是暑湿入侵,表里同病,可用新加香薷饮合六一散。

3. 食滞肠胃

证候:腹痛肠鸣,泻下粪便臭如败卵,泻后痛减,脘腹胀满,嗳腐酸臭,不思饮食;舌苔垢浊或厚腻,脉滑。

证机概要:宿食阻滞,运化失司。

治法:消食导滞,和中止泻。

代表方药:保和丸(《丹溪心法》)。

山楂、神曲、半夏、茯苓、陈皮、连翘、莱菔子。

用法:水煎服。

临床运用:若食滞较重,脘腹胀满,可因势利导,据"通因通用"的原则,用枳实导滞丸,以大黄、枳实为主。

(二)久泻

1. 肝气乘脾

证候:平时心情抑郁,或急躁易怒,每因抑郁恼怒,或情绪紧张而发泄泻,伴有胸胁胀闷,嗳气食少,腹痛攻窜,肠鸣矢气;舌淡红,脉弦。

证机概要:肝郁侮脾,运化失司。

治法:抑肝扶脾。

代表方药:痛泻要方(《景岳全书》)。

白术、白芍、防风、陈皮。

用法:水煎服。

临床运用:若肝郁气滞,胸胁脘腹胀痛者,可加枳壳、香附、元胡、川楝子;若脾虚明显,神疲食少者,加黄芪、党参、扁豆;若久泻不止,可加酸收之品,如乌梅、诃子、石榴皮等。

2. 脾胃虚弱

证候:大便时溏时泻,迁延反复,稍进油腻食物,则大便溏稀,次数增加,或完谷不化,伴食少纳呆,脘闷不舒,面色萎黄,倦怠乏力;舌质淡,苔白,脉细弱。

证机概要:脾胃虚弱,运化无权。

治法:健脾益气,化湿止泻。

代表方药:参苓白术散(《太平惠民和剂局方》)。

人参、白术、茯苓、甘草、山药、莲肉、扁豆、砂仁、苡仁、桔梗、大枣。

用法:水煎服。

临床运用:若脾阳虚衰,阴寒内盛,亦可用附子理中汤;若久泻不愈,中气下陷,而兼有脱肛者,可用补中益气汤,并重用黄芪、党参;还可以辨证选用升阳益胃汤、黄芪建中汤等。

3.肾阳虚衰

证候:黎明前腹部作痛,肠鸣即泻,泻后痛减,完谷不化,腹部喜暖喜按,形寒肢冷,腰膝酸软;舌淡苔白,脉沉细。

证机概要:命门火衰,脾失温养。

治法:温肾健脾,固涩止泻。

代表方药:附子理中丸(《太平惠民和剂局方》)合四神丸(《证治准绳》)。

附子理中丸

炮附子、人参、白术、炮姜、炙甘草。

用法:水煎服。

四神丸

补骨脂、肉豆蔻、吴茱萸、五味子、生姜、大枣。

用法:水煎服。

临床运用:若年老体弱,久泻不止,中气下陷,加黄芪、升麻、柴胡,亦可合桃花汤。

【辨治备要】

(一)辨证要点

1.辨轻重

泄泻而饮食如常,说明脾胃未败,多为轻证,预后良好;泻而不能食,形体消瘦,或暴泻无度,或久泄滑脱不禁,转为厥脱,津液耗伤,阴阳衰竭,均属重证。

2.辨缓急

暴泻者起病较急,病程较短,一般在数小时至2周,泄泻次数每日3次以上;久泻者起病较缓,病程较长,持续时间多在2个月以上甚至数年,泄泻呈间歇性发作。

3.辨寒热

大便色黄褐而臭,泻下急迫,肛门灼热者,多属热证;大便清稀甚至水样,气味腥秽者,多属寒证;大便溏垢,臭如败卵,完谷不化,多为伤食之证。

4.辨虚实

急性暴泻,病势急骤,脘腹胀满,腹痛拒按,泻后痛减,小便不利者,多属实证;慢性久泻,病势较缓,病程较长,反复发作,腹痛不甚,喜暖喜按,神疲肢冷,多属虚证。

(二)治法方药

明·李中梓在《医宗必读·泄泻》提出"治泻九法",认为"夫是九者,治泻之大法,业无遗蕴,至如先后缓急之权,岂能预设,须临证之顷,圆机灵变"。

暴泻宜运脾化湿,重用化湿,佐以分利。运脾者,燥湿之意,可用芳香化湿之类,如苍术、藿香、佩兰、白豆蔻、草豆蔻、砂仁等。暴泻以驱邪为主,不可骤用补涩,以免关门留寇;气虚下陷之久泻者宜健脾益气,提升中阳,方如补中益气汤;滑泄不禁者宜温涩固脱,方如赤石脂禹余粮汤,或加诃子、石榴皮、乌梅等;大便含食物残渣,宜消食化积,方用保和丸;泄泻如水,宜利小便以实大便,方如五苓散等;寒热错杂,久治不愈的慢性泄泻,宜寒温并用,温清消补,方用乌梅丸。

【临证要点】

1. 注意风药的临床运用

脾气不升是慢性泄泻的主要病机之一。风药轻扬升散,同气相召,脾气上升,远化乃健,泄泻可止。湿是形成泄泻的病理因素之一,湿见风则干,风药具有燥湿之性。湿邪已去,脾运得复,清气上升,泄泻自止。风药尚具有促进肝之阳气升发的作用,肝气升发条达,疏泄乃治。临床常用药有藿香、葛根、荆芥、防风、桔梗、白芷、藁本、升麻、柴胡、蝉蜕、羌活等。方剂可选藿香正气散、荆防败毒散、羌活胜湿汤等,如运用得当,效果明显。

2. 虚实夹杂者,寒热并用

慢性泄泻纯虚纯实者少,虚实夹杂者多。脾虚与湿盛是本病的两个主要方面。脾气虚弱,清阳不升,运化失常则生飧泄,治疗可用参苓白术散、理中汤等;若脾虚生湿,或外邪内侵,引动内湿,则虚中夹实,治当辨其湿邪夹热与夹寒之不同,临床一般以肠腑湿热最为常见,治疗当理中清肠,寒热并用,加用败酱草、红藤、黄柏、猪苓、茯苓等;寒湿偏重者则用苍术、厚朴、肉桂、陈皮、白术等。

3. 掌握通法在慢性泄泻中的运用时机

泄泻一证,其病位在肠腑。大肠为"传导之官",小肠为"受盛之官",前者司"变化",后者主"化物",一旦肠腑发生病变,必然"变化"无权,"化物"不能,于是肠曲盘旋之处易形成积滞痰饮浊毒。久则中焦脾胃渐亏,难以运化,积饮痰浊愈甚,或陈积未去,新积又生。故此,治疗诸多方法无效者,必有痰饮浊毒积滞肠腑。倡导攻邪已病的张从正提倡以攻为补,"损有余即是补不足",而且"下中自有补""不补之中有真补存焉"。当代名家韦献贵认为:"久泻亦肠间病,肠为腑属阳,腑病多滞多实,故久泻多有滞,滞不除则泻不止。"因此,攻除积滞痰饮浊毒,攻补兼施,掌握好攻补的孰多孰少,乃为治疗难治性泄泻的出奇制胜之法。

4. 久泻使用化瘀之法,值得重视

辨证上应注意血瘀征象的有无。王清任的诸逐瘀汤,结合临床,变通使用得当,往往可以获效。

【预防调护】

避风寒,慎起居,调饮食,调情志。忌生冷油腻、肥甘厚味。注意保暖。调节情志,勿悲恐忧伤,暴泻者要减少饮食,可给予米粥以养护胃气。若虚寒腹泻,可予姜汤饮之,以振奋脾阳,调和胃气。如有泄泻严重者,甚至一日十余次者,应及时就医,防止发生厥脱重症。暴泻停止后也要注意清淡饮食,调养脾胃至少一周时间。久泻者尤应注意平素避风寒,勿食生冷食物。脾胃素虚患者可食用药食同源的食疗方以健脾补气,如将山药、薏米、莲子、扁豆、芡实、大枣等熬粥,日常服用以调理脾胃,亦可艾灸或隔姜灸足三里、神阙等穴位,以温中健脾。

【医论精选】

《素问·生气通天论》说:"因于露风,乃生寒热,足以春伤于风,邪气留连,乃为洞泄。"

《素问·举痛论》说:"怒则气逆,甚则呕血及飧泄。"

《伤寒论·辨太阳病脉证并治下》说:"伤寒服汤药,下利不止,心下痞硬。服泻心汤已,复以他药下之,利不止,医以理中与之,利益甚。理中者,理中焦,此利在下焦,赤石脂禹余粮汤主之,复不止者,当利其小便。"

《丹溪心法·泄泻》说:"泄泻有湿、火、气虚、痰积。湿用四苓散加苍术,甚者苍白二术同加,炒用燥湿兼渗泄;火用四苓散加木通、黄芩,伐火利小水;痰积宜豁之,用海粉、青黛、黄芩、神曲糊丸服之。"

《医学入门·泄泻》说:"凡泻皆兼湿,初宜分理中焦,渗利下焦。久则升提,必滑脱不禁,然后用药涩之,其间有风胜兼以解表,寒胜兼以温中,滑脱涩住,虚弱补益,食积消导,湿则淡渗,陷则升举,随证变用,又不拘于次序,与痢大同。且补虚不可纯用甘温,太甘则生湿,清热亦不可太苦,苦则伤脾。每兼淡剂利窍为妙。"

第七节　痢　疾

痢疾是以腹痛,里急后重,下痢赤白脓血为主症的病证。是具有传染性的肠道疾病,多发于夏秋季节。

西医学中的细菌性痢疾、阿米巴痢疾、溃疡性结肠炎等属本病范畴,可参照本病辨证论治。

春秋战国时期,《黄帝内经》称本病为"肠澼""赤沃",对其病因及临床特点进行了简要论述,指出感受外邪和饮食不节是两个致病的重要。《素问·太阴阳明论》说:"食饮不节,起居不时者,阴受之……入五脏则月真满闭塞,下为飧泄,久为肠澼。"《素问·至真要大论》说:"少阴之胜……呕逆躁烦,腹满痛溏泄,传为赤沃。"《难经》称之为"大瘕泄",指出,"大瘕泄者,里急后重,数至固而不能便"。

东汉末年,张仲景《伤寒杂病论》中将痢疾与泄泻统称为"下利",其治疗痢疾的有效方剂白头翁汤等一直为后世沿用。

唐宋时期,孙思邈《备急千金要方·脾脏下》称本病为"滞下"。严用和《济生方·痢疾论治》正式用"痢疾"病名,"今之所谓痢疾者,古所谓滞下是也",一直沿用至今。朱丹溪《丹溪心法·痢病》进一步阐明痢疾具有流行性、传染性,指出,"时疫作痢,一方一家,上下相染相似",并论述痢疾的病因以"湿热为本",提出通因通用的治痢原则。

明清时期,李中梓《医宗必读·痢疾》说:"至治法,须求何邪所伤,何脏受病。如因于湿热者,去其湿热;因于积滞者,去其积滞。因于气者调之;因于血者和之。新感而实者,可以通因通用;久病而虚者,可以塞因塞用。"喻昌创"逆流挽舟"之法,并在《医门法律·痢疾论》中说:"引其邪而出之于外",创活人败毒散。蒋宝素将痢疾称为内痈,《医略十三篇·痢疾》说:"治痢之法,当参入治痈之义。"特别是《名医指掌·痢疾》中说:"善治者,审其冷、热、虚、实、气、血之证,而行汗、吐、下、清、温、补、兜、涩之法可也。"这些治疗原则,一直指导着今天的临床。

明清以后,对痢疾的认识更加深入,《类证治裁·痢证》中说:"症由胃腑湿蒸热壅,致气血凝结,夹糟粕积滞,进入大小腑,倾刮脂液,化脓血下注",切中痢疾的发病机理。清代的一些痢疾专著,如吴道琼的《痢症参汇》、孔毓礼的《痢疾论》等,可谓集痢疾辨证治疗之大成。

【病因病机】

痢疾的发生多由外感湿热、疫毒之邪,内伤饮食,损及脾胃与肠,邪气客于大肠,与气血搏结,肠道脂膜血络受伤,传导失司,而致下痢。

1. 外感时邪疫毒

夏秋季节,暑湿秽浊、疫毒易于滋生。若起居不慎,劳作不休,湿热或暑湿之邪内侵肠道,湿热郁蒸,气血与之搏结于肠之脂膜,化为脓血而成湿热痢。疫毒之邪侵及阳明气分,进而内窜营血,甚则进迫下焦厥阴、少阴,而致急重之疫毒痢。素体阳虚之人,感受寒湿,或感受湿邪后,湿从寒化,寒湿伤中,胃肠不和,气血壅滞,发为寒湿痢。正如《景岳全书·痢疾》说:"痢疾之病,多病于夏秋之交,古法相传,皆谓炎暑大行,相火司令,酷热之毒蓄积为痢。"

2. 内伤饮食

平素嗜食肥甘厚味者,酿生湿热,在夏秋季节内外湿热交蒸之时,饮食不洁或暴饮暴食,湿热毒邪,直趋中道,蕴结肠之脂膜,邪毒繁衍与气血搏结,腐败化为脓血,则成湿热痢或疫毒痢。若湿热内郁不清,易伤阴血,形成阴虚痢。若其平素恣食生冷瓜果,伤及脾胃,中阳不足,湿从寒化,寒湿内蕴,再贪凉饮冷或不洁食物,寒湿食积壅塞肠中,气机不畅,气滞血瘀,气血与肠中腐浊之气搏结于肠之脂膜,化为脓血而成寒湿痢。如《景岳全书·痢疾》说:"因热贪凉者,人乏常事也,过食生冷,所以致痢。"脾胃素弱之人,屡伤寒湿,或湿热痢过服寒凉之品,克伐中阳,每成虚寒痢。

痢疾的主要病机是邪蕴肠腑,气血壅滞,传导失司,脂膜血络受伤而成痢。湿热、疫毒、寒湿、食积等内蕴肠腑,与肠中气血相搏结,大肠传导功能失司,通降不利,气血瘀滞,肠络受损,腐败化为脓血而痢下赤白;气机阻滞,腑气不通,故见腹痛,里急后重。

痢疾病位在肠,与脾、胃相关,可涉及肾。因肠与胃密切相连,肠病及胃,故常曰在肠胃。如《医碥·痢》说:"不论何脏腑之湿热,皆得以人肠胃,以胃为中土,主容受而传之肠也。"痢疾日久,不但损伤脾胃而且影响及肾,导致肾气虚惫或脾肾阳虚,下痢不止。

本病的病理性质分寒热虚实,病机演变多端。初期多为实证,因湿热或寒湿所致。外感湿热或湿热内生或疫毒内侵,壅滞腑气,熏灼肠道,下痢鲜紫脓血,壮热口渴,皆属热证。寒湿阴邪所致者为寒证。下痢日久,可由实转虚或虚实夹杂,寒热并见。如痢疾失治,迁延日久或收涩太早,关门留寇,正虚邪恋,可发展为下痢时发时止,日久难愈的休息痢。

【诊断与鉴别诊断】

(一)诊断

1.以腹痛,里急后重,下痢赤白脓血为主症。

2.急性痢疾起病急骤,可伴有恶寒发热;慢性痢疾则反复发作,迁延不愈。

3.常见于夏秋季节,多有饮食不洁史,或具有传染性。

大便常规检查,可帮助确立诊断。血常规检查,对急性菌痢具有诊断意义。必要时行X线钡剂造影及直肠、结肠镜检查,有助于诊断。

(二)鉴别诊断

泄泻　两者多发于夏秋季节,病位在胃肠,病因亦有相似之处,症状都有腹痛、大便次数增多,但痢疾大便次数虽多而量少,排赤白脓血便,腹痛伴里急后重感明显。而泄泻大便溏薄,粪便清稀,或如水,或完谷不化,而无赤白脓血便,腹痛多伴肠鸣,少有里急后重感。正如《景岳全书》说:"泻浅而痢重,泻由水谷不分,出于中焦,痢以脂血伤败,病在下焦。"当然,泻、痢两病在一定条件下又可以相互转化,或先泻后痢,或先痢而后转泻。一般认为先泻后痢病情加重,先痢后泻为病情减轻。

【辨证论治】

1.湿热痢

证候:腹部疼痛,里急后重,痢下赤白脓血,黏稠如胶冻,腥臭,肛门灼热,小便短赤;舌苔黄腻,脉滑数。

证机概要:湿热壅滞,肠络受损。

治法:清肠化湿,调气和血。

代表方药:芍药汤(《素问病机气宜保命集》)。

芍药、当归、黄连、槟榔、木香、炙甘草、大黄、黄芩、肉桂。

用法:水煎服。

临床运用:若痢下赤多白少,口渴喜冷饮,属热重于湿者,配白头翁、秦皮、黄柏;若瘀热较重,痢下鲜红者,加地榆、丹皮、苦参;若痢下白多赤少,舌苔白腻,属湿重于热者,可去当归,加茯苓、苍术、厚朴、陈皮等;若兼饮食积滞,嗳腐吐酸,腹部胀满者,加莱菔子、神曲、山楂等;若食积化热,痢下不爽,腹痛拒按者,可加用枳实导滞丸。

2. 疫毒痢

证候:起病急骤,壮热口渴,头痛烦躁,恶心呕吐,大便频频,痢下鲜紫脓血,腹痛剧烈,后重感特著,甚者神昏惊厥;舌质红绛,舌苔黄燥,脉滑数或微欲绝。

证机概要:疫邪热毒,壅滞肠中。

治法:清热解毒,凉血除积。

代表方药:白头翁汤(《伤寒论》)合芍药汤(《素问病机气宜保命集》)。

白头翁汤

白头翁、黄连、黄柏、秦皮。

用法:水煎服。

芍药汤

芍药、当归、黄连、槟榔、木香、炙甘草、大黄、黄芩、肉桂。

用法:水煎服。

临床运用:前方以清热凉血解毒为主;后方能增强清热解毒之功,并有调气行血导滞作用。若见热毒秽浊壅塞肠道,腹中满痛拒按,大便滞涩,臭秽难闻者,加大黄、枳实、芒硝;神昏谵语,甚则痉厥,舌质红,苔黄糙,脉细数,属热毒深入营血,神昏高热者,用犀角地黄汤、紫雪丹;若热极风动,痉厥抽搐者,加入羚羊角、钩藤、石决明。

3. 寒湿痢

证候:腹痛拘急,痢下赤白黏冻,白多赤少,或为纯白冻,里急后重,口淡乏味,脘胀腹满,头身困重;舌质或淡,舌苔白腻,脉濡缓。

证机概要:寒湿之邪,滞留肠道。

治法:温中燥湿,调气和血。

代表方药:不换金正气散(《太平惠民和剂局方》)。

苍术、陈皮、半夏、厚朴、藿香、甘草、生姜、大枣。

用法:水煎服。

临床运用:若痢下白中兼紫者,加当归、芍药;脾虚纳呆者加白术、神曲;寒积内停,腹痛,痢下滞而不爽者,加大黄、槟榔,配炮姜、肉桂。

4. 阴虚痢

证候:痢下赤白,日久不愈,脓血黏稠,或下鲜血,脐下灼痛,虚坐努责,食少,心烦口干,至夜转剧;舌红绛少津,苔少或花剥,脉细数。

证机概要:营阴亏虚,湿热内郁。

治法:养阴和营,清肠化湿。

代表方药:黄连阿胶汤(《伤寒论》)合驻车丸(《备急千金要方》)。

黄连阿胶汤

黄连、黄芩、白芍、阿胶、鸡子黄。

用法:水煎服。

驻车丸

黄连、阿胶、当归、炮姜。

用法:水煎服。

临床运用:若虚热灼津而见口渴、尿少、舌干者,可加沙参、石斛;如痢下血多者,可加丹皮、旱莲草;若湿热未清,有口苦、肛门灼热者,可加白头翁、秦皮。

5. 虚寒痢

证候:腹部隐痛,缠绵不已,喜按喜温,痢下赤白清稀,无腥臭,或为白冻,甚则滑脱不禁,肛门坠胀,便后更甚,形寒畏冷,四肢不温,食少神疲,腰膝酸软;舌淡苔薄白,脉沉细弱。

证机概要:脾肾阳虚,关门不固。

治法:温补脾肾,收涩固脱。

代表方药:桃花汤(《伤寒论》)合真人养脏汤(《太平惠民和剂局方》)。

桃花汤

用法:水煎服。

赤石脂、干姜、粳米。

真人养脏汤

诃子、罂粟壳、肉豆蔻、人参、当归、白术、木香、肉桂、炙甘草、白芍。

用法:水煎服。

临床运用:前方温中涩肠,后方兼能补虚固脱。若积滞未尽,应少佐消导积滞之品,如枳壳、山楂、神曲等;若痢久脾虚气陷,导致少气脱肛,可加黄芪、柴胡、升麻、党参。

6. 休息痢

证候:下痢时发时止,迁延不愈,常因饮食不当、受凉、劳累而发,发时大便次数增多,夹有赤白黏冻,腹胀食少,倦怠嗜卧;舌质淡苔腻,脉濡软或虚数。

证机概要:胸阳不振,邪滞肠腑。

治法:温中清肠,调气化滞。

代表方药:连理汤(《张氏医通》)。

人参、白术、干姜、炙甘草、黄连、茯苓。

用法：水煎服。

临床运用：临床可加槟榔、木香、枳实以调气化滞。

【辨治备要】

(一)辨证要点

1. 辨久暴，察虚实主次

暴痢发病急，病程短，腹痛胀满，痛而拒按，痛时窘迫欲便，便后里急后重暂时减轻者为实；久痢腹痛绵绵，时轻时重，病程长，腹痛绵绵，痛而喜按，便后里急后重不减，坠胀甚者，常为虚中夹实。

2. 辨寒热偏重

大便排出脓血，色鲜红，甚则紫黑，稠厚腥臭，腹痛，里急后重明显，口渴，口臭，小便黄赤，舌红苔黄腻，脉滑数者属热；大便排出赤白清稀，白多赤少，腹痛喜按，里急后重不明显，面白肢冷形寒，舌淡苔白，脉沉细者属寒。

3. 辨伤气、伤血

下痢白多赤少，湿邪伤及气分；赤多白少，或以血为主者，热邪伤及血分。

4. 辨邪正盛衰

凡痢疾经治疗后，痢下脓血次数减少，腹痛、里急后重减轻，为气血将和，正能胜邪，向愈；凡下痢脓血，兼有粪质者轻，不兼有粪质者重；凡下痢脓血次数虽减少，而全身症状不见减轻，甚而出现烦躁、腹胀、精神萎靡、手足欠温、脉症不符，皆预示病情恶化，应引起高度重视。如凡下痢次数逐渐减少，而反见腹胀痛，呕吐，烦躁口渴，气急，甚或神昏谵语，为邪毒内炽上攻之象；凡下痢，噤口不食，精神萎靡，或呕逆者，为胃气将败；凡下痢脓血，烦渴转筋，甚或面色红润，唇如涂朱，脉数疾大者，为阴液将涸或阴阳不交之候；凡下痢不禁，或反不见下痢，神萎蜷卧，畏寒肢冷，自汗，气息微弱，脉沉细迟，或脉微欲绝，为阳气将脱，阴阳欲离之象。

(二)治法方药

热痢清之，寒痢温之，初痢实则通之，久痢虚则补之，寒热交错者清温并用，虚实夹杂者攻补兼施。痢疾初期之时，以实证、热证多见，宜清热化湿解毒；久痢虚证、寒证，应予补虚温中，调理脾胃，兼以清肠，收涩固脱。如下痢兼有表证者，宜合解表剂，外疏内通，夹食滞可配合消导药消除积滞。刘河间提出："调气则后重自除，行血则便脓自愈。"调气和血之法，可用于痢疾的多个证型，赤多重用血药，白多重用气药，而在掌握扶正祛邪的辨证治疗过程中，始终应顾护胃气。治疗痢疾之禁忌：忌过早补涩，忌峻下攻伐，忌分利小便。

热痢初期，兼见表证者，用荆防败毒散；如表邪未解，里热已盛，症见身热汗出，脉象急促者，则用葛根芩连汤。若暴痢致脱，症见面色苍白，汗出肢冷，唇舌紫暗，尿少，脉微欲绝者，应急服独参汤或参附汤，加用参麦注射液等。暑天感寒湿而痢者，可用藿香正气散加减。若脾阳虚极,肠中寒积不化,遇寒即发,症见下痢白冻,倦怠少食,舌淡苔白,脉沉者,用温脾汤加减;若久痢兼见肾阳虚衰,关门不固者,宜加四神丸;如久痢脱肛,神疲乏力,少气懒言,属脾胃虚弱,中气下陷者,可用补中益气汤加减;若下痢时作,大便稀溏,心中烦热,饥不欲食,四肢不温,证属寒热错杂者,可用乌梅丸加减。

【临证要点】

1. 喻嘉言"逆流挽舟"之法用于痢疾初期兼有表证者,以下痢,憎寒壮热,头身重痛,咳嗽,鼻塞声重,脉浮重取欠力为辨证要点。治以人参败毒散疏散表邪,表气疏通,里滞亦除,其痢自愈。

2. 清热解毒是治痢的主要方法,尤其是湿热痢、疫毒痢更为重要。对热毒炽盛的疫毒痢,宜重用清热解毒药,常用药如白头翁、黄连、黄柏、秦皮、金银花、马齿苋等,若下痢脓血,可加生地、赤芍、地榆以凉血养阴。在清热化湿解毒的同时,还可加调气和血之药。

3. 古人称痢为滞下,亦有无积不成痢之说,所以痢因积滞而成者,亦为常见。症见下痢腹胀腹痛,纳呆,肛门坠胀等,临床常用消导、化滞之法。如山楂、枳实、陈皮、神曲、麦芽之类,偏湿加苍术、茯苓,偏寒加肉桂、干姜。因积滞而腹痛甚者,可佐大黄以通积滞,乃通因通用之法。

4. 噤口痢的治疗。痢疾不能进食,或呕不能食者,称为噤口痢。实证多由湿热、疫毒蕴结肠中,上攻于胃,胃失和降所致,宜用开噤散煎水少量多饮,不居时,徐徐咽下,以苦辛通降,泄热和胃。若汤剂不受,可先用玉枢丹磨汁少量与服,再与前方徐徐咽下。若实证治疗中,胃阴大伤,频繁呕吐,舌质红绛无苔,脉细数者,与方中酌加人参、麦冬、石斛、沙参以扶养气阴,并可用人参与姜汁炒黄连同煎,频频呷之,再吐再呷,以开噤为止,或外用田螺捣烂,入麝香少许,纳入脐中,以引热下行。虚证多由素体脾胃虚弱或久痢以致胃虚气逆,出现呕恶不食或食入即吐,口淡不渴,舌质淡,脉弱,治宜健脾和胃为主,方用六君子汤加石菖蒲、姜汁以醒脾开胃。若下痢无度,饮食不进,肢冷脉微,为病势危重,急用独参汤或参附汤或参附注射液以益气回阳救逆。

5. 灌肠疗法。凡下痢赤白脓血,里急后重者,常用清热凉血、解毒祛湿药水煎取液150 ml保留灌肠,每日一次,疗程一般7日,以脓血尽、里急后重除为度。

6. 注意痢疾治疗禁忌。忌过早补涩,忌峻下攻伐,忌分利小便,以免留邪或伤正气。

【预防调护】

首先,注意饮食卫生,避免过食生冷和进食不洁及变质食物,节制饮食,忌过食辛辣、肥甘厚味。对于具有传染性的细菌性及阿米巴痢疾,应采取积极有效的预防措施,以控制痢疾的传播和流行,如加强水、粪的管理及饮食管理,消灭苍蝇等。在痢疾流行季节,可适当食用生蒜瓣,每次1～3瓣,每日2～3次;或将大蒜瓣放入菜食之中食用;亦可用马齿苋、绿豆适量,煎汤饮用。这些对防止感染有一定作用。

其次,痢疾患者,饮食宜清淡,忌食荤腥油腻难消化之品,治病宜早,疫毒痢要中西医结合抢救治疗。

【医论精选】

《证治要诀·痢》说:"痢疾古名滞下,以气滞成积,积之成痢。治法当以顺气为先,须当开胃,故无饱死痢病也。"

《丹溪心法·痢》说:"下痢不治之证,下如鱼脑者半死半生,下如尘腐色者死,下纯血者死,下如屋漏水者死,下如竹筒注者不治。"

《寿世保元·痢疾》说:"凡痢初患,元气未虚,必须下之,下后未愈,随症调之。痢稍久者,不可下,胃气败也。痢多属热,亦有虚与寒者,虚者宜补,寒者宜温。年老及虚弱人,不宜下,大便了而不了者,血虚也,数至固而不便者,气虚也。"

《类证治裁·痢疾论治》说:"痢多发于秋,即《内经》之肠澼也,症由胃腑湿蒸热壅,致气血凝结,夹糟粕积滞,进入大小腑,倾刮脂液,化脓血下注,或痢白,痢红,痢瘀紫,痢五色,腹痛呕吐,口干,溺涩,里急后重,气陷肛坠,因其闭滞不利,故亦名滞下也。"

第八节 便 秘

便秘,是以大便排出困难,排便周期延长,或周期不长,但粪质干结,排出艰难,或粪质不硬,虽频有便意,但排便不畅为主要临床表现的病证。

西医学中的功能性便秘、肠易激综合征、肠炎恢复期之便秘、药物性便秘、内分泌及代谢性疾病所致的便秘均属本病范畴,可参照本病辨证论治。

"便秘"病名首见于《黄帝内经》,指出便秘与脾胃、小肠、肾有关,《素问·厥论》说:"太阴之厥,则腹满䐜胀,后不利。"《素问·举痛论》说:"热气留于小肠,肠中痛,瘅热焦竭,则坚干不得出,故痛而闭不通矣。"

东汉时期,张仲景则称便秘为"脾约""闭""阴结""阳结",认为其病与寒、热、气滞有关,提出了便秘寒、热、虚、实不同的发病机制,设立了承气汤的苦寒泻下,麻子仁丸的养阴润下,厚朴三物汤的理气通下,以及蜜制药挺"内谷道中"、猪胆汁和醋"以灌谷道内"诸法,为后世医家认识和治疗本病确立了基本原则,有的方药至今仍广泛应用于临床。《诸病源候论·大便难候》说:"大便难者,由五脏不调,阴阳偏有虚实,谓三焦不和则冷热并结故也。"又说:"邪在肾亦令大便难""渴利之家,大便亦难",指出引起便秘的原因很多,与五脏不调、阴阳虚实寒热均有关系。

金元时期,《丹溪心法·燥结》则认为便秘是由于血少,或肠胃受风,涸燥秘涩所致。

明清时期,张介宾按仲景之法把便秘分为阴结、阳结两类,认为有火为阳结,无火是阴结。《景岳全书·秘结》说:"秘结一证,在古方书有虚秘、风秘、气秘、热秘、寒秘、湿秘等说,而东垣又有热燥、风燥、阳结、阴结之说,此其立名大烦,又无确据,不得其要,而徒滋疑惑,不无为临证之害也。不知此证之当辨者惟二,则曰阴结、阳结而尽之矣。"《石室秘录·大便秘结》说:"大便秘结者,人以为大肠燥甚,谁知是肺气燥乎?肺燥则清肃之气不能下行于大肠。"《杂病源流犀烛·大便秘结源流》说:"大便秘结,肾病也。"以上指出大便秘结与肺、肾均有密切关系。

【病因病机】

便秘主要是由外感寒热之邪,内伤饮食情志,病后体虚,阴阳气血不足等,热结、气滞、寒凝、气血阴阳亏虚,致使邪滞胃肠、壅塞不通;肠失温润,推动无力,糟粕内停,大便排出困难,发为便秘。

1. 素体阳盛

素体阳盛,或热病之后,余热留恋,或肺热肺燥,下移大肠,或过食醇酒厚味,或过食辛辣,或过服热药,均可致肠胃积热,耗伤津液,肠道干涩失润,粪质干燥,难于排出,形成所谓"热秘"。《景岳全书·秘结》说:"阳结证,必因邪火有余,以致津液干燥。"

2. 情志失调

忧愁思虑,脾伤气结,或抑郁恼怒,肝郁气滞,或久坐少动,气机不利,均可导致腑气郁滞,通降失常,传导失职,糟粕内停,不得下行,或欲便不出,或出而不畅,或大便干结而成气秘。《金匮翼·便秘》说:"气秘者,气内滞而物不行也。"

3. 感受外邪

恣食生冷,凝滞胃肠,或外感寒邪,直中肠胃,或过服寒凉,阴寒内结,均可导致阴寒内盛,凝滞胃肠,传导失常,糟粕不行,而成冷秘。《金匮翼·便秘》说:"冷秘者,寒冷之气,横于肠胃,凝阴固结,阳气不行,津液不通。"

4. 年老体虚

素体虚弱,或病后、产后及年老体虚之人,阴阳气血亏虚,阳气虚则温煦传送无力,阴血虚则润泽荣养不足,皆可导致大便不畅。《景岳全书·秘结》说:"凡下焦阳虚,则阳气不行,阳气不行则不能传送,而阴凝于下,此阳虚而阴结也。"《医宗必读·大便不通》说:"更有老年津液干枯,妇人产后亡血及发汗利小便,病后血气未复,皆能秘结。"

便秘病位主要在大肠,涉及脾、胃、肺、肝、肾等多个脏腑,基本病机为大肠传导失常。胃与肠相连,胃热炽盛,下传大肠,燔灼津液,大肠热盛,燥屎内结,可成便秘;肺与大肠相表里,肺之燥热下移大肠,则大肠传导功能失常,而成便秘;肝主疏泄气机,若肝气郁滞,则气滞不行,腑气不能畅通;肾主五液而司二便,若肾阴不足,则肠道失润,若肾阳不足则大肠失于温煦而传送无力,大便不通。以上原因均可发为本病。

便秘的病性可概括为虚、实两个方面。热秘、气秘、冷秘属实,气血阴阳亏虚所致者属虚。虚实之间常常相互兼夹或相互转化。如肠胃积热与气机郁滞可以并见,阴寒积滞与阳气虚衰可以相兼,气秘日久,久而化火,可转化成热秘。阳虚秘者,如温燥太过,津液耗伤,可转化为阴虚秘,或久病阳损及阴,则可见阴阳俱虚之证。

【诊断与鉴别诊断】

(一)诊断

1. 排便次数每周少于 3 次,或周期不长,但粪质干结,排出艰难,或粪质不硬,虽频有便意,但排便不畅。

2. 粪便的望诊及腹部触诊、大便常规、潜血试验、肛门指诊、钡灌肠或气钡造影、纤维结肠镜检查等有助于便秘的诊断。

(二)鉴别诊断

1. 肠结

两者皆有大便秘结。肠结多为急病,因大肠通降受阻所致,表现为腹部疼痛拒按,大便完全不通,且无矢气和肠鸣音,严重者可吐出粪便。而便秘多为慢性久病,因大肠传导失常所致,表现为大便干结难行,偶伴腹胀,饮食减少,恶心欲吐,有矢气和肠鸣音。

2. 积聚

两者皆有腹部包块。积聚的包块在腹部各处均可出现,形状不定,多与肠形不一致,与排便无关。而便秘者所致包块常出现在左下腹,可扪及条索状物,与肠形一致,压之变形,排便后消失或减少。

【辨证论治】

(一)实秘

1. 热秘

证候:大便干结,腹胀或痛,口干口臭,面红心烦,或有身热,小便短赤;舌质红,苔黄燥,脉滑数。

证机概要:肠腑燥热,津伤失润。

治法:泻热导滞,润肠通便。

代表方药:麻子仁丸(《伤寒论》)。

麻子仁、芍药、枳实、大黄、厚朴、杏仁。

用法:水煎服。

临床运用:若津液已伤,可加生地、玄参、麦冬;若肺热气逆,咳喘便秘者,可加瓜蒌仁、苏子、黄芩;若兼郁怒伤肝,易怒目赤者,加服更衣丸;若燥热不甚,或药后大便不爽者,可用青麟丸;若兼痔疮、便血,可加槐花、地榆;若热势较盛,痞满燥实坚者,可用大承气汤。

2. 气秘

证候:大便干结,或不甚干结,欲便不得出,或便后不爽,肠鸣矢气,嗳气频作,胁腹痞满胀痛;舌苔薄腻,脉弦。

证机概要:肝脾气滞,腑气不通。

治法:顺气导滞,降逆通便。

代表方药:六磨汤(《证治准绳》)。

沉香、木香、槟榔、乌药、枳实、大黄。

用法:水煎服。

临床运用:若腹部胀痛甚,可加厚朴、柴胡、莱菔子;若便秘腹痛,舌红苔黄,气郁化火,可加黄芩、栀子、龙胆草;若气逆呕吐者,可加半夏、陈皮、代赭石;若七情郁结,忧郁寡言者,加白芍、柴胡、合欢皮;若跌仆损伤,腹部术后,便秘不通,属气滞血瘀者,可加红花、赤芍、桃仁等药。

3. 冷秘

证候:大便艰涩,腹痛拘急,胀满拒按,胁下偏痛,手足不温,呃逆呕吐;苔白腻,脉弦紧。

证机概要:阴寒内盛,凝滞胃肠。

治法:温里散寒,通便止痛。

代表方药:温脾汤(《备急千金要方》)合用半硫丸(《太平惠民和剂局方》)。

温脾汤

附子、人参、大黄、甘草、干姜。

用法:水煎服。

半硫丸

半夏、硫黄。

用法:水煎服。

临床运用:若便秘腹痛,可加枳实、厚朴、木香;若腹部冷痛,手足不温,加高良姜、小茴香。

(二)虚秘

1. 气虚秘

证候:大便干或不干,虽有便意,但排出困难,用力努挣则汗出短气,便后乏力,面白神疲,肢倦懒言;舌淡苔白,脉弱。

证机概要:脾肺气虚,传导无力。

治法:补脾益肺,润肠通便。

代表方药:黄芪汤(《金匮翼》)。

黄芪、陈皮、火麻仁、白蜜。

用法:水煎服。

临床运用:若乏力出汗者,可加白术、党参;若排便困难,腹部坠胀者,可合用补中益气汤;若气息低微,懒言少动者,可加用生脉散;若肢倦腰酸者,可用大补元煎;若脘腹痞满,舌苔白腻者,可加白扁豆、生薏苡仁;若脘胀纳少者,可加炒麦芽、砂仁。

2. 血虚秘

证候:大便干结,面色无华,皮肤干燥,头晕目眩,心悸气短,健忘少寐,口唇色淡;舌淡苔少,脉细。

证机概要:血液亏虚,肠道失荣。

治法:养血滋阴,润燥通便。

代表方药:润肠丸(《沈氏尊生书》)。

当归、生地、麻仁、桃仁、枳壳。

用法:水煎服。

临床运用:若面白,眩晕甚,加玄参、何首乌、枸杞子;若手足心热,午后潮热者,可加知母、胡黄连等;若阴液已复,便仍干燥,可用五仁丸。

3. 阴虚秘

证候:大便干结,形体消瘦,头晕耳鸣,两颧红赤,心烦少寐,潮热盗汗,腰膝酸软;舌红少苔,脉细数。

证机概要:阴液不足,肠失濡润。

治法:滋阴增液,润肠通便。

代表方药:增液汤(《温病条辨》)。

玄参、生地、麦冬。

用法:水煎服。

临床运用:若口干面红,心烦盗汗者,可加芍药、玉竹;便秘干结如羊屎状,加火麻仁、柏子仁、瓜蒌仁;若胃阴不足,口干口渴者,可用益胃汤;若肾阴不足,腰膝酸软者,可用六味地黄丸;若阴亏燥结,热盛伤津者,可用增液承气汤。

4. 阳虚秘

证候:大便干或不干,排便困难,小便清长,面色㿠白,四肢不温,腹中冷痛,腰膝酸冷;舌淡苔白,脉沉迟。

证机概要:阳气虚弱,阴寒凝结。

治法:补肾温阳,润肠通便。

代表方药:济川煎(《景岳全书》)。

肉苁蓉、当归、牛膝、枳壳、泽泻、升麻。

用法:水煎服。

临床运用:若寒凝气滞,腹痛较甚,加肉桂、木香;胃气不和,恶心呕吐,可加半夏、砂仁。

【辨治备要】

(一)辨证要点

依据病人的排便周期、粪质、舌象分清寒热虚实。大便干燥坚硬,肛门灼热,舌苔黄厚,多属肠胃积热;素体阳虚,排便艰难,舌体胖而苔白滑者,多为阴寒内结;大便不干结,排便不畅,或欲便不出,舌质淡而苔少者,多为气虚;若粪便干燥,排出艰难,舌质红而少津无苔者,多属血虚津亏。

1. 辨冷秘与热秘(表2-5-2)

表2-5-2　冷秘与热秘辨别表

	冷秘	热秘
症状特征	粪质干结,排出艰难	粪质干燥坚硬,便下困难,肛门灼热
舌象	舌淡苔白滑	舌苔黄燥或垢腻
脉象	脉沉紧或沉迟	脉滑数或细数
主要病机	阴寒内结	燥热内结

2. 辨实证与虚证(表2-5-3)

表2-5-3　便秘实证与虚证辨别表

		症状特征	舌脉象
实证		粪质不甚干结,排出断续不畅,腹胀腹痛,嗳气频作,面赤口臭	舌苔厚,脉实
虚证	气虚	粪质并不干硬,虽有便意,临厕努挣乏力,挣则汗出,神疲肢倦	舌淡苔白,脉弱
	血虚	大便燥结难下,面色萎黄无华,头晕目眩,心悸	舌淡苔少,脉细
	阴虚	大便干结,如羊屎状,形体消瘦,潮热盗汗	舌红少苔,脉细数
	阳虚	大便艰涩,排出困难,面色㿠白,四肢不温	舌淡苔白,脉沉迟

(二)治法方药

便秘治疗当分虚实而治,实证邪滞大肠,腑气闭塞不通。其原则以祛邪为主,据热、冷、气秘之不同,分别施以泻热、温通、理气之法,辅以导滞之品,标本兼治,邪去便通。虚证肠失温润,推动无力,治以养正为先,依阴阳气血亏虚的不同,主用滋阴养血,益气温阳之法,酌用甘温润肠之药,标本兼治,正盛便通。

虚实夹杂者,当攻补兼施。如热秘兼有气虚者,又当攻下泻热与补益气血同用。热秘往往兼有津液耗伤,故又需加入生地、玄参等养阴生津之品。由于热盛便燥,又可兼痔疮便血,常加槐花、地榆以清肠凉血。若痰热壅肺,肺气不降,致大肠热结便秘者亦属常见,又当加入黄芩、瓜蒌等清肺润肠之药。

六腑以通为用,大便干结,解便困难,可用下法,但应在辨证论治基础上以润下为基础,个别证候虽可暂用攻下之药,也以缓下为宜,以大便软为度,不得一见便秘,便用大黄、芒硝、巴豆、牵牛之属。

【临证要点】

1. 便秘多为慢性久病,表现为大便干结难行,故润肠通便是治疗便秘的基本法则,在此基础之上,结合其气血阴阳之表现进行辨证论治。因气虚而秘者,宜益气润肠;因血虚而秘者,宜养血润燥;因阴虚而秘者,宜滋阴增液;因阳虚而秘者,宜温通开秘。在选择润肠通便相关药物时,火麻仁、杏仁、桃仁、瓜蒌仁等可酌情使用,并依据患者不同临床表现进行选择。阴血不足可选择麦冬、桑葚、当归、生地等;舌苔腻者,生白术较大剂量应用;伴见湿热表现者,加虎杖等。

2. 六腑者泻而不藏,以通为常。邪与食结,留滞胃肠,当通下以除邪滞,但不可单用通下,必须审证求因,审因论治,才能从根本上治愈。大承气汤是通下法的代表方剂,本方泻下药与行气药并用,具有峻下热结的功效,适用于以痞、满、燥、实四证及脉实为辨证依据的阳明腑实证、热结旁流证等。尤适于辨证论治效果欠佳的肠道热结者。本方使用时注意芒硝要冲服,生大黄后下,方能起到峻下作用。因本方作用峻猛,气虚阴亏,或表证未解者均不宜使用,且应中病即止,过则伤正。

3. 便秘日久,气机阻滞腹胀而痛,呕吐者,应辨寒热,或温下,或寒下,年老体弱者,还需配合扶正。便秘有时往往引起头晕、头胀痛、失眠、烦躁易怒等,又宜清肝通便,草决明、芦荟为常用之品。大便干燥,除引起肛裂出血外,还因过度用力努挣,诱发疝气,又需随证施治。

4. 对于年老体虚,服药不应的便秘患者,目前临床多采用中药灌肠的方法,将相应的口服方剂煎成 150～200 ml,去渣,温度控制在 37℃左右,把导管插入肛门内约 15 cm,缓慢推注或滴注药液,保留 20 分钟后,排出大便。

【预防调护】

首先,注意饮食调理,合理膳食,以清淡为主,避免过食辛辣厚味或饮酒无度,勿过食寒凉生冷,多吃粗粮果蔬,多饮水。避免久坐少动,宜多活动,以疏通气机。养成定时排便习惯。避免过度精神刺激,保持心情舒畅。

其次,便秘不可滥用泻药,使用不当,反而加重便秘。热病之后,由于进食甚少而不大便者,不必急以通便,只需扶养胃气,待饮食渐增,大便自然正常。对于年老体弱及便秘日久的患者,为防止过度用力努挣,而诱发痔疮、便血,甚至真心痛等病证,可配合灌肠等外治法治疗。饮食方面,可采用食饵疗法,如黑芝麻、胡桃肉、松子仁等分,研细,稍加白蜜冲服,对阴血不足之便秘,颇有功效。

【医论精选】

《伤寒论·辨脉法》说:"问,脉有阳结阴结者,何以别之? 答,其脉浮而数,能食不大便者,此为实,名曰阳结也,期十七日当剧;其脉沉而迟,不能食,身体重,大便反硬,名曰阴结也,期十四日当剧。"

《金匮要略·五脏风寒积聚病脉证并治》说:"趺阳脉浮而涩,浮则胃气强,涩则小便数,浮涩相搏,大便则坚,其脾为约,麻子仁丸主之。"

《景岳全书·秘结》说:"秘结证,凡属老人、虚人、阴脏人及产后、病后、多汗后,或小水过多,或亡血失血大吐大泻之后,多有病为燥结者,盖此非气血之亏,即津液之耗。凡此之类,皆须详察虚实,不可轻用芒硝、大黄、巴豆、牵牛、芫花、大戟等药及承气、神芎等剂。虽今日暂得痛快,而重虚其虚,以致根本日竭,则明日之结,必将更甚,愈无可用之药矣。"

《万病回春·大便闭》说:"身热烦渴,大便不通者,是热闭也;久病人虚,大便不通者,是虚闭也;因汗出多大便不通者,精液枯竭而闭也;风证大便不通者,是风闭也;老人大便不通者,是血气枯燥而闭也;虚弱并产妇及失血大便不通者,血虚而闭也;多食辛热之物,大便不通者,实热也。"

第六章　肝胆系病证

第一节　胁　痛

胁痛是指以一侧或两侧胁肋部疼痛为主要表现的病证,属临床较常见自觉症状。

西医学中的急慢性肝炎、胆囊炎、胆结石、胆道蛔虫、肋间神经痛等多种疾病以胁痛为主要临床表现者,均可参考本病辨证论治。

早在《黄帝内经》中已有胁痛的记载,明确指出胁痛的发生主要与肝胆有关。《素问·脏气法时论》中说:"肝病者,两胁下痛引少腹。"《素问·刺热》说:"肝热病者,小便先黄……胁满痛,手足躁,不得安卧。"其均有肝之病变导致胁痛的记载。亦有胆腑病变导致胁痛者,《灵枢·经脉》说:"胆,足少阳之脉,是动则病口苦,善太息,心胁痛,不能转侧。"

后世医家对胁痛病因病机等的认识在此基础上又有进一步的发挥。隋·巢元方《诸病源候论·胸胁痛候》指出胁痛的发生主要与肝、胆、肾有关。其曰:"胸胁痛者,由胆与肝及肾之支脉虚,为寒所乘故也……此三经之支脉并循行胸胁,邪气乘于胸胁,故伤其经脉。邪气之与正气交击,故令胸胁相引而急痛也。"宋·严用和《济生方·胁痛评治》指出,胁痛病因主要是由情志不遂所致:"夫胁痛之病……多因疲极嗔怒,悲哀烦恼,谋虑惊忧,致伤肝脏。肝脏既伤,积气攻注,攻于左,则左胁痛,攻于右,则右胁痛,移逆两胁,则两胁俱痛。"

延至明清,胁痛病因病机、治则等描述更为全面、系统。明·张介宾指出,胁痛的病因主要与情志、饮食、房劳等关系最为紧切,并将胁痛病因分为外感、内伤两大类。如《景岳全书·胁痛》曰:"胁痛有内伤外感之辨,几寒邪在少阳经……然必有寒热表证者方是外感,如无表证,悉属内伤。但内伤胁痛者十居八九,外感胁痛则间有之耳。"清·李用粹《证治汇补·胁痛》对胁痛的治疗原则进行归纳:"治宜伐肝泻火为要,不可骤用补气之剂,虽因于气虚者,亦宜补泻兼施……故凡木郁不舒,而气无所泄,火无所越,胀甚惧按者,又当疏散升发以达之,不可过用降气,致木愈郁而痛愈甚也。"

【病因病机】

胁痛的发生主要由情志不遂、饮食不节、跌仆损伤、久病体虚等因素所致。上述因素引起肝气郁结、肝失条达，或瘀血停着、痹阻胁络，或湿热蕴结、肝失疏泄，或肝阴不足、络脉失养等诸多病理变化，最终发为胁痛。

1. 情志不遂

各类情志所伤，如暴怒伤肝，抑郁忧思，可致肝失条达，疏泄不利，气阻络痹，发为肝郁胁痛。如清·尤怡《金匮翼·胁痛统论》说："肝郁胁痛者，悲哀恼怒，郁伤肝气。"气郁日久，又可致血行不畅，瘀血渐生，阻于胁络，出现瘀血胁痛。《临证指南医案·胁痛》说："久病在络，气血皆窒。"

2. 跌仆损伤

跌仆外伤或因强力负重，使胁络受伤，瘀血阻塞，可发为胁痛。如《金匮翼·胁痛统论》说："污血胁痛者，凡跌仆损伤，污血必归胁下故也。"

3. 饮食失宜

饮食不节，过食肥甘，脾失健运，湿热内生，进而致肝胆失于疏泄，可发为胁痛。《景岳全书·胁痛》说："以饮食劳倦而致胁痛者，此脾胃之所传也。"清·张璐《张氏医通·胁痛》说："饮食劳动之伤，皆足以致痰凝气聚……然必因脾气衰而致。"

4. 外邪内侵

湿热之邪外袭，郁结少阳，枢机不利，肝胆经气失于疏泄，可致胁痛。《素问·缪刺论》说："邪客于足少阳之络，令人胁痛不得息。"

5. 劳欲久病

久病耗伤或劳欲过度，使精血亏虚，肝阴不足，血虚不能养肝，故脉络失养，拘急而痛。《景岳全书·胁痛》说："凡房劳过度，肾虚羸弱之人，多有胸胁间隐隐作痛，此肝肾精虚。"《金匮翼·胁痛统论》说："肝虚者，肝阴虚也。阴虚则脉细急，肝之脉贯膈布胁肋，阴血燥则经脉失养而痛。"

综上所述，胁痛病位主要责之于肝胆，亦与脾胃及肾有关。病因涉及情志不遂或饮食不节、外邪入侵等，病理因素包括气滞、血瘀、湿热，基本病机属肝络失和，可概括为"不通则痛"与"不荣则痛"两类。其中，因肝郁气滞、瘀血、停着、湿热蕴结所致的胁痛多属实证，为"不通则痛"，较多见；因阴血不足、肝络失养所致的胁痛则为虚证，属"不荣则痛"。

胁痛病机有其演变特点。一般说来，胁痛初病在气，由气滞为先，气机不畅致胁痛。气滞日久，则血行不畅，由气滞转为血瘀，或气滞血瘀并见。实证日久，因肝郁化火、耗伤肝阴，或肝胆湿热、耗伤阴津，或瘀血不去、新血不生，致精血虚少，即可由实转虚。同时，阴血不足、肝络失养之虚证，又可在情志、饮食等因素的影响下产生虚中夹实的变化，最终出现虚实夹杂之证。同时，注意胁痛一证与其他病证间的兼见、转化情况。如湿热瘀阻肝胆之胁痛,若湿热交蒸,胆汁外溢,则可并见黄疸;肝郁气滞或瘀血停着之胁痛,可转化为积聚;肝失疏泄、脾失健运,病久及肾,致气血水停于腹中,则可转化为鼓胀等。

【诊断与鉴别诊断】

（一）诊断

1. 以一侧或两侧胁肋部疼痛为主要表现者,可以诊断为胁痛。胁痛的性质可以表现为刺痛、胀痛、灼痛、隐痛、钝痛等不同特点。

2. 部分病人可伴见胸闷、腹胀、嗳气、呃逆、急躁易怒、口苦纳呆、厌食恶心等症。

3. 常有饮食不节、情志内伤、感受外湿、跌仆闪挫或劳欲久病等病史。

相关血液生化检测及影像学检查有助于诊断。

（二）鉴别诊断

1. 悬饮

悬饮亦可见胁肋疼痛,但其表现为饮留胁下,胸胁胀痛,持续不已,伴见咳嗽、咳痰,呼吸时疼痛加重,常喜向病侧睡卧,患侧肋间饱满,叩诊呈浊音,或兼见发热,一般不难鉴别。

2. 胃痛

一般来说,胁痛与胃痛的疼痛部位及伴随症状有别。胁痛以一侧或两侧胁肋部(侧胸部,腋以下至第十二肋骨部)疼痛为主要表现,可伴有口苦、目眩、善呕等肝胆病证症状;胃痛则表现为上腹部胃脘处胀痛为主,常伴有反酸、嘈杂、嗳气、呃逆等胃部不适,多与饮食有关。肝气犯胃所致胃痛,有时可表现为攻痛连胁,但仍以胃脘部疼痛为主,与胁痛有别。

3. 胸痛

胸痛以胸膺部疼痛为主,病位多在心、肺,存在相应心系、肺系表现,如伴有胸闷不舒、心悸短气、咳嗽喘息、痰多等症。肝郁气滞或邪郁少阳亦致胸胁满痛,表现为胸胁苦满,或胁肋胀痛延及胸背肩臂,范围较广,但仍以胁肋不适为主,与胸痛有别。

【辨证论治】

1. 肝郁气滞

证候:胁肋胀痛,走窜不定,甚则引及胸背肩臂,疼痛每因情志变化而增减,胸闷腹胀,嗳气频作,得嗳气而胀痛稍舒,纳少口苦;舌苔薄白,脉弦。

证机概要:肝气郁滞,络脉失和。

治法:疏肝理气。

代表方药:逍遥散(《太平惠民和剂局方》)或柴胡疏肝散(《景岳全书》)。

逍遥散

柴胡、白术、白芍、当归、茯苓、炙甘草、薄荷、煨姜。

用法:水煎服。

柴胡疏肝散

陈皮、柴胡、枳壳、芍药、炙甘草、香附、川芎。

用法:水煎服。

临床运用:若胁痛甚,可加青皮、郁金、木香、延胡索、川楝子;若气郁化火,症见胁肋掣痛,口干口苦,烦躁易怒,溲黄便秘,舌红苔黄,脉弦数者,可加金铃子散,或选用丹栀逍遥散;若兼见胃失和降,恶心、呕吐者,可加半夏、陈皮等;若气滞兼见血瘀者,可加郁金、丹皮、赤芍、当归尾、延胡索、青皮等。

2. 邪郁少阳

证候:胸胁苦满疼痛,兼寒热往来,口苦咽干,头痛目眩,心烦喜呕;舌苔薄白或微黄,脉弦。

证机概要:气机郁滞。

治法:和解少阳。

代表方药:小柴胡汤(《伤寒论》)。

柴胡、黄芩、半夏、人参、炙甘草、生姜、大枣。

用法:水煎服。

临床运用:若见肝郁气滞胁痛者,可去大枣,加香附、郁金、枳壳;若心烦明显,可如栀子、豆豉;若呕吐甚,可加陈皮、竹茹。若见右胁肋部绞痛难忍,伴往来寒热,身目发黄,恶心呕吐,口苦纳呆,便秘溲赤,苔黄腻,脉弦数者,治以和解少阳、内泻热结,可选用大柴胡汤,酌加通腑泻下之芒硝等。

3. 肝胆湿热

证候:胁肋胀痛或灼热疼痛、剧痛,口苦口黏,胸闷纳呆,恶心呕吐,小便黄赤,大便不爽,或兼有身热恶寒,身目发黄;舌红苔黄腻,脉弦滑数。

证机概要:湿热蕴结,肝胆失疏。

治法:清热利湿。

代表方药:龙胆泻肝汤(《医方集解》)。

龙胆草、黄芩、栀子、泽泻、木通、车前子、当归、生地黄、柴胡、生甘草。

用法:水煎服。

临床运用:可加川楝子、青皮、郁金等品。若兼见发热、黄疸者,加茵陈、黄柏;若热重于湿,大便不通,腹胀腹满者,加大黄;若湿重于热,脘腹痞胀,纳呆乏力者,可加白术、茯苓、薏苡仁;若湿热煎熬,结成砂石,阻滞胆道,症见胁肋剧痛,连及肩背者,可加金钱草、海金沙、鸡内金、郁金、川楝子等,或选用硝石矾石散;若胁肋剧痛,呕吐蛔虫者,先以乌梅丸安蛔。

4. 瘀血阻络

证候:胁肋刺痛,痛有定处,痛处拒按,入夜痛甚,胁肋下或见有癥块;舌质紫暗,脉象沉涩。

证机概要:瘀血内阻,肝络痹滞。

治法:祛瘀通络。

代表方药:膈下逐瘀汤(《医林改错》)。

桃仁、红花、当归、赤芍、川芎、枳壳、甘草、五灵脂、丹皮、乌药、延胡索、香附。

用法:水煎服。

临床运用:若瘀血较轻,亦可选用旋覆花汤。若瘀血较重,或有明显外伤史者,以逐瘀为主,选用复元活血汤,亦可加三七粉或云南白药另服。若胁肋下有癥块,而正气未衰者,可加三棱、莪术、地鳖虫,或配合服用鳖甲煎丸。

5. 肝络失养

证候:胁肋隐痛,悠悠不休,遇劳加重,口干咽燥,心中烦热,头晕目眩;舌红少苔,脉细弦数。

证机概要:肝肾阴亏,肝络失养。

治法:养阴柔肝。

代表方药:一贯煎(《柳州医话》)。

北沙参、麦冬、当归、生地黄、枸杞、川楝子。

用法:水煎服。

临床运用:若阴亏过甚,舌红而干,口渴多饮者,可加石斛、玉竹、天花粉、玄参、天冬;若心神不宁,心烦不寐者,可加酸枣仁、五味子、炒栀子、合欢皮;若肝肾阴虚,头目失养,见头晕目眩,视物昏花者,可加女贞子、旱莲草、黄精、熟地、桑葚、菊花等;若阴虚火旺,可加黄柏、知母、地骨皮;若神疲乏力明显者,可加太子参、山药、脱力草。

【辨治备要】

(一)辨证要点

1. 辨气血

大抵胀痛多属气郁,且疼痛游走不定,时轻时重,症状轻重与情绪变化有关;刺痛多属血瘀,且痛处固定不移,疼痛持续不已,局部拒按,入夜尤甚。《景岳全书·胁痛》说:"但察其有形无形,可知之矣。盖血积有形而不移,或坚硬而拒按,气痛流行而无迹,或倏聚而倏散。"此明言从痛的不同情况来分辨属气、属血。

2. 辨虚实

胁痛实证之中以气滞、血瘀、湿热为主,多病程短,来势急,症见疼痛较重而拒按,脉实有力。虚证多为阴血不足,脉络失养,症见其痛隐隐,绵绵不休,且病程长,来势缓,并伴见全身阴血亏耗之证。

(二)治法方药

胁痛之治疗原则根据"通则不痛""荣则不痛"的理论,以疏肝和络止痛为基本治则,结合肝胆的生理特点,灵活运用。

1. 实证以祛邪疏通为主

实证之胁痛,根据其肝郁气滞、瘀血停着或湿热蕴结等病因,采用理气、活血、清热、利湿之法,亦可多法并用,以达祛邪、疏通肝胆气机之效。需要注意的是,清热、利湿、通腑药味的应用宜视患者体质强弱、病情轻重及所处阶段等灵活裁定,不可一味祛邪疏通而过用伤阳。

2. 虚证以扶正柔肝为要

虚证之胁痛,宜补中寓通,采用滋阴、养血、柔肝之法,亦可适当加入疏肝理气之品,以疏通、调畅肝气,提高临床疗效。同样,疏肝理气药大多辛温香燥,若久用或配伍不当,易于耗伤肝阴,甚至助热化火。可选用辛平调气、轻灵平和之品,如香附、苏梗、佛手片、绿萼梅之类,并注意配伍柔肝养阴药物,以固护肝阴,以利肝体。对于病程较长,正气渐虚之虚实夹杂胁痛者,除重视补虚扶正外,活血化瘀等祛邪类药物用量亦不宜过大,以免伤正。

3. 灵活应用止痛方药

如疏肝泄热、活血止痛之金铃子散,滋阴柔肝、缓急止痛之芍药甘草汤,对于缓解胁肋疼痛效果较佳。临证可灵活加减运用。

【临证要点】

1. 胁痛部位勿拘于右侧。受现代医学解剖位置肝胆居于右胁的影响,易将胁痛理解为多发于右上腹。然《灵枢·五邪》说:"邪在肝,则两胁中痛",明言中医肝系胁痛病证可为双胁疼痛。另外,《素问·刺禁论》有"肝生于左,肺藏于右"之说,指肝气主升,生发于左,肺气主降,肃降于右。后逐渐形成"左升右降"理论,强调肝肺气机一升一降,为人体气机升降运动之调节。故有身体左侧病变从肝论治,身体右侧病变从肺论治之记载。《诸病源候论》说:"肺之积气在于右胁,肝之积气在于左胁。"临证可见中医肝病表现为左胁疼痛者,非独右侧,可从肝之气机着手调治。《古今医彻·胁痛》说:"左者肝也,肝藏血,性浮,喜条达而上升,有以抑之,则不特木郁而火亦郁,故为痛。治之宜疏肝清火理血,左金兼桃仁、红花、钩藤、青皮之属。"

2. 重视情志性病因病机所致胁痛。情志不遂是胁痛主要病因之一,历代论述颇多。元·朱丹溪《脉因证治·胁痛》说:"肝木气实火盛,或因怒气大逆,肝气郁甚,谋虑不决,风中于肝。皆使木气大实生火,火盛则肝急,瘀血、恶血停留于肝,归于胁下而痛。"随着现代社会生活节奏加快,压力增加,情志性病因病机在当今中医临床中具有更为突出的意义。故胁痛之临床诊治,勿忘情志性病因病机所致胁肋疼痛不适,属中医郁证范畴。此类因情志因素所致胁痛等躯体症状者,具有"通则不痛""不通则痛"特点,即郁则痛起,解郁畅达则痛消。临床亦可见因胁痛日久影响情志舒畅,情志不畅又反之加重躯体不适感受的"病郁同存"者。通过疏肝理气解郁等从郁论治之法结合心理疏导等,有助于患者胁痛缓解。

【预防调护】

应针对胁痛的不同病因予以预防。在情绪方面,注意保持情绪稳定及心情的愉快,减少不良的精神刺激,如过怒、过悲及过度紧张等;在饮食方面,注意饮食清淡,切忌过度饮酒或嗜食辛辣肥甘,以防止湿热内生、脾失健运,从而影响肝胆疏泄功能。

关于本病的调护,精神调护亦是非常重要的部分。通过安慰、鼓励等方式振奋患者精神、稳定情绪,有助于缓解和消除躯体疼痛感,减少因疼痛所带来的情绪波动,并注意劳逸结合,起居有常,顺应四时变化。注意饮食卫生,忌食肥甘辛辣、生冷不洁的食物,勿嗜酒过度,脾虚湿热内蕴的胁痛患者,饮食调护更为关键。可适当参加体育活动,如散步、打太极拳等,有利于气血运行,恢复正气。

【医论精选】

《灵枢·经脉》说:"胆足少阳之脉……是动则病口苦,善太息,心胁痛,不能转侧。"

《丹溪心法·胁痛》说:"有气郁而胸胁痛者,看其脉沉涩,当作郁治。痛而不得伸舒者蜜丸龙荟丸最快。胁下有食积一条杠起,用吴茱萸、炒黄连、控涎丹。一身气痛及胁痛,痰夹死血,桃仁泥,丸服。"

《古今医鉴·胁痛》说:"脉双弦者,肝气有余,两胁作痛。夫病胁痛者,厥阴肝经为病也,其病自两胁下痛引小腹,亦当视内外所感之邪而治之。"

《医学正传·胁痛》说:"外有伤寒,发寒热而胁痛者,足少阳胆、足厥阴肝二经病也,治以小柴胡汤,无有不效者。或有清痰食积,流注胁下而为痛者,或有登高坠仆,死血阻滞而为痛者,又有饮食失节,劳役过度,以致脾土虚乏,肝木得以乘其土位,而为胃脘当心而痛。上支两胁痛,膈噎不通,食饮不下之证。"

《症因脉治·胁痛论》说:"内伤胁痛之因……或死血停滞胁肋,或恼怒郁结,肝火攻冲,或肾水不足……皆成胁肋之痛矣。"

第二节　黄　疸

黄疸是以目黄、身黄、小便黄为主症的一种病证,其中尤以目睛黄染为主要特征。

西医学中的肝细胞性黄疸、阻塞性黄疸和溶血性黄疸;临床常见的急慢性病毒性肝炎、自身免疫性肝炎、药物性肝炎、肝硬化、胆囊炎、胆石症等,以及蚕豆病、钩端螺旋体病、消化系统肿瘤等以黄疸为主要表现的疾病,均可参照本病辨证论治。

春秋战国时期,已有关于黄疸病名和主要症状的记载。《素问·平人气象论》说:"溺黄赤,安卧者,黄疸……目黄者曰黄疸。"《灵枢·论疾诊尺》说:"身痛面色微黄,齿垢黄,爪甲上黄,黄疸也。"

东汉时期,张仲景《金匮要略·黄疸病脉证并治》始有黄疸的分类,将黄疸分为黄疸、谷疸、酒疸、女劳疸、黑疸五种,并对各种黄疸的形成机理、症状特点进行了探讨,其创制的茵陈蒿汤、茵陈五苓散、麻黄连翘赤小豆汤等方剂成为历代治疗黄疸的重要方剂。

隋·巢元方《诸病源候论·黄疸诸候》根据本病发病情况和所出现的不同症状,区分为二十八候。宋《圣济总录·黄疸门》又分为九疸、三十六黄。两书都记述了黄疸的危重证候"急黄",并提到了"阴黄"一证。宋·韩祗和《伤寒微旨论·阴黄证》除论述了黄疸的"阳证"外,并详述了阴黄的辨证论治,指出:"伤寒病发黄者,古今皆为阳证治之……无治阴黄法。"元·罗天益在《卫生宝鉴·发黄》中又进一步把阳黄与阴黄的辨证论治加以系统化,对临床具有重要指导意义。

明清时期,张介宾《景岳全书·黄疸》提出了"胆黄"的病名,认为"胆伤则胆气败,而胆液泄,故为此证",初步认识到黄疸的发生与胆液外泄有关。清·程钟龄《医学心悟·发黄》创制茵陈术附汤,至今仍为治疗阴黄的代表方剂,并提出"瘀血发黄"的理论,指出"祛瘀生新而黄自退"。清·沈金鳌《杂病源流犀烛·诸疸源流》有"又有天行疫疠,以致发黄者,俗称之瘟黄,杀人最急"的记载,对黄疸可有传染性及严重的预后转归有所认识。

【病因病机】

黄疸病因分为外感、内伤两个方面,外感多属湿热疫毒所致,内伤常与饮食、劳倦、病后有关,内外病因又互有关联。其病理因素有湿邪、热邪、寒邪、疫毒、气滞、瘀血六种,但其病机关键是湿。如《金匮要略·黄疸病脉证并治》指出:"黄家所得,从湿得之。"由于湿邪壅阻中焦,脾胃失健,肝气郁滞,疏泄不利,致胆汁输泄失常,外溢肌肤,下注膀胱,而发为目黄、肤黄、小便黄之病证。

1. 感受外邪

夏秋季节,暑湿当令,或因湿热偏盛,由表入里,内蕴中焦,湿郁热蒸,不得泄越,而致发病。若湿热夹时邪疫毒伤人,则病势尤为暴急,具有传染性,表现热毒炽盛,内及营血的危重现象,称为急黄。如《诸病源候论·急黄候》指出:"脾胃有热,谷气郁蒸,因为热毒所加,故卒然发黄,心满气喘,命在顷刻,故云急黄也。"

2. 饮食所伤

长期嗜酒无度,或过食肥甘厚腻,或饮食污染不洁,脾胃损伤,运化失职,湿浊内生,郁而化热,湿热熏蒸,胆汁泛溢而发为黄疸。如《金匮要略·黄疸病脉证并治》说:"谷气不消,胃中苦浊,浊气下流,小便不通……身体尽黄,名曰谷疸。"《圣济总录·黄疸门》说:"大率多因酒食过度,水谷相并,积于脾胃,复为风湿所搏,热气郁蒸,所以发为黄疸。"

3. 脾胃虚寒

长期饥饱失常,或恣食生冷,或劳倦太过,或病后脾阳受损,都可导致脾虚寒湿内生,困遏中焦,壅塞肝胆,致使胆液不循常道,外溢肌肤而为黄疸。如清·林珮琴《类证治裁·黄疸》说:"阴黄系脾脏寒湿不运,与胆液浸淫,外渍肌肤,则发而为黄。"《医学心悟·黄疸》说:"复有久病之人,及老年人,脾胃亏损,面目发黄,其色黑暗而不明。"

4. 病后续发

胁痛、癥积或其他疾病之后,瘀血阻滞,湿热残留,日久损肝伤脾,湿遏瘀阻,胆汁泛溢肌肤,也可产生黄疸。如清·张璐《张氏医通·杂门》说:"以诸黄虽多湿热,然经脉久病,不无瘀血阻滞也。"并说:"有瘀血发黄,大便必黑,腹胁有块或胀,脉沉或弦。"

5. 其他

亦有因砂石、虫体阻滞胆道而导致胆汁外溢而发黄者。

黄疸的发生主要是湿邪为患,病位主要在脾胃肝胆,由于致病因素不同及个体素质差异,湿邪可从热化或寒化,表现为湿热、寒湿两端。因于湿热所伤或过食甘肥酒热,或素体胃热偏盛,则湿从热化,湿热交蒸,发为阳黄。由于湿和热偏盛不同,阳黄又有热重于湿和湿重于热的区别。火热极盛谓之毒,若湿热蕴积化毒,疫毒炽盛,充斥三焦,深入营血,内陷心肝,可见猝然发黄,神昏谵妄,痉厥出血等危重症,为急黄。若因寒湿伤人或素体脾胃虚寒,或久病脾阳受伤,则湿从寒化,发为阴黄。

黄疸以速退为顺,《金匮要略·黄疸病脉证并治》说:"黄疸之病,当以十八日为期,治之十日以上瘥,反剧为难治。"从色泽而言,黄疸色泽鲜明,神清气爽,为顺证,病轻;颜色晦滞,烦躁不宁,为逆证,病重。若色泽逐渐加深,提示病势加重;色泽逐渐变浅淡,表明病情好转。一般说来,阳黄病程较短,消退较易;阴黄病程缠绵,收效较慢。阳黄、急黄、阴黄在一定条件下可以相互转化。若阳黄治疗不当,病状急剧加重,侵犯营血,内蒙心窍,发为急黄。急黄若救治得当,亦可转危为安。若阳黄误治失治,迁延日久,脾阳损伤,湿从寒化,则可转为阴黄。阴黄复感外邪,湿郁化热,又可呈阳黄表现。倘若湿浊瘀阻肝胆脉络,黄疸可能数月或经年不退,可伤及肝脾,有酿成癥积、鼓胀之可能。

【诊断与鉴别诊断】

(一)诊断

1. 目黄、肤黄、小便黄,其中目睛黄染为本病的重要特征。
2. 常伴食欲减退,恶心呕吐,胁痛腹胀等症状。
3. 常有外感湿热疫毒,内伤酒食不节,或有胁痛、癥积、鼓胀等病史。
4. 相关血液生化检测及影像学检查有助于诊断。

(二)鉴别诊断

萎黄　萎黄主症为肌肤萎黄不泽,目睛及小便均不黄,常伴头昏倦怠,眩晕耳鸣,心悸少寐,纳少便溏等症状。

【辨证论治】

（一）急黄

疫毒炽盛

证候：发病急骤，黄疸迅速加深，其色如金，皮肤瘙痒，高热口渴，胁痛腹满，神昏谵语，烦躁抽搐，或见衄血、便血，或肌肤瘀斑；舌质红绛，苔黄而燥，脉弦滑或数。

证机概要：湿热疫毒。

治法：清热解毒，凉血开窍。

代表方药：犀角散（《备急千金要方》）。

犀角、黄连、升麻、山栀、茵陈。

用法：水煎服。

临床运用：若神昏谵语，可配服安宫牛黄丸、至宝丹；若动风抽搐者，加用钩藤、石决明，另服羚羊角粉或紫雪丹；若衄血、便血、肌肤瘀斑重者，可加地榆炭、紫草、茜根炭；若腹大有水，小便短少不利，可加马鞭草、白茅根、车前草、大腹皮、猪苓、泽泻；若大便不通、腹满烦痛者，乃热毒炽盛所致，可加大黄、枳实、木香、槟榔。

（二）阳黄

1. 热重于湿

证候：身目俱黄，黄色鲜明，发热口渴，或见心中懊侬，腹部胀闷，口干而苦，恶心呕吐，小便短少黄赤，大便秘结；舌苔黄腻，脉象弦数。

证机概要：湿热熏蒸，胆汁泛溢。

治法：清热通腑，利湿退黄。

代表方药：茵陈蒿汤（《伤寒论》）。

茵陈蒿、栀子、大黄。

用法：水煎服。

临床运用：其中，茵陈蒿为清热利湿退黄之要药，用量宜偏重。若胁痛较甚，可加柴胡、郁金、川楝子、延胡索；若热毒内盛，心烦懊侬，可加黄连、龙胆草；若恶心呕吐，可加橘皮、竹茹、半夏。

2. 湿重于热

证候：身目俱黄，黄色不及前者鲜明，头重身困，胸脘痞满，食欲减退，恶心呕吐，腹胀或大便溏垢；舌苔厚腻微黄，脉象濡数或濡缓。

证机概要：湿困热伏，胆汁外溢。

治法：利湿化浊运脾，佐以清热。

代表方药：茵陈五苓散（《金匮要略》）合甘露消毒丹（《温热经纬》）。

茵陈五苓散

茵陈蒿、桂枝、茯苓、白术、泽泻、猪苓。

用法:水煎服。

甘露消毒丹

滑石、茵陈、黄芩、石菖蒲、川贝母、木通、藿香、射干、连翘、薄荷、白蔻仁。

用法:水煎服。

临床运用:前方作用在于利湿退黄,一般不用桂枝,即茵陈四苓散;后方作用在于利湿化浊,清热解毒。若湿阻气机,胸腹痞胀,呕恶、纳差等症较著,可加入苍术、厚朴、半夏;纳呆或食欲明显较差者,可加炒谷芽、炒麦芽、鸡内金。

阳黄初期见邪郁肌表,寒热头痛之表证者,宜疏表清热,宜散外邪,利湿退黄,方用麻黄连翘赤小豆汤。如热留未退,乃湿热未得透泄,宜增强泄热利湿之功,可加栀子柏皮汤。病程中若见阳明热盛,灼伤津液,积滞成实,大便不通者,宜泻热去实,急下存阴,方用大黄硝石汤。本证迁延日久或过用苦寒,可转为阴黄,按照阴黄进行辨治。

3.胆腑郁热

证候:身目发黄,黄色鲜明,上腹、右胁胀闷疼痛,牵引肩背,身热不退,或寒热往来,口苦咽干,呕吐呃逆,尿黄赤,大便秘;苔黄舌红,脉弦滑数。

证机概要:湿热郁滞,胆汁失疏。

治法:疏肝泄热,利胆退黄。

代表方药:大柴胡汤(《伤寒论》)。

柴胡、黄芩、半夏、枳实、白芍、大黄、生姜、大枣。

用法:水煎服。

临床运用:若砂石阻滞,可加金钱草、海金沙、鸡内金、郁金、玄明粉;若因蛔虫阻滞胆道而见黄疸者,可选用乌梅丸加茵陈、栀子等;恶心呕逆明显,加厚朴、竹茹、陈皮;发热甚者,加金银花、黄芩、青蒿。

(三)阴黄

1.寒湿阻遏

证候:身目俱黄,黄色晦暗,或如烟熏,脘腹痞胀,纳谷减少,大便不实,神疲畏寒,口淡不渴;舌淡苔腻,脉濡缓或沉迟。

证机概要:脾阳不振,寒湿滞留。

治法:温中化湿,健脾和胃。

代表方药:茵陈术附汤(《医学心悟》)。

茵陈蒿、白术、附子、干姜、炙甘草、肉桂。

用法:水煎服。

临床运用:若湿邪较重而便溏明显者,可加车前子、茯苓、泽泻、猪苓;若脘腹胀满,胸闷、呕恶显著者,可加苍术、厚朴、半夏、陈皮;若胁腹疼痛作胀,肝脾同病者,当酌加柴胡、香附、川楝子、延胡索。

若脾虚湿滞,见面目及肌肤淡黄,甚则晦暗不泽,肢软乏力,心悸气短,大便溏薄者,治宜健脾养血、利湿退黄,可用黄芪建中汤。

2.瘀血阻滞

证候:黄疸日久,肤色暗黄、苍黄,甚则黧黑,胁下癥结刺痛、拒按,面颈部见有赤丝红纹;舌有紫斑或紫点,脉涩。

证机概要:血瘀气滞,积块留着。

治法:活血化瘀消癥。

代表方药:鳖甲煎丸(《金匮要略》)。

鳖甲、射干、黄芩、柴胡、鼠妇、干姜、大黄、芍药、桂枝、葶苈子、石韦、厚朴、丹皮、瞿麦、凌霄花、半夏、人参、䗪虫、阿胶、蜂房、赤硝、蜣螂、桃仁。

用法:水煎服。

临床运用:若胁下癥积胀痛,腹部胀满,属浊邪瘀阻者,可服硝石矾石散。

(四)黄疸消退后的调治

黄疸消退,并不代表病已痊愈。若湿邪不清,肝脾气血未复,可导致病情迁延。故黄疸消退后,仍须根据病情继续调治。

1.湿热留恋

证候:脘痞腹胀,胁肋隐痛,饮食减少,口中干苦,小便黄赤;苔腻,脉濡数。

证机概要:湿热蕴结,湿重于热。

治法:清热利湿。

代表方药:茵陈四苓散《杏苑生春》。

茵陈蒿、茯苓、白术、泽泻、猪苓。

用法:水煎服。

临床运用:若热较盛,可加黄芩、黄柏;若湿邪较重,可加萆薢、车前草。

2.肝脾不调

证候:脘腹痞闷,肢倦乏力,胁肋隐痛不适,饮食欠香,大便不调;舌苔薄白,脉来细弦。

证机概要:肝郁脾虚。

治法:调和肝脾,理气助运。

代表方药:逍遥散(《太平惠民和剂局方》)或归芍六君子汤(《笔花医镜》)。

逍遥散

柴胡、当归、白芍、白术、炙甘草、茯苓、煨姜、薄荷。

用法:水煎服。

归芍六君子汤

当归、白芍、人参、白术、茯苓、炙甘草、陈皮、半夏。

用法:水煎服。

临床运用:前方偏重于疏肝理脾;后方偏重于益气健脾,养血柔肝。此外,逍遥散亦可用于黄疸消退后之肝脾不调者。若脾虚胃弱明显者,可配服香砂六君子汤以健脾和胃。

【辨治备要】

(一)辨证要点

在黄疸的治疗过程中,应区别急黄、阳黄与阴黄,以及病证虚实、湿热偏重等,及时掌握其病机转化,以进行相应的处理。

1. 辨急黄、阳黄、阴黄

急黄因湿热疫毒而致,起病急骤,变化迅速,身黄如金,伴热毒炽盛,或神志异常,或动血,或正虚邪实、错综复杂等危重症,需紧急救治。阳黄乃湿热为患,起病速,病程短,黄色鲜明如橘色,常伴口干,发热,小便短赤,大便秘结,舌苔黄腻,脉弦数等热证、实证的表现,若治疗及时,一般预后良好。阴黄多以寒湿为主,起病缓,病程长,黄色晦暗或黧黑,常伴纳少,脘腹胀满,大便不实,神疲形寒,口淡不渴,舌淡苔白腻,脉濡滑或沉迟等虚证、寒证以及血瘀证的表现,病情多缠绵,不易速愈。

2. 辨阳黄湿热偏胜

由于感受湿与热邪的程度、素体阴阳偏胜之不同,临床中阳黄有湿与热孰轻孰重之分:阳黄热重于湿者,见身目俱黄,黄色鲜明,伴发热口渴,小便短少黄赤,便秘,苔黄腻,脉滑数等象;湿重于热者,黄色不及前者鲜明,常伴身热不扬,头身困重,胸脘痞闷,恶心呕吐,口黏,便溏,苔白腻,脉滑偏缓之象。

3. 辨阴黄虚实不同

阴黄寒湿阻遏、肝郁血瘀多为实证,或虚实夹杂;脾虚血亏为虚证。具体而言:黄色晦暗,伴脘腹痞闷,畏寒神疲,苔白腻多属阴黄寒湿证;色黄晦暗,面色黧黑,舌质紫暗有瘀斑,多属阴黄血瘀证;目黄、身黄而色淡,伴心悸气短,纳呆便溏,舌淡苔薄等为阴黄虚证。

(二)治法方药

黄疸的治疗大法,主要为化湿邪,利小便,再根据疫毒、湿热、寒湿及气血的具体情况灵活施治。

1. 利湿退黄

黄疸病机关键在于湿,利湿可以退黄。通利二便是利湿的重要途径,若二便通利,湿能下行,寒热之邪也易得泄。如《金匮要略·黄疸病脉证并治》说:"诸病黄家,但利其小便。"利小便,即通过淡渗利湿,以达退黄的目的。

临证黄疸的治疗,常以利湿为主,参合他法。黄疸初期见表证者,则可发热解表,湿从汗解;属湿热者,当清热化湿,必要时通利腑气,使湿热下泄,从二便而解;属寒湿者,应予健脾温化。

2. 活血退黄

黄疸日久可见胁下癥结刺痛、面颈部赤丝红纹等瘀血阻滞之阴黄表现者,亦可见阳黄属瘀血阻滞者,不可不察。然而黄疸病理过程均可伤及血分,在黄疸不同阶段均可适当佐以活血化瘀,贯穿全程。除鳖甲煎丸、硝石矾石散外,亦可选用膈下逐瘀汤、下瘀血汤等灵活加减运用,亦可在茵陈蒿汤、茵陈术附汤等基础上加用活血之品。若瘀血轻浅,可以郁金、姜黄、当归或川芎、丹参、红花、桃仁、三七活血祛瘀;黄疸日久,瘀血入络,则酌情选用三棱、莪术、水蛭、穿山甲珠破血消癥退黄。选用活血药物时,应密切观察是否有出血之象,以调整配伍。

3. 茵陈为治疗黄疸之要药

茵陈苦泄下降,善清利湿热而退黄疸,为退黄之要药。不论湿热熏蒸之阳黄,抑或寒湿阻遏之阴黄,均可以茵陈为主药,配伍其他药物使用,且多重用茵陈,以更好地发挥其退黄之功。

4. 重视大黄的退黄作用

黄疸常用方剂如茵陈蒿汤、栀子大黄汤、大黄硝石汤、下瘀血汤等,均含大黄。吴又可谓"退黄以大黄为专功"。实践证明,茵陈与大黄协同使用,退黄效果更好。若大便干结者,还可加玄明粉、枳实;若大便溏,可用制大黄并控制剂量。大黄除有清热解毒、通下退黄作用外,亦有止血、消瘀之功。

【临证要点】

1. 急黄的临证处理

急黄发病急骤,传变迅速,病死率高,应及时中西医结合抢救治疗。中医临证辨治见热毒炽盛,正气未衰者,可以茵陈蒿汤、黄连解毒汤合五味消毒饮加减,以顿挫三焦燎原之火,荡涤血分蕴蓄之热毒。若热深毒重,气血两燔,见大热烦躁,皮肤发斑,齿龈出血,可用清瘟败毒饮,清热解毒,凉血救阴,或以犀角地黄汤加侧柏叶、仙鹤草、地榆炭凉血止血。若病势继续发展,热毒内陷,疫热火毒,内攻心肝,而呈现神昏谵语之候,临床可见痰热互结或痰湿蕴滞,以安宫牛黄丸、紫雪丹凉开透窍,或至宝丹、猴枣散芳香开窍、清心涤痰。

2. 注意黄疸的变证与兼证

阳黄病情发展,侵犯营血,内蒙心窍,可见神昏痉厥;黄疸经久不愈,湿浊乏邪积聚于内,气血瘀阻,可转为积证;津液代谢紊乱,水停于腹,则为鼓胀;久病血脉瘀阻,血不循经,可见吐衄发斑之血证;久病耗伤气血,脏腑失养,又可为虚劳。

黄疸除转生上述变证外,亦可与积证、鼓胀及胁痛等多种病证并见。临证应依据患者主要临床表现,参考有关各章节进行综合辨治。

【预防调护】

针对黄疸的不同病因予以预防。避免不洁食物,注意饮食节制,勿过嗜辛热甘肥食物,戒酒,起居有常,不妄作劳,以免正气损伤。对于具有传染性的病人,要注意防止传染。

关于本病的调护,发病初期应卧床,恢复期或慢性久病患者可适当参加体育活动,如散步、打太极拳等。本病易迁延、反复,多虑善怒等可致肝失疏泄,故应保持心情舒畅,以助于病情康复。黄疸后常见食欲减退、恶心欲吐、腹胀等症,饮食宜清淡,不可饮食过多或过食生冷、膏粱厚味以加重脾胃负担,甚则损伤脾胃导致食复。应密切观察脉症变化,若黄疸加深或见斑疹吐衄,神昏痉厥,属病情恶化之兆;若脉象微弱欲绝或散乱无根,神志恍惚,烦躁不安,为正气欲脱之象,均须及时救治。

【医论精选】

《卫生宝鉴·黄疸论》说:"身热,不大便,而发黄者,用仲景茵陈蒿汤……身热大便如常,小便不利而发黄者,治用茵陈五苓散。身热,大小便如常而发黄者,治用仲景栀子柏皮汤加茵陈""皮肤凉又烦热,欲卧水中,喘呕,脉沉细迟无力而发黄者,治用茵陈四逆汤"。

《证治准绳·杂病》说:"治疸须分新久,新病初期,即当消导攻渗,如茵陈五苓散、胃苓饮、茯苓渗湿汤之类,无不效者。久病又当变法也,脾胃受伤日久,则气血虚弱,必用补剂,如参术健脾汤、当归秦艽散,使正气盛则邪气退,庶可收功。"

《四圣心源·黄疸根原》说:"其病起于湿土,而成于风木。以黄为土色,而色司于木,木邪传于湿土,则见黄色也。或伤于饮食,或伤于酒色,病因不同,总由于阳衰而土湿。湿在上者,阳郁而为湿热,湿在下者,阴郁而为湿寒。乙木下陷而阳遏阴分,亦化为湿热;甲木上逆而阴旺阳分,亦化为湿寒。视其本气之衰旺,无一定也。"

第三节 瘿 病

瘿病,又名瘿气、瘿瘤,是以颈前喉结两旁结块肿大为主要临床特征的一类疾病。

西医中单纯性甲状腺囊肿、甲状腺结节、甲状腺功能亢进症、甲状腺炎、甲状腺腺瘤、甲状腺癌均属本病范畴,可参照辨证论治。

瘿病的记载,战国时期的《庄子·德充符》有"瘿"的病名。《吕氏春秋·季春纪》说:"轻水所,多秃与瘿人"记载了瘿病的存在,而且观察到瘿的发病与地理环境相关。隋·巢元方《诸病源候论·瘿候》中说:"诸山水黑土中出泉流者,不可久居,常食令人作瘿病,动气增患。"唐·孙思邈《备急千金要方》及王焘《外台秘要》对含碘药物及用甲状腺作脏器疗法已有认识,记载了数十个治疗瘿病的方剂,其中常用的药物有海藻、昆布、羊靥、鹿靥等。《圣济总录·瘿瘤门》说:"石瘿、泥瘿、劳瘿、忧瘿、气瘿是为五瘿。石与泥则因山水饮食而得之,忧、劳、气则本于七情。"其从病因角度对瘿病进行了分类。宋·陈言《三因极一病证方论·瘿瘤证治》将瘿病可分为石瘿、肉瘿、筋瘿、血瘿、气瘿。明·李时珍

《本草纲目》中提出黄药子有"凉血降火,消瘿解毒"的功效。明·陈实功《外科正宗·瘿瘤论》指出瘿瘤主要由气、痰、瘀壅结而成,采用的主要治法是"行散气血""行痰顺气""活血散坚",该书所载的海藻玉壶汤等方,至今仍为临床所习用。清·沈金鳌《杂病源流犀烛·颈项病源流》指出,瘿又称为瘿气,多因气血凝滞,日久渐结而成。

【病因病机】

瘿病的发生主要是因为情志内伤、饮食及水土失宜、体质因素等,肝郁则气滞,脾伤则气结,气滞则津停,脾虚则酿生痰湿,痰气交阻,血行不畅,则气、血、痰壅结而成瘿病。

1. 情志内伤

忿郁恼怒或忧愁思虑日久,肝气失于条达,气机郁滞,则津液不得正常输布,易于凝聚成痰,气滞痰凝,壅结颈前,则形成瘿病。《诸病源候论·瘿候》说:"瘿者,由忧恚气结所生""动气增患"。《济生方·瘿瘤论治》说:"夫瘿瘤者,多由喜怒不节,忧思过度,而成斯疾焉。大抵人之气血,循环一身,常欲无滞留之患,调摄失宜,气凝血滞,为瘿为瘤。"

2. 饮食及水土失宜

饮食失调,或居住在高山地区,水土失宜,一是影响脾胃的功能,使脾失健运,不能运化水湿,聚而生痰;二是影响气血的正常运行,致气滞、痰凝、血瘀壅结颈前则发为瘿病。《圣济总录》所谓的"泥瘿"即由此所致。《诸病源候论·瘿候》说"饮沙水""诸山水黑土中出泉流"容易发生瘿病。《杂病源流犀烛·颈项病源流》说:"西北方依山聚涧之民,食溪谷之水,受冷毒之气,其间妇女,往往生结囊如瘿。"这些均说明瘿病的发生与水土因素有密切关系。

3. 体质因素

妇女以肝为先天,妇女的经、孕、产、乳等生理特点与肝经气血有密切关系,遇有情志、饮食等致病因素,常引起气郁痰结、气滞血瘀及肝郁化火等病理变化,故女性易患瘿病。另外,素体阴虚之人,痰气郁滞之后易于化火,更加伤阴,常使病机复杂,病程缠绵难愈。

瘿病的基本病机是气滞、痰凝、血瘀壅结颈前。本病初期多为气机郁滞,津凝痰聚,痰气搏结颈前,日久则可引起血脉瘀阻,进而气、痰、瘀三者合而为患。

本病的病变部位主要在肝脾,与心有关。瘿病日久,在损伤肝阴的同时,也会伤及心阴,出现心悸、烦躁、脉数等症。

本病的病理性质以实证居多,久病由实致虚,可见气虚、阴虚等虚候或虚实夹杂之候。在本病的病变过程中,常发生病机转化。如痰气郁结日久可化火,形成肝火亢盛证;火热内盛,耗伤阴津,导致阴虚火旺之候,其中以心肝阴虚最为常见;气滞或痰气郁结日久,则深入血分,血液运行不畅,形成痰结血瘀之候。重症患者则阴虚火旺的各种症状常随病程的延长而加重,当出现烦躁不安、谵妄神昏、高热、大汗、脉疾等症状时,为病情危重的表现。若肿块在短期内迅速增大,质地坚硬,结节高低不平者,可能恶变,预后不佳。

【诊断与鉴别诊断】

（一）诊断

1.以颈前喉结两旁结块肿大为临床特征。初作可如樱桃或指头大小，一般生长缓慢，大小不一，大者可如囊如袋，触之多柔软、光滑，病程日久则质地较硬，或可扪及结节。

2.多发于女性，常有饮食不节、情志不舒的病史，或发病有一定的地域性。

（二）鉴别诊断

瘰疬　瘿病与瘰疬均可在颈项部出现肿块，但二者的具体部位及肿块的性状不同。瘿病肿块在颈部正前方，肿块一般较大。瘰疬的病变部位在颈项的两侧或颌下，肿块一般较小，每个约黄豆大，数目多少不等。

【辨证论治】

1.气郁痰阻

证候：颈前喉结两旁结块肿大，质软不痛，颈部觉胀，胸闷，喜太息，或兼胸胁窜痛，病情常随情志波动；苔薄白，脉弦。

证机概要：气郁痰凝，结于颈前。

治法：理气舒郁，化痰消瘿。

代表方药：四海舒郁丸（《疡医大全》）。

昆布、海带、海藻、海螵蛸、海蛤壳、青木香、青陈皮。

用法：水煎服。

临床运用：若肝气不疏明显而见胸闷、胁痛者，加柴胡、枳壳、香附、延胡索、川楝子；咽部不适，声音嘶哑者，加牛蒡子、木蝴蝶、射干。

2.痰结血瘀

证候：颈前喉结两旁结块肿大，按之较硬或有结节，肿块经久未消，胸闷，纳差；舌质暗或紫，苔薄白或白腻，脉弦或涩。

证机概要：痰浊壅阻，凝结颈前。

治法：理气活血，化痰消瘿。

代表方药：海藻玉壶汤（《医宗金鉴》）。

海藻、昆布、海带、青皮、陈皮、半夏、浙贝母、连翘、甘草、当归、独活、川芎。

用法：水煎服。

临床运用：若胸闷不舒加郁金、香附、枳壳；纳差、便溏者，加白术、茯苓、山药；结块较硬或有结节者，可酌加黄药子、三棱、莪术、露蜂房、僵蚕、穿山甲等；若结块坚硬且不可移者，可酌加土贝母、莪术、山慈菇、天葵子、半枝莲、犀黄丸等。

3. 肝火旺盛

证候:颈前喉结两旁轻度或中度肿大,一般柔软光滑,烦热,容易出汗,性情急躁易怒,眼球突出,手指颤抖,面部烘热,口苦;舌质红,苔薄黄,脉弦数。

证机概要:气郁化火,壅结颈前。

治法:清肝泻火,消瘿散结。

代表方药:栀子清肝汤(《类证治裁》)合消瘰丸(《医学心悟》)。

栀子清肝汤

柴胡、栀子、丹皮、当归、白芍、牛蒡子、川芎、茯苓。

用法:水煎服。

消瘰丸

玄参、牡蛎、浙贝母。

用法:水煎服。

临床运用:前方清肝泻火;后方清热化痰,软坚散结。若肝火旺盛,烦躁易怒,脉弦数者,可加龙胆草、黄芩、青黛、夏枯草;手指颤抖者,加石决明、钩藤、白蒺藜、天麻;兼见胃热内盛而见多食易饥者,加生石膏、知母;火郁伤阴,阴虚火旺而见烦热,多汗,消瘦乏力,舌红少苔,脉细数等症者,可用二冬汤合消瘰丸。

4. 心肝阴虚

证候:颈前喉结两旁结块或大或小,质软,病起较缓,心悸不宁,心烦少寐,易出汗,手指颤动,眼干,目眩,倦怠乏力;舌质红,苔少或无苔,舌体颤动,脉弦细数。

证机概要:气火内结,心肝阴伤。

治法:滋阴降火,宁心柔肝。

代表方药:天王补心丹(《摄生秘剖》)或一贯煎(《柳州医话》)。

天王补心丹

生地、玄参、麦冬、天冬、人参、茯苓、当归、丹参、酸枣仁、柏子仁、五味子、远志、桔梗、辰砂(水飞)。

用法:水煎服。

一贯煎

北沙参、麦冬、当归、生地黄、枸杞、川楝子。

用法:水煎服。

临床运用:前方滋阴清热,宁心安神;后方养阴疏肝。若虚风内动,手指及舌体颤抖者,加钩藤、白蒺藜、鳖甲、白芍;脾胃运化失调致大便稀溏、便次增加者,加白术、苡仁、山药、麦芽;肾阴亏虚而见耳鸣、腰酸膝软者,酌加龟甲、桑寄生、牛膝、女贞子;病久正气伤耗,精血不足,而见消瘦乏力,妇女月经量少或经闭,男子阳痿者,可酌加黄芪、太子参、山茱萸、熟地、枸杞子、制首乌等。

【辨证备要】

(一)辨证要点

1. 辨痰与瘀

本病初期,多为气机郁滞,津凝痰聚,痰气搏结颈前,临床表现为颈前喉结两旁结块肿大,质软不痛,颈部觉胀,当从痰论治,重在理气化痰;本病日久,深入血分,血液运行不畅,血脉瘀阻于颈前,临床表现为颈前喉结两旁结块肿大,按之较硬或有结节,肿块经久未消,当从瘀论治,重在活血化瘀。

2. 辨火旺与阴伤

本病常表现为肝火旺盛及阴虚火旺之证。如兼见烦热,易汗,性情急躁易怒,眼球突出,手指颤抖,面部烘热,口苦,舌红苔黄,脉数者,为火旺;如见心悸不宁,心烦少寐,易出汗,手指颤动,两目干涩,头晕目眩,耳鸣,腰膝酸软,倦怠乏力,舌红,苔少或无苔,脉弦细数者,为阴虚。

(二)治法方药

瘿病以气滞、痰凝、血瘀壅结颈前为基本病机,其治疗应以理气化痰、消瘿散结为基本治则。瘿肿质地较硬及有结节者,配合活血化瘀;火郁阴伤而表现阴虚火旺者,以滋阴降火为主。

1. 根据不同的病机施以相应的治法及用药

如火盛,宜清热泻火,药用丹皮、栀子、夏枯草等;如痰凝,宜化痰散结,药用海藻、昆布、浙贝母、瓜蒌等;如血瘀,宜活血软坚,药用赤芍、川芎、桃仁、炮山甲等。本病后期,多出现由实转虚。如阴伤,宜养阴生津,药用生地、元参、麦冬、沙参等;如气虚,宜益气健脾,药用黄芪、党参、白术、茯苓等;气阴两虚者,药用黄芪、太子参、麦冬、黄精等。

2. 不同疾病阶段用药有所不同

瘿病早期出现眼突者,证属肝火痰气凝结,应治以化痰散结,清肝明目,药用夏枯草、菊花、青葙子、石决明等。后期出现眼突者,为脉络涩滞,瘀血内阻所致,应治以活血散瘀,益气养阴,药用丹参、赤芍、枸杞子等。

3. 谨慎应用含碘药物

许多消瘿散结的药物,如四海舒郁丸中的海带、海藻、海螵蛸、海蛤壳等含碘量都较高,临证时须注意,若患者确系碘缺乏引起的单纯性甲状腺肿大,此类药物可以适量使用,若属甲状腺功能亢进之症,则使用时需慎重。

【临证要点】

1. 瘿病存在痰瘀证候,临证尚需分清二者先后及主次关系,辨其偏瘀血、偏痰结、兼夹虚实及寒热的不同。宜参考病程长短、甲状腺肿大有无结节肿块,加以区别。由于痰瘀的相伴为患,在具体治疗时,确定化痰与祛瘀的主从或是痰瘀并治。治痰治瘀虽然主次有别,但痰化则气机调畅,有利于活血;瘀去则脉道通畅,而有助于痰清。此即所谓"痰化瘀消,瘀去痰散"之意。若痰瘀并重则当兼顾合治,分消其势。同时应注意不可孟浪过剂,宜"中病即止",以免耗伤气血阴阳。

2.重视情志,治中有防。忧思日久,肝气失条,气机郁滞,易形成此病,每遇情志刺激可使病证加重。凡精神情志之调节功能,与肝密切相关,临床常用疏肝理气解郁之法。

【预防调护】

保持精神愉快,防止情志内伤,以及针对水土因素调节饮食,是预防瘿病的重要方面。在容易发生瘿病的地区,可经常食用海带,采用碘化食盐(食盐中加入一定量的碘化钠或碘化钾)预防。此外,应当实行"科学补碘、分类指导、因地制宜、不多不少"的补碘方针。实行有区别的在碘缺乏地区的补碘政策。在高碘和碘充足地区停止供应碘盐,在碘缺乏地区实行剂量有区别地补碘,做到缺多少补多少。

在病程中,要密切观察瘿肿的形态、大小、质地软硬及活动度等方面的变化。如瘿肿经治不消,增大变硬,应高度重视,防止恶变。

【医论精选】

《杂病源流犀烛·颈项病源流》说:"西北方依山聚涧之民,食溪谷之水,受冷毒之气,其间妇女,往往生结囊如瘿。"

《医学入门》说:"瘿、瘤所以两名者,以瘿形似樱桃,一边纵大亦似之,槌槌而垂,皮宽不急。原因忧患所生,故又曰瘿气,今之所谓影囊者是也。"

《外台秘要·瘿病方》说:"《小品》瘿病者,始作与瘿核相似,其瘿病喜当颈下,当中央不偏两边也。"

《外科正宗·瘿瘤论》说:"切不可轻用针刀,掘破出血不止,多致立危,久则脓血崩溃,渗漏不已,终致伤人。"

第七章　肾系病证

第一节　水　肿

水肿是体内水液滞留,泛滥肌肤,以头面、眼睑、四肢、腹背,甚至全身浮肿为特征表现的一类病证。严重的还可能伴有胸水、腹水等。

西医学中的急慢性肾小球肾炎、肾病综合征、继发性肾小球疾病等均属本病范畴,可参照本节论治。

《黄帝内经》对"水"的病因病机、症状、发病脏腑和主要类证鉴别都有阐述,病因有劳汗当风、邪客玄府、饮食失调、气道不通等;病机与肺、脾、肾、三焦等有关,其中"以肾为本";治法方面提出要衡量轻重缓急,采取"开鬼门、洁净府。"即发汗、利尿等不同方法,为后世认识本病,奠定了理论基础。《素问·汤液醪醴论》说:"平治于权衡,去菀陈莝……开鬼门,洁净府。"张仲景在《金匮要略·水气病脉证并治》中,把水气病分为风水、皮水、正水、石水四型,此外,又对"五脏水"的辨证作了专条叙述。《金匮要略》对四水阐述较多,大意是以风水、皮水属表证,正水、石水属里证。在治则上指出"诸有水者,腰以下肿当利小便,腰以上肿当发汗乃愈"。用于风水、皮水等表证的越婢汤、越婢加术汤、防己黄芪汤、防己茯苓汤等方,至今仍广泛用于临床。

宋·严用和将水肿分为阴水、阳水两大类。《严氏济生方·水肿门》说:"阴水为病,脉来沉迟,色多青白,不烦不渴,小便涩少而清,大腑多泄……阳水为病,脉来沉数,色多黄赤,或烦或渴,小便赤涩,大腑多闭。"为其后水肿病的临床辨证奠定了基础。严用和认为水肿属于虚证者多与脾、肾虚有关。《严氏济生方·水肿门》说"水肿为病,皆由真阳怯少,劳伤脾胃,脾胃既寒,积寒化水",治疗上要"先实脾土……后温肾水",把脾胃虚寒作为病机的主要矛盾,实脾饮命名取义也在乎此。明·李中梓《医宗必读》、明·张介宾《景岳全书》、清·喻昌《医门法律》所持三纲病机学说(水病以肺、脾、肾为三纲),论亦类似,都认为本病为肺、脾、肾相干之病。因为水为至阴,故其本在肾;水化于气,其标在肺;水唯畏土,其制在脾。至此水肿病的肺、脾、肾三纲病机学说已经成立。

【病因病机】

水肿的病因有风邪袭表、疮毒内犯、外感水湿、饮食不节及禀赋不足、久病劳倦；形成本病的机理为肺失通调、脾失转输、肾失开阖、三焦气化不利。

1. 风邪袭表

风为六淫之首，风寒或风热之邪，侵袭肺卫，肺失通调，风水相搏，发为水肿。《景岳全书·肿胀》说："凡外感毒风，邪留肌肤，则亦能忽然浮肿。"

2. 疮毒内犯

肌肤疮毒，或咽喉肿烂，火热肉攻，损伤肺脾肾，致津液气化失常，发为水肿。《严氏济生方·水肿门》说："年少，血热生疮，变为肿满，烦渴，小便少，此为热肿。"

3. 外感水湿

久居湿地，冒雨涉水，湿衣裹身时间过久，水湿内侵，困遏脾阳，脾胃失其升清降浊之能，水无所制，发为水肿。《医宗金鉴·水气病脉证》说："皮水，外无表证，内有水湿也。"

4. 饮食不节

过食肥甘，嗜食辛辣，久则湿热中阻，损伤脾胃；或因生活饥饿，营养不足，脾气失养，以致脾运不健，脾失转输，水湿壅滞，发为水肿。《景岳全书·水肿》说："大人小儿素无脾虚泄泻等证，而忽而通身浮肿，或小便不利者，多以饮食失节，或湿热所致。"

5. 禀赋不足，久病劳倦

先天禀赋薄弱，肾气亏虚，膀胱开阖不利，气化失常，水泛肌肤，发为水肿；或因劳倦久病，脾肾亏虚，津液转输及气化失常，发为水肿。

水肿病位在肺、脾、肾，而关键在肾。基本病理变化为肺失通调、脾失转输、肾失开阖、三焦气化不利。病理因素为风邪、水湿、疮毒、瘀血。肺主一身之气，有主治节、通调水道、下输膀胱的作用。风邪犯肺，肺气失于宣畅，不能通调水道，风水相搏，发为水肿。脾主运化，有布散水精的功能。外感水湿，脾阳被困，或饮食劳倦等损及脾气，造成脾失转输，水湿内停，乃成水肿。肾主水，水液的输化有赖于肾阳的蒸化、开阖作用。久病劳欲，损及肾脏，则肾失蒸化，开阖不利，水液泛滥肌肤，则为水肿。《景岳全书·肿胀》说："凡水肿等证，乃脾、肺、肾三脏相干之病。盖水为至阴，故其本在肾；水化于气，故其标在肺；水唯畏土，故其制在脾。今肺虚则气不化精而化水，脾虚则土不制水而反克，肾虚则水无所主而妄行。"

由于致病因素及体质的差异，水肿的病理性质有阴水、阳水之分，并可相互转化或兼夹。阳水属实，多由外感风邪、疮毒、水湿而成，病位在肺、脾。阴水属虚或虚实夹杂，多由饮食劳倦、禀赋不足、久病体虚所致，病位在脾、肾。阳水迁延不愈，反复发作，正气渐衰，脾肾阳虚，或因失治、误治，损伤脾肾，阳水可转为阴水。反之，阴水复感外邪，或饮食不节，使肿势加剧，呈现阳水的证候，而成本虚标实之证。

水肿转归,一般而言,阳水易消,阴水难治。阳水患者如属初发年少,体质尚好,脏气未损,治疗及时,则病可向愈。若先天禀赋不足,或他病久病,或得病之后拖延失治,导致正气大亏,肺、脾、肾三脏功能严重受损,后期还可影响到心、肝,则难向愈。若水邪壅盛或阴水日久,脾肾衰微,水气上犯,则可出现水邪凌心犯肺之重证。若病变后期,肾阳衰败,气化不行,浊毒内闭,是由水肿发展为关格。若肺失通调,脾失健运,肾失开阖,致膀胱气化无权,可见小便点滴或闭塞不通,则是水肿转为癃闭。若阳损及阴,造成肝肾阴虚,肝阳上亢,则可兼见眩晕之证。

【诊断与鉴别诊断】

(一)诊断

1. 水肿先从眼睑或下肢开始,继及四肢全身。轻者仅眼睑或足胫浮肿;重者全身皆肿,甚则腹大胀满,气喘不能平卧。

2. 尿闭或尿少,恶心呕吐,口有秽味,鼻衄牙宣,头痛,抽搐,神昏谵语等危象。

3. 可有乳蛾、心悸、疮毒、紫癜以及久病体虚病史。

尿常规、24 小时尿蛋白总量、抗核抗体、肝肾功能、血浆蛋白、心电图、肝肾 B 超等有助于水肿的诊断。

(二)鉴别诊断

鼓胀、饮证　水肿主要影响肺、脾、肾而致水气通调失职,水泛肌肤,四肢皮色不变,发病时头面或下肢先肿,甚者全身浮肿,可有喘息但先肿后喘,多伴有尿量减少。鼓胀主要影响肝、脾、肾,脾虚木贼,湿热相乘,水聚腹腔,单腹肿胀,青筋暴露;病重时或兼下肢肿,或先有积聚后成鼓胀,有时小便减少。饮证由水气射肺所致,病位在肺,水凌胸肺,久咳喘逆后面目浮肿,其形如肿,实不是肿;严重时可见身肿,先喘,久喘才成肿胀,小便初正常,后偶有不适。

【辨证论治】

(一)阳水

1. 风水相搏

证候:眼睑浮肿,继则四肢及全身皆肿,来势迅速。可兼恶寒,发热,肢节酸楚,小便不利等症。偏于风热者,伴咽喉红肿疼痛;舌质红,脉浮滑数。偏于风寒者,兼恶寒,咳喘;舌苔薄白,脉浮滑或浮紧。

证机概要:风遏水阻,通调失职。

治法:疏风清热,宣肺行水。

代表方药:越婢加术汤(《金匮要略》)。

麻黄、生石膏、白术、生姜、大枣、甘草。

用法:水煎服。

临床运用:风热偏盛,可加银花、连翘、桔梗、鲜芦根、板蓝根;风寒偏盛,去石膏,加苏叶、桂枝、防风;一身悉肿,小便不利,加茯苓、泽泻;若咳喘较甚,可加杏仁、桑皮。

2.湿毒浸淫

证候:眼睑浮肿,延及全身,皮肤光亮,尿少色赤,身发疮痍,甚则溃烂,恶风发热;舌质红,苔薄黄,脉浮数或滑数。

证机概要:水湿内停,肺失通调。

治法:宣肺解毒,利湿消肿。

代表方药:麻黄连翘赤小豆汤(《伤寒论》)合五味消毒饮(《医宗金鉴》)。

麻黄连翘赤小豆汤

麻黄、连翘、杏仁、赤小豆、大枣、生梓白皮、生姜、甘草。

用法:水煎服。

五味消毒饮

金银花、野菊花、蒲公英、紫花地丁、紫背天葵。

用法:水煎服。

临床运用:前方宣肺利尿;后方清热解毒。如脓肿毒甚者,当重用蒲公英、紫花地丁;湿盛糜烂者,加苦参、茯苓;皮肤瘙痒者,加白鲜皮、蝉衣、地肤子;疮疡色红肿痛者,加丹皮、赤芍;大便不通,加大黄、芒硝。

3.水湿浸渍

证候:全身水肿,下肢明显,按之没指,小便短少,身体困重,胸闷,纳呆,泛恶,起病缓慢,病程较长;苔白腻,脉沉缓。

证机概要:水湿内停,脾失转输。

治法:运脾化湿,通阳利水。

代表方药:五皮饮(《华氏中藏经》)合胃苓汤(《丹溪心法》)。

五皮饮

桑白皮、陈皮、大腹皮、茯苓皮、生姜皮。

用法:水煎服。

胃苓汤

苍术、厚朴、陈皮、甘草、桂枝、白术、茯苓、猪苓、泽泻、生姜、大枣。

用法:水煎服。

临床运用:前方理气化湿利水;后方通阳利水,燥湿运脾。外感风邪,肿甚而喘者,可加麻黄、杏仁、葶苈子;面肿,胸满,不得卧,加苏子、葶苈子;若湿困中焦,脘腹胀满者,加川椒目、大腹皮。

4.湿热壅盛

证候:遍体浮肿,皮肤绷急光亮,胸脘痞闷,烦热口渴,小便短赤,大便干结;舌红,苔黄腻,脉沉数或濡数。

证机概要:湿热内盛,气滞水停。

治法:分利湿热。

代表方药:疏凿饮子(《济生方》)。

槟榔、大腹皮、茯苓皮、椒目、赤小豆、秦艽、羌活、泽泻、商陆、木通、生姜。

用法:水煎服。

临床运用:若肿势严重,兼见喘促不得平卧者,加葶苈子、桑白皮;湿热化燥伤阴,口燥咽干,可加白茅根、芦根,不宜过用苦温燥湿、攻逐伤阴之品;腹满不减,大便不通者,可合己椒苈黄丸。

(二)阴水

1.脾阳虚衰

证候:身肿日久,腰以下为甚,按之凹陷不易恢复,脘腹胀闷,纳减便溏,面色不华,神疲乏力,四肢倦怠,小便短少;舌质淡,苔白腻或白滑,脉沉缓或沉弱。

证机概要:脾阳不振,运化无权。

治法:健脾温阳利水。

代表方药:实脾饮(《济生方》)。

附子、干姜、白术、白茯苓、木瓜、厚朴、木香、干姜、草果仁、生姜、大枣、甘草、大腹子。

用法:水煎服。

临床运用:气虚甚,症见气短声弱者,加人参、黄芪;若小便短少,加桂枝、泽泻。

2.肾阳衰微

证候:水肿反复消长不已,面浮身肿,腰以下甚,按之凹陷不起,尿量减少或反多,腰酸冷痛,四肢厥冷,怯寒神疲,面色苍白,心悸胸闷,喘促难卧,腹大胀满;舌质淡胖,苔白,脉沉细或沉迟无力。

证机概要:脾肾阳虚,水寒内聚。

治法:温肾助阳,化气行水。

代表方药:真武汤(《伤寒论》)。

炮附子、白术、茯苓、芍药、生姜。

用法:水煎服。

临床运用:小便不利,水肿较甚者,合五苓散并用;神疲肢冷者,加巴戟天、肉桂;咳喘面浮,汗多,不能平卧,加党参、蛤蚧、五味子、山茱萸、煅牡蛎、黑锡丹;心悸,唇发绀,脉虚数,加肉桂、炙甘草,加重附子剂量。

3.瘀水互结

证候:水肿延久不退,肿势轻重不一,四肢或全身浮肿,以下肢为主,或有皮肤瘀斑,腰部刺痛,或伴血尿;舌紫暗,苔白,脉沉细涩。

证机概要:水停湿阻,气滞血瘀。

治法:活血祛瘀,化气行水。

代表方药:桃红四物汤(《医宗金鉴》)合五苓散(《伤寒论》)。

桃红四物汤

当归、白芍、熟地黄、川芎、桃仁、红花。

用法:水煎服。

五苓散

茯苓、猪苓、白术、泽泻、桂枝。

用法:水煎服。

临床运用:前方活血化瘀;后方通阳行水。若全身肿甚,气喘烦闷,小便不利,此为血瘀水盛,肺气上逆,可加葶苈子、椒目、泽兰;如见腰膝酸软,神疲乏力,可合用济生肾气丸;对气阳虚者,可配黄芪、附子。

【辨治备要】

(一)辨证要点

1. 辨阳水、阴水

阳水多由感受风邪、疮毒而来,发病较急,每成于数日之间,浮肿由面目开始,自上而下,继及全身,肿处皮肤绷紧光亮,按之凹陷即起,身热烦渴,小便短赤,大便秘结,脉滑有力。阴水多因饮食劳倦、先后天脏腑亏损,或阳水失治、误治转化所致,发病缓慢,浮肿由足踝开始,自下而上,继及全身,肿处皮肤松弛,按之凹陷不易恢复,甚则按之如泥,身冷不热,不渴,小便或短但不赤涩,大便溏薄,脉沉细无力。

2. 辨病邪性质

水肿头面为主,恶风头痛者,多属风;水肿下肢为主,纳呆身重者,多属湿;水肿伴有咽痛、溲赤者,多属热;因疮痏、猩红赤斑而致水肿者,多属疮毒。

3. 辨脏腑

水肿有在肺、脾、肾、心之差异。若水肿较甚,咳喘少气,不能平卧者,病变部位多在肺;水肿日久,纳食不佳,身重倦怠,苔腻者,病变部位多在脾;水肿反复,腰膝酸软者,病变部位多在肾;水肿下肢明显,心悸怔忡,甚则不能平卧者,病变部位多在心。

4. 辨虚实

年轻体壮,病程短,发病迅速,肿势急剧,咽喉肿痛或皮肤疮疡,小便短赤或不通,大便秘结,多属实;年老体衰,病程长,浮肿按之如泥,畏寒肢冷,腰膝酸软,小便清长,大便稀溏,多属虚。阳水病久,失治、误治形成阴水,由实转虚;阴水复感外邪,而致水肿加剧,则转阳水,但证属本虚标实。

(二)治法方药

发汗、利尿、泻下逐水为治疗水肿的三条基本原则,具体应用视阴阳虚实不同而异。

阳水以祛邪为主,应予发汗、利水或攻逐,临床应用时配合清热解毒、理气化湿等法;阴水当以扶正为主,健脾温肾,同时配以利水、养阴、活血、祛瘀等法;对于虚实夹杂者,则当兼顾,或先攻后补,或攻补兼施。

发病初期用发汗、利水,方用五苓散、猪苓汤、防己黄芪汤等。水肿甚、形体壮者可泻下逐水,方用十枣汤、甘遂半夏汤、大黄甘遂汤,使用时中病即止,不可久用。脾虚水停且兼瘀血,可用当归芍药散。若水肿由于长期饮食失调,脾胃虚弱,精微不化,而见遍体浮肿,面色萎黄,晨起头面较甚,动则下肢肿胀,能食而疲倦乏力,大便如常或溏,小便反多;舌苔薄腻,脉软弱,治宜行气化湿,不宜分利伤气,可用参苓白术散加减;水肿消退后,亦可服用参苓白术散以善后。肾阳虚患者,浊毒内闭,见神昏欲寐,溲闭,泛恶,甚至口泛尿臭或兼头痛烦躁,加大黄、半夏、黄连。对于久病水肿者,虽无明显瘀阻之象,临床上亦常合用益母草、泽兰、赤芍、桃仁、红花等以活血利水,可重用赤芍。水肿日久不愈,可导致脾肾衰败,或湿浊内蕴,可形成严重变证。如浊毒内蕴,湿热壅塞,胃失和降,形成癃闭、关格,见二便不通,恶心呕吐;或肾精内竭,肝风内动,而见头晕头痛,肢体颤抖;或阳虚水泛,上凌心肺,而见心悸胸闷,喘促难卧;或邪闭心窍,而见神昏肢冷,面色晦滞,泛恶口臭,二便不通,肌衄牙宣。以上均是水肿的严重变证,应密切观察临床变化,及早发现并治疗。

【临证要点】

1. 治肿宜活血利水、补气温阳

水肿的治疗要依据患者的不同表现辨证论治,对于顽固性水肿,应注意活血利水药、补气温阳药的应用。水与血生理上皆属于阴,相互倚行,互宅互生。病理状态下,水病可致血瘀,瘀血可致水肿。水肿日久,水湿停积,久病入络,气机不利,血流不畅,成为瘀血,瘀水互结,治当化瘀行水,可用泽兰、赤芍、益母草活血化瘀、利水消肿。水之停留,总由气虚阳微所致,脾虚不能运化,肺虚不能输布,肾虚开阖失司,故当益气温阳,可选用生黄芪、白术、山药、扁豆、制附子、桂枝等。

2. 慎用肾毒性药物

由于水肿患者易于感染,使用抗生素等药物时,须考虑到药物对肾脏的毒副作用,做到合理选择品种、合理调整剂量及用药时间,避免使用氨基糖苷类抗生素等肾毒性药物。此外服用含有马兜铃酸的中药,如马兜铃、关木通、木防己、青木香等,亦可导致肾脏损伤,应尽量避免大剂量、长时间使用。

【预防调护】

水肿常因感受外邪而发病或加重,故应注意适寒温、避风邪;注意调摄饮食,平素宜清淡;劳逸结合,调畅情志。体虚易于外感者,可服用玉屏风散以补气固表,适当参加体育锻炼,提高机体抗病能力。

水肿患者宜戒烟、戒酒,避辛辣;肿甚者,断盐酱;定期验尿、复查肾功能,泡沫尿者尤应注意;水肿而尿少者,每日记录液体出入量。

【医论精选】

《金匮要略·水气病脉证并治》说:"风水,其脉自浮,外证骨节疼痛,恶风。皮水,其脉亦浮,外证跗肿,按之没指,不恶风,其腹如鼓,不渴,当发其汗。正水,其脉沉迟,外证自喘。石水,其脉自沉,外证腹满不喘。"

《景岳全书·水肿》说:"肿胀之病,原有内外之分。验之病情,则惟在气水二字足以尽之。故凡治此症者,不在气分,则在水分,能辨此二者而知其虚实,无余蕴矣。病在气分,则当以治气为主;病在水分,则当以治水为主。然水气本为同类,故治水者,当兼理气,盖气化水自化也;治气者亦当兼水,以水行气亦行也。此中玄妙,难以尽言。"

《医门法律·水肿论》说:"经谓二阳结谓之消,三阴结谓之水……三阴者,手足太阴脾肺二脏也。胃为水谷之海,水病莫不本之于胃,经乃以属之脾肺者,何耶? 使足太阴脾足以转输水精于上,手太阴肺足以通调水道于下,海不扬波矣。惟脾肺二脏之气,结而不行,后乃胃中之水日蓄,浸灌表里,无所不到也。是则脾肺之权,可不伸耶? 然其权尤重于肾,肾者,胃之关也。肾司开阖,肾气从阳则开,阳太盛则关门大开,水直下而为消;肾气从阴则阖,阴太盛则关门常阖,水不通为肿。经又以肾本肺标,相输俱受为言,然则水病,以脾、肺、肾为三纲矣。"

第二节　淋　证

淋证是以小便频数,淋漓刺痛,欲出未尽,小腹拘急,或痛引腰腹为主症的病证。

西医学中的急慢性尿路感染、尿路结石、泌尿道结核、急慢性前列腺炎、化学性膀胱炎、乳糜尿以及尿道综合征等病具有淋证临床表现者,均可参照本病辨证沦治。

《素问·六元正纪大论》称本病为"淋",指出了淋证为小便淋漓不畅,甚或闭阻不通之病证。东汉,张仲景在《金匮要略·五脏风寒积聚病脉证并治》中称其为"淋秘",将其病机归为"热在下焦",在《金匮要略·消渴小便不利淋病脉证并治》中说:"淋之为病,小便如粟状,小腹弦急,痛引脐中。"《中藏经》根据淋证临床表现的不同,提出了淋有冷、热、气、劳、膏、砂、虚、实八种。

隋·巢元方《诸病源候论·诸淋病候》中把淋证分为石、劳、气、血、膏、寒、热七种,而以"诸淋"统之,指出:"诸淋者,由肾虚而膀胱热故也。"唐·孙思邈《千金要方》以及王焘《外台秘要》将淋证归纳为石、气、膏、劳、热五淋。宋代《济生方》又分为气、石、血、膏、劳淋五种。上述两种五淋所指的内容,其差异在于血淋与热淋的有无,但六种淋证均为临床常见。

明清时期，张介宾《景岳全书·淋浊》中说"凡热者宜清，涩者宜利，下陷者宜升提，虚者宜补，阳气不固者宜温补命门"的治疗原则。

清·尤在泾《金匮翼·诸淋》中说："初则热淋、血淋，久则煎熬水液，稠浊如膏、如砂、如石也。"说明各种淋证可相互转化或同时存在。他强调的"开郁行气，破血滋阴"治疗石淋的原则，对临床确有指导意义。

【病因病机】

淋证的发生主要因外感湿热、饮食不节、情志失调、禀赋不足或劳伤久病引起；其主要病机为湿热蕴结下焦，肾与膀胱气化不利。

1. 外感湿热

因下阴不洁，秽浊之邪从下侵入机体，上犯膀胱，或由小肠邪热、心经火热、下肢丹毒等他脏外感之热邪传入膀胱，发为淋证。

2. 饮食不节

多食辛热肥甘之品，或嗜酒太过，脾胃运化失常，积湿生热，下注膀胱，乃成淋证。正如严用和《济生方·淋闭论治》云："此由饮酒房劳，或动役冒热，或饮冷逐热，或散石发动，热结下焦，遂成淋闭；亦有温病后，余热不散，霍乱后，当风取凉，亦令人淋闭。"说明了淋证的发病多由湿热而致。其湿热可来源于外感，亦可由饮食不当而自生。

3. 情志失调

情志不遂，肝气郁结，三焦通调失常，或气郁化火，气火郁于膀胱，导致淋证。《医宗必读·淋证》说："妇女多郁，常可发为气淋和石淋。"

4. 禀赋不足或劳伤久病

禀赋不足，肾与膀胱先天畸形；或久病缠身，劳伤过度，房事不节，多产多育；或久淋不愈，耗伤正气；或妊娠、产后脾肾气虚，膀胱易于感受外邪，而致本病。

淋证的病位在膀胱和肾，与肝、脾相关；基本病理变化为湿热蕴结下焦，肾与膀胱气化不利；病理因素主要为湿热之邪。由于湿热导致病理变化的不同，及累及脏腑器官之差异，临床上乃有六淋之分。若湿热客于下焦，膀胱气化不利，小便灼热刺痛，则为热淋；若膀胱湿热，灼伤血络，迫血妄行，血随尿出，乃成血淋；若湿热久蕴，熬尿成石，遂致石淋；若湿热蕴久，阻滞经脉，脂液不循常道，小便浑浊，而为膏淋；若肝气失于疏泄，气火郁于膀胱，则为气淋；若久淋不愈，湿热留恋膀胱，由腑及脏，继则由肾及脾，脾肾受损，正虚邪弱，遂成劳淋；若肾阴不足，虚火扰动阴血，亦为血淋；若肾虚下元不固，不能摄纳精微脂液，亦为膏淋；若中气不足，气虚下陷，膀胱气化无权，亦成气淋。

淋证的病理性质有实、有虚，且多见虚实夹杂之证。初期多因湿热为患，正气尚未虚损，故多属实证。但淋久湿热伤正，由肾及脾，每致脾肾两虚，而由实转虚。如邪气未尽，正气渐伤,或虚体受邪,则成虚实夹杂之证,常见阴虚夹湿热、气虚夹水湿等。因此,淋证多以肾虚为本,膀胱湿热为标。

淋证虽有六淋之分,但各种淋证间存在着一定的联系。表现在转归上,首先是虚实之间的转化。如实证的热淋、血淋、气淋可转化为虚证的劳淋。反之,虚证的劳淋,亦可能兼夹实证的热淋、血淋、气淋。而当湿热未尽,正气已伤,处于实证向虚证的移行阶段,则表现为虚实夹杂的证候。

预后往往与证候类型及病情轻重有关。淋证之实证,如热淋、血淋、石淋初期,病情轻者一般预后良好;若处理不当可致热毒入营血;若久淋不愈,脾肾两虚,则发为劳淋;甚者脾肾衰败,可导致水肿、癃闭、关格;若石阻水道,可出现水气上凌心肺等重证。

【诊断与鉴别诊断】

(一)诊断

1.小便频数、淋漓涩痛、小腹拘急引痛为各种淋证的主症,是诊断淋证的主要依据。

2.病久或反复发作后,常伴有低热、腰痛、小腹坠胀、疲劳等。

3.多见于已婚女性,每因疲劳、情志变化、不洁房事而诱发。

尿常规、尿细菌培养、静脉肾盂造影、腹部平片、膀胱镜等有助于疾病的诊断。

(二)鉴别诊断

1.癃闭

二者都有小便量少、排尿困难之症状。但淋证尿频而尿痛,且每日排尿总量多为正常;癃闭则无尿痛,每日排尿量少于正常,严重时甚至无尿。《医学心悟·小便不通》所说:"癃闭与淋证不同,淋则便数而茎痛,癃闭则小便点滴而难出。"但癃闭复感湿热,常可并发淋证,而淋证日久不愈,亦可发展成癃闭。

2.尿血

血淋与尿血都有小便出血,尿色红赤,甚至溺出纯血等症状。其鉴别的要点是有无尿痛。《丹溪心法·淋》说:"痛者为血淋,不痛者为尿血。"

3.尿浊

膏淋与尿浊在小便浑浊症状上相似,但后者在排尿时无疼痛滞涩感,可资鉴别。即如《临证指南医案·淋浊》说:"大凡痛则为淋,不痛为浊。"

【辨证论治】

1.热淋

证候:小便频数短涩,灼热刺痛,溺色黄赤,少腹拘急胀痛,寒热起伏,口苦,呕恶,腰痛拒按,大便秘结;苔黄腻,脉滑数。

证机概要:湿热蕴结,气化失司。

治法:清热利湿通淋。

代表方药:八正散(《太平惠民和剂局方》)。

瞿麦、萹蓄、木通、车前子、滑石、栀子、灯心草、大黄、甘草。

用法:水煎服。

临床运用:若便秘、腹胀者,可重用生大黄、枳实;伴寒热、口苦、呕恶者,可合小柴胡汤;若湿热伤阴者见口干,舌红少苔,脉细者,去大黄,加生地黄、知母、白茅根。

2. 石淋

证候:尿中夹砂石,排尿涩痛,或排尿时突然中断,尿道窘迫疼痛,少腹拘急,往往突发,一侧腰腹绞痛难忍,甚则牵及外阴,尿中带血;舌红,苔薄黄,脉弦或带数。

证机概要:湿热煎液,气化失司。

治法:清热利湿,排石通淋。

代表方药:石韦散(《证治汇补》)。

石韦、冬葵子、瞿麦、滑石、车前子。

用法:水煎服。

临床运用:临证应用时多加金钱草、海金沙、鸡内金等;腰腹绞痛者,加芍药、甘草、木香;若尿中带血,可加小蓟、生地黄、藕节;小腹胀痛加香附、乌药;绞痛缓解,多无明显自觉症状,可常用金钱草煎汤代茶;若结石过大,阻塞尿路,肾盂严重积水者,宜手术治疗。

3. 血淋

证候:小便热涩刺痛,尿色深红,或夹有血块,疼痛满急加剧,心烦;舌尖红,苔黄,脉滑数。

证机概要:热灼脉络,迫血妄行。

治法:清热通淋,凉血止血。

代表方药:小蓟饮子(《济生方》)。

小蓟、生地黄、蒲黄、藕节、滑石、木通、淡竹叶、栀子、当归、甘草。

用法:水煎服。

临床运用:舌暗或有瘀点,脉细涩者,加三七、牛膝、桃仁以化瘀止血;若出血不止,可加仙鹤草、琥珀粉;尿痛涩滞不显著,腰膝酸软,神疲乏力,舌淡红,脉细数,当滋阴清热,补虚止血,知柏地黄丸加减。

4. 气淋

证候:郁怒之后,小便涩滞,淋漓不已,少腹胀满疼痛;苔薄白,脉弦。

证机概要:气结膀胱,气化不利。

治法:理气疏导,通淋利尿。

代表方药:沉香散(《金匮翼》)。

沉香、橘皮、当归、白芍、石韦、滑石、冬葵子、王不留行、甘草。

用法:水煎服。

临床运用:胸胁胀满者,加青皮、乌药、小茴香、广郁金;若气滞日久,舌暗有瘀斑,脉涩者,加红花、赤芍、益母草;若久病少腹坠胀,尿有余沥,面色萎黄,舌质淡,脉虚细无力,可用补中益气汤。

5. 膏淋

证候:小便浑浊,乳白或如米泔水,上有浮油,置之沉淀,或伴有絮状凝块物,尿道热涩疼痛,尿时阻塞不畅,口干;舌质红,苔黄腻,脉濡数。

证要概要:湿热下注,脂液外溢。

治法:清热利湿,分清泄浊。

代表方药:程氏萆薢分清饮(《医学心悟》)。

萆薢、黄柏、车前子、石菖蒲、茯苓、白术、莲子心、丹参。

用法:水煎服。

临床运用:小腹胀,尿涩不畅,加香附、乌药、青皮;伴有血尿,加小蓟、藕节、白茅根;小便黄赤,热痛明显,加甘草梢、竹叶、川木通;病久湿热伤阴,加生地黄、麦冬、知母。

6. 劳淋

证候:小便不甚赤涩,溺痛不甚,但淋漓不已,时作时止,遇劳即发,病程缠绵;面色萎黄,少气懒言,神疲乏力,小腹坠胀,里急后重或大便时小便点滴而出,腰膝酸软,肾阳虚见畏寒肢冷,肾阴虚见面色潮红,五心烦热;舌质淡,脉细弱。

证机概要:湿热留恋,脾肾亏虚。

治法:补脾益肾。

代表方药:无比山药丸(《太平惠民和济局方》)。

山药、地黄、山茱萸、肉苁蓉、菟丝子、杜仲、巴戟天、赤石脂、五味子、茯神、泽泻、牛膝。

用法:水煎服。

临床运用:若中气下陷,症见少腹坠胀,尿频涩滞,余沥难尽,不耐劳累,面色无华,少气懒言,舌淡,脉细无力,可用补中益气汤加减。

【辨证要点】

1. 辨淋证类别

六种淋证均有小便频涩,滴沥刺痛,小腹拘急引痛。此外各种淋证又有不同的特殊表现。热淋起病多急骤,小便赤热,溲时灼痛,或伴有发热,腰痛拒按;石淋以小便排出砂石为主症,或排尿时突然中断,尿道窘迫疼痛,或腰腹绞痛难忍;气淋小腹胀满较明显,小便艰涩疼痛,尿后余沥不尽;血淋为溺血而痛;膏淋症见小便浑浊如米泔水,或滑腻如膏脂;劳淋小便不甚赤涩,溺痛不甚,但淋漓不已,时作时止,遇劳即发。

2. 辨证候虚实

根据病程、症状、脉象等辨别淋证的虚实。初期或在急性发作阶段属实,以膀胱湿热、砂石结聚、气滞不利为主,主要表现为小便涩痛不利,舌红苔黄,脉实数;久病多虚,病在脾肾,以脾虚、肾虚、气阴两虚为主,表现为小便频急,痛涩不甚,舌淡苔薄、脉细软。同一种淋证,也有虚实之分。如气淋,既有实证,又有虚证,实证由于气滞不利,虚证源于气虚下陷。同一血淋,由于湿热下注,热盛伤络者,属实;属于阴虚火旺,扰动阴血者,属虚。再如热淋经过治疗,有时湿热尚未祛尽,又出现肾阴不足或气阴两伤等虚实并见的证候。石淋日久亦可伤及正气,阴血亏虚,而表现为气血俱虚的证候。在淋证虚实转化中,每多虚实夹杂,故必须分清标本虚实的主次和证情之缓急。

3. 辨标本缓急

各种淋证可以互相转化,也可以同时存在,这就有一个标本缓急的问题。一般是以正气为本,邪气为标;病因为本,证候为标;旧病为本,新病为标,来进行分析判断。治疗上急则治其标,缓则治其本。如劳淋复感外邪,发作时治标为主,缓解时固本为主。

(二)治法方药

淋证初期多实,以祛邪为主,常用清利湿热、凉血止血、理气疏导、排石通淋等法。日久虚象明显,多补益脾肾。虚实夹杂者,治当清利与补虚并用。

热淋多由湿热所致,治疗上以清热通淋为主,但热结血分,动血伤络,多见尿血,应加入凉血之品。凉血有助于泄热,生地榆、生槐角、大青叶为常用药物。其中地榆生用凉血清热力专,直入下焦凉血泄热而除疾;生槐角能入肝经血分,泄热除湿为其特长。此外,热淋亦可见肝经火旺及心火偏盛者,治疗上以八正散为基础方,还可配合龙胆泻肝汤或导赤散加减;若毒热弥漫三焦,而见高热寒战,头身疼痛,口渴,小便短赤,大便秘结,用黄连解毒汤合五味消毒饮。

对石淋的治疗,除使用利水通淋、排石消坚的中药外,加用行气活血、化石软坚的中药,如穿山甲、王不留行、当归、桃仁、大黄、赤芍、牛膝等,疗效更佳。若病久砂石不去,面色少华,精神委顿,少气乏力,舌淡边有齿印,脉细而弱;或腰腹隐痛,手足心热,舌红少苔,脉细带数,用补中益气汤加金钱草、海金沙、冬葵子。

对劳淋表现为腰膝酸软、畏寒肢冷者,亦可用金匮肾气丸治疗。膏淋久不已,脾肾亏虚,反复发作,淋出如脂,涩痛不甚,形体日见消瘦,头昏无力,腰膝酸软,舌淡,苔腻,脉细无力。此为脾肾两虚,气不固摄,用《医学衷中参西录》膏淋汤,补脾益肾固涩。偏于脾虚中气下陷者,配用补中益气汤;偏于肾阴虚者,配用七味都气丸;偏于肾阳虚者,配用金匮肾气丸加减。

淋证迁延日久,可致肾气虚弱,腰酸,小便淋漓不已,时作时止。补虚时须配合泄浊化瘀,病久阴阳俱虚,可用仙灵脾、肉苁蓉、菟丝子、生地黄、怀山药、山茱萸益肾固本;加萆薢、生薏米、茯苓、丹参、败酱草、赤芍等泄浊化瘀。

【临证要点】

1. 辨别部位

淋证是由于湿热蕴于肾与膀胱为患,有轻重之别,仅在膀胱为轻,及肾者为重。轻者见尿急、尿频、尿痛,但无恶寒、发热、腰痛等,治疗上清热利湿通淋,用药数日即可;重者见腰痛、高热、恶寒,当加以清热解毒之品,用药时间要长,以免湿热留恋。

2. 淋证当补即补、当汗则汗

淋证的治法,古有忌汗、忌补之说,如《金匮要略》说:"淋家不可发汗。"《丹溪心法·淋》说:"最不可用补气之药,气补而愈胀,血得补而愈涩,热得补而愈盛。"临床实际未必都是如此。若淋证确因外感诱发,或淋家新感外邪,症见恶寒发热,鼻塞流涕,咳嗽咽痛者,仍可适当配合运用辛凉解表发汗之剂。因淋证为膀胱有热,阴液不足,即使感受寒邪,亦容易化热,故避免辛温之品。至于淋证忌补之说,是指实热之证而言,诸如脾虚中气下陷、肾虚下元不固,自当运用健脾益气、补肾固涩等法治之,不必有所禁忌。

【预防调护】

注意外阴清洁,不憋尿,多饮水,每 2～3 小时排尿 1 次。房事后即行排尿,防止秽浊之邪从下阴上犯膀胱。妇女在月经期、妊娠期、产后更应注意外阴卫生,以免虚体受邪。避免纵欲过劳,保持心情舒畅。

发病后注意休息,禁房事,饮食宜清淡。热淋、血淋者忌肥腻辛辣酒醇之品;石淋者多饮水;久淋患者忌劳累。初期尿频、疼痛,继之出现高热、寒战、腰痛者,需及时诊治。

【医论精选】

《中藏经·论诸淋及小便不利》说:"五脏不通,六腑不和,三焦痞涩,营卫耗失……砂淋者,腹脐中隐痛,小便难,其痛不可忍,须臾,从小便中下如砂石之类。虚伤真气,邪热渐增,结聚而成砂。又如以水煮盐,火大水少,盐渐成石之类……非一时而作也,盖远久乃发,成即五岁,败即三年,壮人五载,祸必至矣,宜乎急攻。八淋之中,惟此最危。"

《金匮翼·诸淋》说:"散热利小便,只能治热淋、血淋而已。其膏、砂、石淋,必须开郁行气,破血滋阴方可。"

《证治汇补·下窍门》说:"劳淋,遇劳即发,痛引气街,又名虚淋。"

第三节　耳　聋

耳聋是以听力减退为主要特征的病证。它既是多种耳病的常见症状之一,也是一种独立的疾病。耳聋程度较轻者,也称"重听"。

耳聋是一种常见多发病,各种年龄均可发生,尤以老年人居多。耳聋若不及时治疗可导致永久性听力损失,双侧永久性听力损失为听力残疾,在历次残疾人抽样调查中,听力残疾均居各类残疾之首位。自幼耳聋者,因丧失语言学习机会,可导致聋哑。根据耳聋发病的时间长短及病因病机等不同,在中医古籍中有暴聋、猝聋、厥聋、久聋、渐聋、劳聋、虚聋、风聋、火聋、毒聋、气聋、湿聋、干聋、聤聋、阴聋、阳聋等不同的名称。西医学的突发性聋、爆震性聋、感染性聋、噪声性聋、药物性聋、老年性聋,以及原因不明的感音神经性聋、混合性聋等疾病,均可参考本病进行辨证论治。

【病因病机】

耳聋有虚实之分,实者多因外邪、肝火、痰饮、瘀血等实邪蒙蔽清窍;虚者多为脾、肾等脏腑虚损、清窍失养所致。

1. 外邪侵袭

由于寒暖失调,外感风寒或风热,肺失宣降,以致外邪蒙蔽清窍而导致耳聋。

2. 肝火上扰

外邪由表而里,侵犯少阳,或情志不遂,致肝失调达,气郁化火,均可导致肝胆火热循经上扰耳窍,引起耳聋。

3. 痰火郁结

饮食不节,过食肥甘厚腻,使脾胃受伤,或思虑过度,伤及脾胃,致水湿不运,聚而生痰,久则痰郁化火,痰火郁于耳中,壅闭清窍,从而导致耳聋。

4. 气滞血瘀

情志抑郁不遂,致肝气郁结,气机不畅,气滞则血瘀;或因跌仆爆震、陡闻巨响等伤及气血,致瘀血内停;或久病入络,均可造成耳窍经脉不畅,清窍闭塞,发生耳聋。

5. 肾精亏损

先天肾精不足,或后天病后失养,恣情纵欲,熬夜失眠,伤及肾精,或年老肾精渐亏等,均可导致肾精亏损。肾阴不足,则虚火内生,上扰耳窍,肾阳不足,则耳窍失于温煦,二者均可引起耳聋。

6. 气血亏虚

饮食不节,饥饱失调,或劳倦、思虑过度,致脾胃虚弱,清阳不升,气血生化之源不足,而致气血亏虚,不能上奉于耳,耳窍经脉空虚,导致耳聋,或大病之后,耗伤心血,心血亏虚,则耳窍失养而致耳聋。

【诊断与鉴别诊断】

患者自觉一侧或两侧听力减退,轻者听音不清,重者完全失听。暴聋者耳聋突然发生,以单侧为多见,常伴有耳鸣、眩晕等症状;渐聋者听力逐渐减退,可出现在单侧或双侧;部分耳聋可呈波动性听力减退。外耳道及鼓膜检查一般正常。纯音测听可明确听力减退的程度:根据语言频率 500 Hz、1 000 Hz、2 000 Hz 听阈均值来计算,平均听力损失 26～40 dB、41～55 dB、56～70 dB、71～90 dB 和 >90 dB 依次为轻度聋、中度聋、中重度聋、重度聋和极重度聋。音叉试验、纯音听阈测试、声导抗测试、耳声发射测试、电反应测听等听力学检查可进一步区分耳聋的性质,如传导性聋、感音神经性聋、混合性聋等。

作为疾病诊断的耳聋应与作为症状之一的耳聋进行鉴别:前者多为感音神经性聋或混合性聋;后者(如耵耳、耳异物、耳胀、脓耳等病出现的耳聋)多为传导性聋。

【辨证论治】

(一)分型论治

1. 外邪侵袭

证候:听力骤然下降,或伴有耳胀闷感及耳鸣。全身可伴有鼻塞、流涕、咳嗽、头痛、发热恶寒等症;舌质淡红,苔薄,脉浮。

证机概要:风邪外袭,宣降失常。

治法:疏风散邪,宣肺通窍。

代表方药:银翘散加减(《温病条辨》)。

银花、连翘、薄荷、桔梗、淡竹叶、荆芥、豆豉、牛蒡子、芦根、甘草。

用法:水煎服。

临床运用:临床应用时可加入蝉蜕、石菖蒲以疏风通窍;若无咽痛、口渴,可去牛蒡子、淡竹叶、芦根;伴鼻塞、流涕者,可加辛夷花、白芷;头痛者,可加蔓荆子。若风寒侵袭,可用荆防败毒散加减。

2. 肝火上扰

证候:耳聋时轻时重,或伴耳鸣,多在情志抑郁或恼怒之后加重。口苦,咽干,面红或目赤,尿黄,便秘,夜寐不宁,胸胁胀痛,头痛或眩晕;舌红苔黄,脉弦数。

证机概要:肝火上忧。

治法:清肝泄热,开郁通窍。

代表方药:龙胆泻肝汤加减(《医方集解》)。

龙胆草、黄芩、柴胡、当归、栀子、生地、泽泻、川木通、甘草。

用法:水煎服。

临床运用:可加石菖蒲以通窍。本方药物多苦寒,宜中病即止。若肝郁化火者,可选用丹栀逍遥散加减,方用丹皮、栀子清肝泄热;柴胡、薄荷疏肝解郁;白芍、当归柔肝养肝;茯苓、白术、甘草健脾和中。

3. 痰火郁结

证候:听力减退,耳中胀闷,或伴耳鸣。头重头昏,或见头晕目眩,胸脘满闷,咳嗽痰多,口苦或淡而无味,二便不畅;舌红,苔黄腻,脉滑数。

证机概要:痰火郁结,蒙蔽清窍。

治法:化痰清热,散结通窍。

代表方药:清气化痰丸加减(《医方考》)。

胆南星、瓜蒌仁、半夏、茯苓、黄芩、陈皮、枳实、杏仁。

用法:水煎服。

临床运用:可加石菖蒲以开郁通窍。

4.气滞血瘀

证候:听力减退,病程可长可短。全身可无明显其他症状,或有爆震史;舌质暗红或有瘀点,脉细涩。

证机概要:气机阻滞。

治法:活血化瘀,行气通窍。

代表方药:通窍活血汤加减(《医林改错》)。

桃仁、红花、赤芍、川芎、麝香、老葱、生姜、大枣。

用法:水煎服。

临床运用:可加丹参、香附等以加强行气活血之功。

5.肾精亏损

证候:听力逐渐下降。头昏眼花,腰膝酸软,虚烦失眠,夜尿频多,发脱齿摇;舌红少苔,脉细弱或细数。

证机概要:肾精亏损。

治法:补肾填精,滋阴潜阳。

代表方药:耳聋左慈丸加减(《金匮要略》)。

熟地黄、山药、山茱萸、茯苓、丹皮、泽泻、磁石、五味子、石菖蒲。

用法:水煎服。

临床运用:亦可选用杞菊地黄丸或左归丸等加减。若偏于肾阳虚,治宜温补肾阳,可选用右归丸或肾气丸加减。

6.气血亏虚

证候:听力减退,每遇疲劳之后加重,或见倦怠乏力,声低气怯,面色无华,食欲不振,脘腹胀满,大便溏薄,心悸失眠;舌质淡红,苔薄白,脉细弱。

证机概要:气血不足,耳窍失养。

治法:健脾益气,养血通窍。

代表方药:归脾汤加减(《济生方》)。

人参、黄芪、白术、炙甘草、当归、龙眼肉、酸枣仁、茯神、远志、木香、生姜、大枣。

用法:水煎服。

临床运用:若手足不温,可加干姜、桂枝以温中通阳。

(二)针灸疗法

1. 体针

局部取穴与远端辨证取穴相结合,局部可取耳门、听宫、听会、翳风为主,每次选取 2 穴。外邪侵袭可加外关、合谷、曲池、大椎;肝火上扰可加太冲、丘墟、中渚;痰火郁结可加丰隆、大椎;气滞血瘀可加膈俞、血海;肾精亏损可加肾俞、关元;气血亏虚可加足三里、气海、脾俞。实证用泻法,虚证用补法,或不论虚实,一律用平补平泻法,每日针刺 1 次。

2. 耳穴贴压

取内耳、脾、肾、肝、神门、皮质下、内分泌等耳穴,用王不留行籽贴压以上穴位,不时按压以保持穴位刺激。

3. 穴位注射

可选用听宫、翳风、完骨、耳门等穴,药物可选用当归注射液、丹参注射液、维生素 B_{12} 注射液等,针刺得气后注入药液,每次每穴注入 0.5~1 ml。

4. 穴位敷贴

用吴茱萸、乌头尖、大黄三味为末,温水调和,敷贴于涌泉穴,或单用吴茱萸末,用醋调和,敷贴于足底涌泉穴。

【预防与调护】

1. 避免使用耳毒性药物,如氨基糖苷类抗生素、袢利尿剂(如速尿、利尿酸等),若因病情需要必须使用,应严密监测听力变化。

2. 避免噪声刺激,有助于减少耳聋的发生。

3. 饮食有节,避免熬夜,积极治疗失眠,有助于防治耳聋。

4. 及时发现婴幼儿耳聋,并采取适当的干预措施,可防止聋哑的产生。

【预后及转归】

暴聋若能及时治疗,预后较好,若延误治疗,或渐聋时间已久者,通常恢复听力较为困难。双耳听力减退达中度以上长期不愈者,可导致听力残疾。聋哑一旦形成,则终生丧失语言能力。

第四节　耳　鸣

耳鸣是以自觉耳内或头颅鸣响而无相应的声源为主要特征的病证。它既是多种疾病的常见症状之一,也是一种独立的疾病。临床上耳鸣极为常见,在头颅鸣响者也称"颅鸣"或"脑鸣"。临床上耳鸣与耳聋经常伴随出现,但二者之间没有因果关系,对患者造成的困扰亦不同,应区别对待。早在《黄帝内经》中已明确记载了耳鸣,并阐述了耳鸣的病机,历代医籍中对耳鸣均有大量记载,积累了丰富的治疗经验。

西医学的原发性耳鸣等可参考本病进行辨证论治。

【病因病机】

耳鸣的病因主要为饮食不节、睡眠不足、压力过大等导致脏腑功能失调,病机有虚有实,实者多因风邪侵袭、痰湿困结或肝气郁结,虚者多因脾胃虚弱、心血不足或肾元亏损所致。《素问·脉解》说:"阳气万物盛上而跃,故耳鸣也。"

1. 风邪侵袭

寒暖失调,风邪乘虚而入,侵袭肌表,使肺失宣降,风邪循经上犯清窍,与气相击,导致耳鸣。

2. 痰湿困结

嗜食肥甘厚腻,痰湿内生,困结中焦,致枢纽升降失调,湿浊之气上蒙清窍,引起耳鸣。

3. 肝气郁结

肝喜条达而恶抑郁,情志不遂,致肝气郁结,气机阻滞,升降失调,导致耳鸣;肝郁日久可化火,肝火循经上扰清窍,亦可导致耳鸣。

4. 脾胃虚弱

饮食不节,损伤脾胃,或劳倦过度,或思虑伤脾,致脾胃虚弱,清阳不升,浊阴不降,宗脉空虚,引起耳鸣。

5. 心血不足

劳心过度,思虑伤心,心血暗耗,或大病、久病之后,心血耗伤,或气虚心血化源不足,皆可导致心血不足,不能濡养清窍,引起耳鸣。

6. 肾元亏损

恣情纵欲,损伤肾中所藏元气,或年老肾亏,元气不足,精不化气,致肾气不足,无力鼓动阳气上腾,温煦清窍,导致耳鸣。

【诊断与鉴别诊断】

确立耳鸣必须符合两个条件:一是有声感,二是没有相应的声源。具体表现为患者自觉一侧或两侧耳内或头颅内外有鸣响的声音感觉,如蝉鸣声、吹风声、流水声、电流声、沙沙声、嗡嗡声、嗡嗡声、嘤嘤声等,这种声感可出现一种或数种,呈持续性或间歇性,鸣响的部位甚至可出现在身体周围。患者常因听到这种鸣响声而引起烦躁、焦虑、抑郁、失眠、注意力不集中等症状,影响正常生活、学习和工作。听力学检查可正常或有不同程度的感音神经性听力减退,利用听力检测设备进行耳鸣音调、响度匹配及残余抑制试验等可了解耳鸣的心理声学特征。

本病应与幻听、体声及作为症状之一的耳鸣相鉴别。幻听与耳鸣均为无声源的声音感觉,但前者为有意义的声感,如言语声、音乐声等,后者为无意义的单调鸣响声。体声与耳鸣的区别在于,体声存在客观的声源,如耳周围的血管搏动声、肌肉颤动声、呼吸气流声、头部关节活动声等,一般表现为有节奏的响声;耳鸣则为无声源的响声,一般表现为无节奏的持续鸣响。很多疾病也会出现耳鸣,如耳胀、脓耳、耵耳等,此时耳鸣仅作为该疾病的症状,不宜单独以耳鸣作为疾病诊断。

【辨证论治】

(一)分型论治

1. 风邪侵袭

证候:耳鸣骤起,病程较短,可伴耳内堵塞感或听力下降,或伴有鼻塞,流涕,头痛,咳嗽等;舌质淡红,苔薄白,脉浮。

证机概要:风邪侵袭,肺失宣降。

治法:疏风散邪,宣肺通窍。

代表方药:芎芷散加减(《直指小儿方》)。

川芎、白芷、细辛、生姜、葱白、苏叶、肉桂、陈皮、半夏、苍术、厚朴、木通、石菖蒲、炙甘草。

用法:水煎服。

临床运用:本方适用于风邪夹寒湿侵袭所致的耳鸣,若湿邪不明显,可去半夏、苍术、厚朴、木通。

2. 痰湿困结

证候:耳鸣,耳中胀闷。头重如裹,胸脘满闷,咳嗽痰多,口淡无味,大便不爽;舌质淡红,苔腻,脉弦滑。

证机概要:痰湿困结,升降失调。

治法:祛湿化痰,升清降浊。

代表方药:涤痰汤加减(《济生方》)。

半夏、胆南星、竹茹、人参、茯苓、甘草、陈皮、生姜、枳实、石菖蒲。

用法:水煎服。

临床运用:若口淡、纳呆明显,可加砂仁以醒脾开胃兼芳香化湿;若失眠,可加远志、合欢皮以安神;若痰湿郁而化热,苔黄腻,可加黄芩。

3. 肝气郁结

证候:耳鸣的起病或加重与情志抑郁或恼怒有关。胸胁胀痛,夜寐不宁,头痛成眩晕,口苦咽干;舌红,苔白或黄,脉弦。

证机概要:肝气郁结,气机阻滞。

治法:疏肝解郁,行气通窍。

代表方药:逍遥散加减(《太平惠民和剂局方》)。

柴胡、白芍、当归、茯苓、白术、甘草、生姜、薄荷。

用法:水煎服。

临床运用:若肝郁化火,可加丹皮、栀子清肝降火;失眠严重者,可加酸枣仁、远志以安神;大便秘结者,可加大黄以泄热。

4.脾胃虚弱

证候:耳鸣的起病或加重与劳累或思虑过度有关,或在下蹲站起时加重。倦怠乏力,少气懒言,面色无华,纳呆,腹胀,便溏;舌质淡红,苔薄白,脉弱。

证机概要:脾胃虚弱,清阳不升。

治法:健脾益气,升阳通窍。

代表方药:益气聪明汤加减(《东垣试效方》)。

人参、黄芪、甘草、升麻、葛根、蔓荆子、白芍、黄柏。

用法:水煎服。

临床运用:若兼湿浊而苔腻者,可加茯苓、白术、砂仁以健脾祛湿;若手足不温者,可加干姜、桂枝以温中通阳;若夜不能寐者,可加酸枣仁以安神。

5.心血不足

证候:耳鸣的起病或加重与精神紧张或压力过大有关。心烦失眠,惊悸不安,注意力不能集中,面色无华;舌质淡,苔薄白,脉细弱。

证机概要:心脾两虚,气血不足。

治法:益气养血,宁心通窍。

代表方药:归脾汤加减(《济生方》)。

党参、黄芪、白术、当归、茯神、木香、龙眼肉、酸枣仁、大枣、生姜。

用法:水煎服。

临床运用:若心烦失眠、惊悸不安较重者,可加龙齿以镇静安神;若阴血不足,虚阳上扰,心肾不交者,可配合交泰丸(黄连、肉桂)。

6.肾元亏损

证候:耳鸣日久。腰膝酸软,头晕眼花,发脱或齿摇,夜尿频多,性功能减退,畏寒肢冷。舌质淡胖,苔白,脉沉细弱。

证机概要:肾元亏损,精不化气。

治法:补肾填精,温阳化气。

代表方药:肾气丸加减(《金匮要略》)。

熟地、山萸肉、丹皮、山药、茯苓、泽泻、制附片、桂枝。

用法:水煎服。

临床运用:夜尿频多者,可加益智仁、桑螵蛸以固肾气;虚阳上浮而致口苦、咽干者,可加磁石、五味子以潜阳、纳气归肾。

(二)针灸疗法

1. 体针

局部取穴与远端辨证取穴相结合,局部可取耳门、听宫、听会、翳风为主,每次选取 2 穴。风邪侵袭者,可加外关、合谷、风池、大椎;痰湿困结者,可加丰隆、足三里;肝气郁结者,可加太冲、丘墟、中渚;脾胃虚弱者,可加足三里、气海、脾俞;心血不足者,可加通里、神门;肾元亏损者,可加肾俞、关元。实证用泻法,虚证用补法,或不论虚实,一律用平补平泻法,每日针刺 1 次。

2. 耳穴贴压

取内耳、脾、肾、肝、神门、皮质下、肾上腺、内分泌等耳穴,用王不留行籽贴压以上穴位,不时按压以保持穴位刺激。

3. 穴位注射

可选用听宫、翳风、完骨、耳门等穴,药物可选用当归注射液、丹参注射液、维生素 B_{12} 注射液、利多卡因注射液等,针刺得气后注入药液,每次每穴注入 $0.5 \sim 1$ ml。

4. 穴位敷贴

用吴茱萸、乌头尖、大黄三味为末,温水调和,敷贴于涌泉穴,或单用吴茱萸末,用醋调和,敷贴于足底涌泉穴。

【预防与调护】

1. 怡情养性,保持心情舒畅,消除来自工作或生活上的各种压力,解除对耳鸣不必要的紧张和误解,可防止耳鸣的发生及加重。

2. 起居有常,顺应天时,保持良好的睡眠,有助于防治耳鸣。

3. 注意饮食有节,养成健康的饮食习惯,有助于预防及治疗耳鸣。

4. 避免处于过分安静的环境下,适度的环境声有助于减轻耳鸣的困扰。

【预后及转归】

耳鸣系耳科难治证之一,大多需要较长时间的耐心治疗。正确的中医治疗可使耳鸣引起的烦躁、焦虑、抑郁、失眠等继发症状首先得到缓解,并使耳鸣逐渐减轻甚至消失,部分耳鸣可在相当长的一段时间内持续存在。

第八章 气血津液病证

第一节 郁 证

郁证是以心情抑郁、情绪不宁、胸部满闷、胁肋胀痛,或易怒易哭,或咽中如有异物梗阻等症为主要临床表现的一类病证。

郁有广义和狭义之分。广义的郁,包括外邪、情志等因素所致之郁。狭义的郁,单指情志不舒之郁。本节所论之郁主要为狭义之郁。

西医学中的抑郁症、焦虑症、癔症等均属于本病范畴,可参考本病辨证论治。

春秋战国时期,即有"郁"之概念。《素问·六元正纪大论》说:"木郁达之,火郁发之,土郁夺之,金郁泄之,水郁折之。"此时期虽无郁证之病名,但有不少关于情志致郁的论述。《素问·举痛论》说:"思则心有所存,神有所归,正气留而不行,故气结矣。"《素问·本病论》说:"人或恚怒,气逆上而不下,即伤肝也。"

东汉·张仲景在《金匮要略·妇人杂病脉证并治》中将其称之为"脏躁"与"梅核气",并且专设甘麦大枣汤和半夏厚朴汤治疗两种病证。

金元时期,各医家已明确将郁证作为一个独立的病证加以论述,朱震亨《丹溪心法·六郁》其中提出了气、血、火、食、湿、痰的"六郁"论,并创立了六郁汤、越鞠丸等相应治疗方剂。

明·虞抟《医学正传·郁证》首先采用"郁证"这一病名。张介宾《景岳全书·郁证》中提出"因郁而病"和"刚病而郁"以及"郁总由乎心"的观点,着重论述了怒郁、思郁、忧郁三种郁证的证治。

清·叶天士《临证指南医案·郁》中记载了大量情志致郁的医案,治则涉及疏肝理气、苦辛通降、平肝息风、清心泻火、健脾和胃、活血通络、化痰涤饮、益气养阴等法,用药清新灵活,效果显著,并且充分认识到精神治疗的重要作用,认为"郁证全在病者能移情易性"。王清任提出了"血瘀致郁论",其《医林改错·血府逐瘀汤所治症目》说:"瞀闷,即小事不能开展,即是血瘀……急躁,平素和平,有病急躁,是血瘀",运用血府逐瘀汤治疗可获良效。

综上所述,郁之概念源于《黄帝内经》的五气之郁;金元时期朱震亨加以发挥,提出了六郁论;明清之后对郁证病因的认识不断深化。

【病因病机】

郁证多因郁怒、忧思、恐惧等七情内伤,使气机不畅,出现湿、痰、热、食、瘀等病理产物,进而损伤心、脾、肾,致使脏腑功能失调,加之机体脏气易郁,最终发为本病。

1. 情志内伤

愤恨恼怒,郁怒不畅,使肝失条达,气机不畅,以致肝气郁结而成气郁。气为血帅,气行血行,气滞则血行不畅,故气郁血久可成血郁;气郁日久也易化火,而成火郁;气郁亦使津行不畅,停于脏腑经络,聚而成痰,与气相结,而成痰郁。忧愁思虑则伤脾,以致脾气有结;或肝气郁结,横逆乘土,使脾失健运,则食积不消而成食郁,水湿内停而成湿郁;水湿内停又易聚而为痰,则成痰郁。脾伤日久,则气血生化乏源,而形成心脾两虚之证。情志过极伤于心,致心之气血不足,或心阴弓虚,或心火亢盛,口久损伤心神,致心神失养。郁火伤阴,肾阴亏耗,心失所养,则出现心肾阴虚之证。

2. 脏气易郁

郁证的发生,除了与情志内伤有关外,亦与机体自身的状况有着极为密切的关系。《杂病源流犀烛·诸郁源流》说:"诸郁,脏气病也。其源本于思虑过深,更兼脏气弱,故六郁之病生焉。六郁者,气、血、湿、热、食、痰也。"即明确提出了"脏气弱"为郁证的内因。

郁证的发生与情志内伤密切相关,基本病机为气机郁滞,脏腑功能失调。基本病理因素为气、血、火、痰、食、湿。愤恨恼怒,致使肝失条达,气机不畅,而成肝气郁结;忧思疑虑则伤脾,致使脾失健运,聚湿成痰,而成痰气郁结;情志过极伤于心,致心失所养,神失所藏,心神失常;心之气血不足,加之脾失健运,气血生化不足,而致心脾两虚;郁火伤阴,肾阴亏耗,心神失养,又易出现心肾阴虚之证,郁证的发生,因七情内伤,导致肝失疏泄、脾失健运、心神失养,继而出现心脾两虚、心肾阴虚之证,脏腑功能失调而发本病。

郁证病位主要在肝,可涉及心、脾、肾等脏。初期多以肝郁为主,症见情志不舒,精神抑郁,善太息,胸闷胁胀;或咽中如有异物梗塞,吞之不下,咯之不出之感,此时病位可涉及脾,因脾失健运,聚湿生痰而成,郁滞日久伤及心、肾二脏,可见心神不宁、多疑易惊、悲忧善哭、喜怒无常、时时欠伸,或手舞足蹈、喊叫骂詈等心神失养之证,以及惊悸,虚烦少寐,健忘,多梦,头晕耳鸣,五心烦热,腰膝酸软,盗汗,口干咽燥,男子遗精,女子月经不调等心肾阴虚之证。

郁证初期多以气滞为主,进而引起化火、痰结、血瘀、食滞、湿停等病机变化,此时多为实证;日久伤及心、脾、肾等脏腑,致使脏腑功能失调,出现心脾两虚、心神失养、心肾阴虚诸证,此时则由实证转化为虚证。实证中的气郁化火一证,由于火热伤阴,阴不涵阳,而易转化为心肾阴虚。郁证中的虚证,可以由实证病久转化而来,也可由忧思郁怒、情志过极等精神因素直接耗伤脏腑的气血阴精,而在发病初期即出现。

【诊断与鉴别诊断】

(一)诊断

1. 以心情抑郁、情绪不宁、善太息、胁肋胀满疼痛为主要临床表现,或有易怒易哭,或有咽中如有异物感、吞之不下、咯之不出的特殊症状。

2. 有愤怒、忧愁、焦虑、恐惧、悲哀等情志内伤的病史。

3. 多发于中青年女性。无其他病证的症状及体征。

抑郁量表、焦虑量表测定有助于郁证的诊断及鉴别诊断;有吞之不下、咯之不出等以咽部症状为主要表现时,食管 X 线及内镜检查有助于排除咽喉或食管类疾病。

(二)鉴别诊断

1. 郁证梅核气与虚火喉痹、噎膈

梅核气为自觉咽中有物梗塞,咽之不下,咯之不出,但无咽痛,进食无阻塞,不影响吞咽。咽中梗塞的感觉与情绪波动有关,当心情抑郁或注意力集中于咽部时,则梗塞感觉加重。虚火喉痹,咽部除有异物感外,尚觉咽干、灼热、咽痒。咽部症状与情绪无关,但过度辛劳或感受外邪则易加剧。噎膈以吞咽困难为主,吞咽困难的程度日渐加重,且梗塞的感觉主要在胸骨后而不在咽部。

2. 郁证脏躁与癫证

脏躁多在精神因素刺激下呈间歇性发作,在不发作时可如常人,主要表现为情绪不稳定,烦躁不宁,易激惹,易怒易哭,时作欠伸,但有自知自控能力。而癫证则主要表现为表情淡漠,沉默痴呆,出言无序或喃喃自语,静而多喜,缺乏自知自控能力,病程迁延,心神失常的症状极少自行缓解。

【辨证论治】

1. 肝气郁结

证候:精神抑郁,情绪不宁,善太息,胸部满闷,胁肋胀痛,痛无定处,脘闷嗳气,不思饮食,大便不调,女子月事不行;舌质淡红,苔薄腻,脉弦。

证机概要:肝郁气滞,胆胃不和。

治法:疏肝解郁,理气和中。

代表方药:柴胡疏肝散(《景岳全书》)。

柴胡、香附、川芎、陈皮、枳壳、芍药、炙甘草。

用法:水煎服。

临床运用:兼有食滞腹胀者,可加神曲、山楂、麦芽、鸡内金;兼有血瘀而见胸胁刺痛,舌质有瘀点瘀斑,可加当归、丹参、桃仁、红花、郁金,若证见腹泄,此肝郁脾虚,治者疏肝健脾,方选逍遥散加减。

2. 气郁化火

证候:急躁易怒,胸闷胁胀,口干苦,或头痛,目赤,耳鸣,或嘈杂吞酸,大便秘结;舌质红,苔黄,脉弦数。

证机概要:肝郁化火,横逆犯胃。

治法:疏肝解郁,清肝泻火。

代表方药:丹栀逍遥散(《方剂学》)。

牡丹皮、栀子、柴胡、白芍、当归、茯苓、白术、薄荷、甘草、生姜。

用法:水煎服。

临床运用:口苦、便秘者,可加龙胆草、大黄;胁肋疼痛、嘈杂吞酸、嗳气、呕吐者,可加黄连、吴茱萸;头痛、目赤、耳鸣者,可加菊花、钩藤、夏枯草。

3. 痰气郁结

证候:精神抑郁,胸部满闷,胁肋胀满,咽中如有异物梗塞,吞之不下,咯之不出;苔白腻,脉弦滑。

证机概要:气郁痰凝,阻滞胸咽。

治法:行气开郁,化痰散结。

代表方药:半夏厚朴汤(《金匮要略》)。

半夏、厚朴、生姜、紫苏叶、茯苓。

用法:水煎服。

临床运用:痰郁化热而见烦躁,口苦,呕恶,舌红苔黄腻者,可去生姜,加竹茹、瓜蒌仁、黄连;湿郁气滞而兼胸脘痞闷,嗳气,苔腻者,可加香附、佛手、苍术;兼有瘀血,而见胸胁刺痛,舌质紫暗或有瘀点瘀斑,脉涩者,可加丹参、郁金、降香、片姜黄。

4. 心神失养

证候:精神恍惚,心神不宁,多疑易惊,悲忧善哭,喜怒无常,时时欠伸,或手舞足蹈,喊叫骂詈;舌质淡,脉弦。

证机概要:营阴暗耗,心神失养。

治法:甘润缓急,养心安神。

代表方药:甘麦大枣汤(《金匮要略》)。

小麦、甘草、大枣。

用法:水煎服。

临床运用:躁扰失眠者,可加酸枣仁、柏子仁、茯神、远志;血虚生风,而见手足蠕动或抽搐者,可加当归、地黄、珍珠母、钩藤、天麻。

5. 心脾两虚

证候:多思善虑,心悸胆怯,失眠健忘,头晕神疲,面色无华,纳差;舌质淡,苔薄白,脉细弱。

证机概要:脾虚血亏,心失所养。

治法:健脾养心,益气补血。

代表方药:归脾汤(《济生方》)。

人参、龙眼肉、黄芪、白术、当归、酸枣仁、茯神、远志、木香、炙甘草、生姜、大枣。

用法:水煎服。

临床运用:心胸郁闷、情志不舒者,可加郁金、香附、佛手;头晕头痛者,可加川芎、白芷、天麻。

6. 心肾阴虚

证候:虚烦少寐,惊悸,健忘,多梦,头晕耳鸣,五心烦热,腰膝酸软,盗汗,口干咽燥,男子遗精,女子月经不调;舌红,少苔或无苔,脉细数。

证机概要:阴精亏虚,阴不涵阳。

治法:滋养心肾。

代表方药:天王补心丹(《摄生秘剖》)合六味地黄丸(《小儿药证直诀》)。

天王补心丹

生地黄、天冬、麦冬、玄参、五味子、酸枣仁、柏子仁、远志、茯苓、朱砂、当归、人参、丹参、桔梗。

用法:水煎服。

六味地黄丸

熟地黄、山药、山萸肉、泽泻、茯苓、牡丹皮。

用法:水煎服。

临床运用:心肾不交而见心烦失眠、多梦遗精者,可合交泰丸;烦渴者,可加天花粉、知母;遗精较频者,可加芡实、莲须、金樱子。

【辨治备要】

(一)辨证要点

1. 辨受病脏腑

郁证的发生主要为肝失疏泄,但病变影响的脏腑有所侧重,应依据临床症状,结合六郁,辨明受病脏腑。一般来说,气郁、血郁、火郁主要关系于肝;食郁、湿郁、痰郁主要关系于脾;而虚证则与心的关系最为密切。

2. 辨证候虚实

实证病程较短,表现为精神抑郁、胸胁胀痛、咽中梗塞、时欲太息、脉弦或滑。虚证则病已久延,症见精神不振、心神不宁、虚烦不寐、悲忧善哭。病程较长的患者,亦有虚实互见的情况。正气不足,或表现为气血不足,或表现为阴精亏虚,同时又伴有气滞、血瘀、痰结、火郁等病变,则成为虚实夹杂之证。

（二）治法方药

理气开郁、调畅气机、怡情易性是治疗郁证的基本原则。郁证初期多以气滞为主,为肝郁气结证,应首当理气开郁,并应根据是否兼有血瘀、火郁、痰结、湿滞、食积等而分别采用活血、降火、祛痰、化湿、消食等法。虚证则应根据损及的脏腑及气血阴精亏虚的不同情况而补之,或养心安神,或补益心脾,或滋养肝肾。对于虚实夹杂者,则又当根据虚实的偏重而兼顾。若血瘀症状较重,而见精神抑郁,性情急躁,胸胁刺痛,舌质有瘀点瘀斑,脉弦或涩,可选用血府逐瘀汤以活血化瘀、理气解郁。若患者烦躁、精神抑郁较重者,"急则治其标"可先使用镇静剂稳定患者情绪后,再予以治本法治疗。

郁证预后一般良好,多数患者经过积极治疗后,可恢复如常。但也有部分患者由于常受到精神刺激,而使病情反复或波动。因此,在疏肝解郁的基础上,也要注重精神治疗,解除致病原因,促使患者及早治愈。

【临证要点】

1. 本病主要由情志内伤所引起,故重视精神治疗、心理治疗,对于本病的治疗及预后转归具有重要作用。正如清·叶天士《临证指南医案·郁》中说:"郁证全在病者能移情易性。"

2. 郁证的治疗多以理气为先,但理气药多辛香燥烈,久用耗气伤血,在临证选药时宜选用香橼、佛手、青皮等药性平和、理气而不伤阴之品。

3. 郁证一般病程较长,用药不宜峻猛,否则欲速则不达。郁证实证的治疗,应注意理气而不耗气,活血而不破血,清热而不败胃,祛痰而不伤正,燥湿而不伤阴,消食而不伤脾;郁病虚证的治疗,应注意补益心脾而不过燥,滋养肝肾而不过腻。

4. 柴胡疏肝散为明·张介宾《景岳全书·卷五十六》所载之方,具有疏肝理气、活血止痛的功效。本方遵循《黄帝内经》"木郁达之"之旨,以疏肝理气为主,疏肝之中兼以养肝,理气之中兼以调血和胃。在发病的早期应用本方,有助于舒畅气机,减轻病情,提高临床疗效。

【预防调护】

患者应树立正确的人生观,积极对待各种事物,避免忧思郁怒,防止情志内伤是预防郁证的重要措施。医务人员应深入了解患者病史、发病诱因,针对诱因进行有效的预防措施,做到"未病先防"。既病者要及早治疗,防止病情的进一步蔓延,做到"既病防变"。医务人员应以诚恳、耐心的态度对待患者,取得患者的充分信任,帮助患者克服精神方面的不良因素,使患者能充分配合医务人员的治疗工作,树立战胜疾病的信心。已治愈者要定期复查,以防复发。

郁证患者饮食宜清淡,应以蔬菜和营养丰富的鱼、水果、瘦肉、乳类为宜,忌生冷、辛辣、油腻、烟酒等,建立良好的生活作息习惯。运动宜适量,练习太极拳、八段锦等有助于调动患者的注意力,增强治疗效果。

【医论精选】

《丹溪心法·六郁》说:"气血冲和,万病不生,一有怫郁,诸病生焉。故人身诸病,多生于郁。"

《景岳全书·郁证》说:"凡五气之郁,则诸病皆有,此因病而郁也;至若情志之郁,则总由乎心,此因郁而病也""初病而气结为气滞者,宜顺宜开;久病而损及中气者,宜修宜补。然以情病者,非情不解。"

《证治汇补·郁证》说:"郁病虽多,皆因气不周流,法当顺气为先,开提为次,至于降火、化痰、消积,犹当分多少治之。"

《类证治裁》说:"七情内起之郁,始而伤气,继必及血,终乃成劳。主治宜苦辛凉润宣通。"

第二节　血　证

凡血液不循常道,或上溢于口鼻诸窍,或下泄于前后二阴,或渗出于肌肤所形成的一类出血性疾患,统称为血证。在古代医籍中,亦称为血病或失血。血证的范围相当广泛,凡以出血为主要临床表现的内科病证,均属本病的范围。本节讨论内科常见的鼻衄、齿衄、咯血、吐血、便血、尿血、紫斑等血证。

西医学中多种急慢性疾病所引起的出血,包括多系统疾病有出血症状者,以及造血系统病变所引起的出血性疾病,均可参照本病辨证论治。

早在《黄帝内经》即对血的生理及其病理有较深入的认识,对各种出血均已论及。有关篇章对血溢、血泄、衄血、咯血、呕血、尿血、便血等病证作了记载,并对引起出血的原因及部分血证的预后有所论述。

东汉·张仲景《金匮要略·惊悸吐衄下血胸满瘀血病脉证治》首先对吐血、衄血、便血进行辨证论治,将数种血证列为一个篇章,并记载了泻心汤、柏叶汤、黄土汤等方剂,沿用至今。

隋·巢元方《诸病源候论·血病诸候》将血证称为血病,对各种血证的病因病机作了较详细的论述。

唐·孙思邈《备急千金要方》收载了一些较好的治疗血证的方剂,至今仍广泛应用的犀角地黄汤即首载于该书。

金·刘完素《素问玄机原病式·热类》亦认为失血主要由热盛所致,谓:"血溢者,上出也。心养于血,故热甚则血有余而妄行。血泄,热客下焦,而大小便血也。"

元·朱震亨对于阴虚导致的出血有新的阐发,在《平治荟萃·血属阴难成易亏论》说:"阴气一亏伤,所变之证,妄行于上则吐衄,衰涸于外则虚劳,妄返于下则便红。"《丹溪心法·吐血》中还说:"诸见血,身热脉大者难治,是火邪胜也。身凉脉静者易治,是正气复也。"这对于估计整个血证的预后均有指导意义。

宋代的《太平圣惠方》《圣济总录》等书,对各类血证在简要论述的基础上,分门别类汇集了众多的治疗方剂,大大地丰富了血证的治疗方法。宋·严用和《济生方·失血论治》认为失血可由多种原因导致,"所致之由,因大虚损,或饮酒过度,或强食过饱,或饮啖辛热,或忧思恚怒";而对血证的病机,则强调因于热者多,谓:"夫血之妄行也,未有不因热之所发。盖血得热则淖溢,血气俱热,血随气上,乃吐衄也。"

明·虞抟《医学正传·血证》率先将各种出血病证归纳在一起,并以"血证"之名概之,认为热盛所致血证者为多,谓"诸见血为热证"。此后,血证之名即为许多医家所采用。明·李梴《医学入门》对于血证的善后,十分强调脾胃的重要性,谓:"血病每以胃药收功,胃气一复,其血自止。"明·张介宾《景岳全书·血证》对血证的内容作了比较系统的归纳,将引起出血的病机提纲挈领地概括为"火盛"及"气虚"两个方面。明·赵献可著《医贯·血症论》重视气血的关系,明确提出"血脱必先益气"的主张,治血必先理气,血脱必先益气,"有形之血,不能速生,无形之气,所当急固",对血证的治疗有一定的指导意义。

清·唐容川《血证论》是论述血证的专书,对各种血证的病因病机、辨证论治均有精辟论述,提出的止血、消瘀、宁血、补虚的"治血四法",是通治血证之大纲。

【病因病机】

引起血证的原因较多,但不外外感、内伤两大类。外感以风热燥邪为主;内伤多与酒热辛肥、抑郁忧思、体虚久病等有关。

1. 风热燥邪,侵犯脏腑

风热燥邪,侵犯于肺,或肺经素有燥热,复感外邪,邪热熏蒸灼伤肺络,而致咯血;若肺热上炎清窍则为鼻衄;若邪热犯于下焦,损伤血络,则见尿血;若邪热犯于中焦,与肠中湿毒夹杂为患,损伤肠道,则见便血;若邪热侵入营血,迫血妄行,血溢脉外,渗于肌肤之间,则可见皮肤紫斑,重者上下出血。外感风热燥邪,多为急性病出血的原因,亦可为慢性病出血的诱因。

2. 饮食辛热,血脉受损

饮酒过多,或嗜食辛辣厚味,导致湿热内蕴,阳明热盛,热灼胃络,血溢胃中,随胃气上逆,则见吐血;随粪便而下,或热郁肠道,灼伤肠络,则见便血;循经上炎,则见齿衄、鼻衄;

热注膀胱,则致尿血;热入营动血,则致皮肤紫斑。

3. 情志过极,气乱血溢

郁怒忧思、情志过极,则气机逆乱,迫血妄行,溢于脉外,而成血证。若郁怒伤肝,气郁化火,横逆犯胃,损伤胃络,则吐血、便血;若肝火循经犯肺,木火刑金,肺络损伤,则咯血、鼻衄;若情志不遂,心火亢盛,耗伤肾阴,热移膀胱,热灼血络,则尿血;若思虑伤脾,脾不统血,还可发吐血、便血、尿血、紫斑。

4. 体虚久病,统血无权

劳倦纵欲太过,或久病体虚,导致心、脾、肾气阴不足,血不循经而致出血。若损伤于气,则气虚不能摄血,以致血液外溢而见衄血、吐血、便血、紫斑;若损伤于阴,则阴虚火旺,迫血妄行致衄血、尿血、紫斑;若久病入络,使血脉瘀阻、血行不畅、血不循经也致出血。

归纳起来,血证病机可分为虚、实两大类。虚证主要是气虚不能摄血和阴虚火旺灼伤血络,血溢脉外而出血;实证主要是气火亢盛,血热妄行而致出血。此外,出血后的"留瘀"也使血脉瘀阻、血行不畅、血不循经,成为出血不止或反复出血的原因之一。

关于"血证"的病因病机,还须重视三个关系:一是气、火与血的关系,《景岳全书·血证》载"血动之由,惟火惟气耳。故察火者,但察其有火无火,察气者,但察其气虚气实""动者多由于火,火盛则迫血妄行,损者多由于气,气伤则血无以存"。二是血证的虚实及其转化关系,实热证是基本证候,阴虚证多由实热证演变而成,而气虚证多属变证,三者有时还可错杂并见。三是血证与脏腑之间的病理关系,出血的部位与形式可提示病变的脏腑,但一种血证既可以是本脏腑病变产生的结果(如燥热伤肺的咯血、胃热炽盛的吐血等),也可以是其他脏腑病变损伤本脏腑而产生的出血(如木火刑金的咯血、肝火犯胃的吐血等)。

【诊断与鉴别诊断】

(一)诊断

血证具有明显的证候特征,即出血,表现为血液或从口、鼻,或从尿道、肛门,或从肌肤而外溢,具体应根据出血的不同临床表现进行诊断。

1. 鼻衄

凡血自鼻道外溢而非因外伤、倒经所致者,均可诊断为鼻衄。

2. 齿衄

血自齿龈或齿缝外溢,且排除外伤所致者,即可诊断为齿衄。

3. 咯血

血由肺、气道而来,经咳嗽而出,或觉喉痒胸闷,一咯即出,血色鲜红,或夹泡沫,或痰血相兼,痰中带血。多有慢性咳嗽、痰喘、肺痨等病史。

4. 吐血

发病急骤,吐血前多有恶心、胃脘不适、头晕等症。血随呕吐而出,常伴有食物残渣等胃内容物。血色多为咖啡色或紫暗色,也可为鲜红色。大便呈暗红色或黑如柏油色。有胃痛、胁痛、黄疸、癥积等病史。

5.便血

大便色鲜红、暗红或紫暗,甚至黑如柏油样,次数增多。有胃肠或肝病病史。便血有远近之别,远血病位在胃(上消化道:胃、十二指肠),血与粪便相混,血色如黑漆色或暗紫色;近血来自肠道(下消化道:结肠、直肠、肛门),血、便分开或便外裹血,血色多鲜红或暗红。

6.尿血

小便中混有血液或夹有血丝,排尿时无疼痛。

7.紫斑

肌肤出现青紫斑点,小如针尖,大者融合成片,压之不褪色。好发于四肢,尤以下肢为甚,常反复发作,重者可伴有鼻衄、齿衄、尿血、便血及崩漏。小儿及成人皆可患病,但以女性多见。

对每一个血证患者,应将红细胞、血红蛋白、白细胞计数及分类、血小板计数作为必要检查,并在此基础上根据各种血证的不同情况进行相应的检查。必要时进行骨髓穿刺检查,以协助诊断。

咯血:实验室检查如血沉、痰培养细菌、痰检查抗酸杆菌及脱落细胞,以及胸部 X 线检查、支气管镜检或造影、胸部 CT 等,有助于进一步明确咯血的病因。

吐血:电子胃镜、超声波、胃液分析等检查可进一步明确引起吐血的病因。

便血:大便及呕吐物潜血试验、大便常规检查、直肠指检、电子结肠镜检查等,有助于进一步明确便血的部位和原因。

尿血:尿常规是必须进行的检查,另可根据情况进一步做尿液细菌学检查、泌尿系超声检查、X 线检查、输尿管、膀胱镜检查等,以明确出血部位和原因。

紫斑:血、尿常规、大便潜血试验、血小板计数、出凝血时间、血管收缩时间、凝血酶原时间、毛细血管脆性试验等为常需进行的检查,有助于明确出血病因。

(二)鉴别诊断

1.鼻衄与经行衄

血经行衄血又名倒经、逆经,其发生与月经周期有密切关系,多于经行前期或经期出现,与内科所论鼻衄机理不同。

2.齿衄与舌衄

齿衄为血从齿缝、牙龈溢出;舌衄为血出自舌面,舌面上常有如针眼样出血点,与齿衄不难鉴别。

3.咯血与吐血、口腔出血

血液均从口而出,但咯血之血由肺而来,咯血之前多有咳嗽、胸闷、喉痒等症状,血色多鲜红,经气道随咳嗽而出,常混有痰液;大量咯血后,可见痰中带血数天;少量咯血或没有将较多咳到口腔的血吞咽入胃则粪便不呈黑色。吐血之血自胃而来,吐血之前多有胃脘不适或胃痛、恶心等症,血经呕吐而出,常夹有食物残渣,色鲜红或紫暗,粪便多呈黑色,吐血之后无痰中带血。口腔出血是鼻咽部、齿龈及口腔其他部位的出血,常为纯血,或随唾液而出,血量少,并有口腔、鼻咽部病变的相应症状可寻,无伴咳嗽,可与咯血相区别。

4. 吐血与鼻腔、口腔及咽喉出血

吐血经呕吐而出,血色紫暗,夹杂食物残渣,常有胃病史。鼻腔、口腔及咽喉出血,血色鲜红,不夹食物残渣,五官科做相关检查即可明确具体部位。

5. 便血与痢疾、痔疮

痢疾便血为脓血相兼,且有腹痛、里急后重、肛门灼热等症,初期有发热、恶寒等。便血无腹痛、里急后重、脓血相兼,与痢疾不同。痔疮属外科疾病,其大便下血的特点为便时或便后出血,常伴有肛门异物感或疼痛,做肛门直肠检查时,可发现内痔或外痔。

6. 远血与近血

便血之远近是指出血部位距肛门的远近而言。除便色、便与血的混合状况外,清·吴谦《医宗金鉴》说:"先便后血,此远血也,谓血在胃也,即古之所谓结阴,今之所谓便血也;先血后便,此近血也,谓血在肠也,即古之所谓肠澼为痔下血,今之所谓脏毒、肠风下血也。"

7. 肠风与脏毒

两者均属近血,但肠风血色鲜泽清稀,其下如溅,属风热为患。脏毒血色暗浊黏稠,点滴不畅,因湿热(毒)所致。明·戴元礼《秘传证治要诀及类方》明示:"血清而色鲜者为肠风,浊而暗者为脏毒。"

8. 尿血与血淋、石淋

三者均有血随尿出,但尿血与血淋以小便时痛与不痛为其鉴别要点,不痛者为尿血,痛(滴沥刺痛)者为血淋。石淋则为尿中时有砂石夹杂,小便涩滞不畅,时有小便中断,或伴腰腹绞痛等症,可与二者鉴别。

9. 紫斑与出疹

紫斑与出疹均有局部肤色的改变,紫斑呈点状着需与出疹的疹点区别。紫斑隐于皮内,压之不褪色,触之不碍手;疹高出于皮肤,压之褪色,摸之碍手。且两者成因、病位均有不同。

10. 紫斑与温病发斑、丹毒

前两者皮肤斑块的表现类似,但病情、病势、预后迥然有别。温病发斑发病急骤,常伴有高热烦躁,头痛如劈,昏狂谵语,四肢抽搐,鼻衄,齿衄,便血,尿血,舌质红绛等,病情险恶多变。杂病发斑(紫斑)一般不如温病发斑急骤,常有反复发作史,也有突然发生者,虽时有热毒亢盛表现,但一般舌不红绛,不具有温病传变急速的特点。

丹毒属外科皮肤病,以皮肤色红如红丹而得名,轻者压之褪色,重者压之不褪色,但其局部皮肤灼热肿痛,与紫斑皮肤无灼热肿痛有别。

【辨证论治】

(一)鼻衄

鼻腔出血即为鼻衄,多由火热迫血妄行所致,其中以肺热、胃热、肝火为常见,但也可因血失统摄或阴虚火旺引起。对于鼻衄的辨证论治,应着重辨明火热之有无、证候之虚实、脏腑之不同,在此基础上采用清热泻火、凉血止血、益气摄血、滋阴降火等治法。

鼻衄可因鼻腔局部疾病及全身疾病而引起。内科范围的鼻衄主要见于某些传染病、发热性疾病、血液病、风湿热、高血压、维生素缺乏症、化学药品及药物中毒等引起的鼻出血。至于鼻腔局部病变而引起者,属于五官科范畴。

1. 热邪犯肺

证候:鼻燥衄血,口干咽燥,或兼有身热,恶风,头痛,咳嗽,痰少;舌质红,苔薄,脉数。

证机概要:风热犯肺,上溢清窍。

治法:清泄肺热,凉血止血。

代表方药:桑菊饮(《温病条辨》)。

桑叶、菊花、薄荷、连翘、桔梗、杏仁、芦根、甘草。

用法:水煎服。

临床运用:若肺热盛而无表证者,去薄荷、桔梗,加黄芩、栀子;阴伤较甚,口、鼻、咽干燥显著者,加玄参、麦冬、生地黄。

2. 胃热炽盛

证候:鼻干衄血,或兼齿衄,血色鲜红,口渴欲饮,口干臭秽,烦躁,便秘;舌红,苔黄,脉数。

证机概要:胃火上炎,迫血妄行。

治法:清胃泻火,凉血止血。

代表方药:玉女煎(《景岳全书》)。

石膏、知母、熟地黄、麦冬、牛膝。

用法:水煎服。

临床运用:若热势甚者,加山栀、牡丹皮、黄芩;大便秘结,加生大黄;阴伤较甚,口渴,舌红苔少,脉细数者,加天花粉、石斛、玉竹。

3. 肝火上炎

证候:鼻衄,口苦,烦躁易怒,两目红赤,耳鸣目眩;舌红,苔黄,脉弦数。

证机概要:肝火上炎,上溢清窍。

治法:清肝泻火,凉血止血。

代表方药:龙胆泻肝汤(《医方集解》)。

龙胆草、柴胡、栀子、黄芩、木通、泽泻、车前子、生地黄、当归、生甘草。

用法:水煎服。

临床运用:若阴液亏耗,口鼻干燥,舌红少津,脉细数者,可去车前子、泽泻、当归,酌加玄参、麦冬、女贞子、旱莲草;阴虚内热,手足心热,加玄参、龟甲、地骨皮、知母。

4.气血亏虚

证候:鼻血淡红,或兼齿衄、肌衄,伴神疲乏力,面色㿠白,头晕心悸,夜寐不宁;舌淡,脉细无力。

证机概要:气虚不摄,血溢清窍。

治法:补气摄血。

代表方药:归脾汤(《济生方》)。

黄芪、人参、白术、茯神、当归、酸枣仁、远志、龙眼肉、木香、炙甘草、生姜、大枣。

用法:水煎服。

临床运用:对鼻衄除辨证内服汤药治疗外,出血时应结合局部用药治疗,以期及时止血。可选用局部喷撒云南白药或用棉花蘸青黛粉塞入鼻腔止血等。

(二)齿衄

齿龈出血即为齿衄,又称为牙衄、牙宣。胃热、肾虚是其最主要的病机,尤以胃热所致者多见。齿衄的辨证应着重辨明病变所累及的脏腑和证候的虚实。阳明热盛属实,发病多急,伴牙龈红肿疼痛;肾虚火旺属虚,起病较缓,病程较长,常伴齿摇不坚。实证宜清胃泻火,虚证宜滋阴降火,但均宜伍用凉血止血之品。

齿衄可由齿龈局部病变或全身疾病所引起。内科范围的齿衄,多由血液病、维生素缺乏症及肝硬化等疾病所引起。至于齿龈局部病变引起者,属于口腔科范围。

1.胃火炽盛

证候:齿龈出血,血色鲜红,伴齿龈红肿疼痛,口渴口臭;舌红,苔黄,脉洪数。

证机概要:胃火内炽,灼伤血络。

治法:清胃泻火,凉血止血。

代表方药:加味清胃散(《张氏医通》)合泻心汤(《金匮要略》)。

加味清胃散

升麻、黄连、地黄、牡丹皮、当归、犀角(用水牛角代)、连翘、甘草。

用法:水煎服。

泻心汤

大黄、黄连、黄芩。

用法:水煎服。

临床运用:前方清胃凉血;后方泻火解毒。烦热、口渴者,加石膏、知母。

2. 阴虚火旺

证候:齿龈出血,血色淡红,起病较缓,常因受热及烦劳而诱发,伴齿摇不坚;舌红,苔少,脉细数。

证机概要:肾阴不足,虚火上炎。

治法:滋阴降火,凉血止血。

代表方药:六味地黄丸(《小心药证直诀》)合茜根散(《济生方》)。

六味地黄丸

熟地黄、山药、山茱萸、茯苓、牡丹皮、泽泻。

用法:水煎服。

茜根散

茜根、黄芩、阿胶、侧柏叶、生地黄、炙甘草。

用法:水煎服。

临床运用:前方滋阴补肾;后方养阴清热,凉血止血。虚火较甚而见低热、手足心热者,加地骨皮、白薇、知母。

(三)咯血

血由肺及气管外溢,经口咳出,表现为痰中带血,或痰血相兼,或纯血鲜红,兼夹泡沫均称为咯血,亦称为嗽血或咯血。咯血总由肺络受损所致,感受热邪,热伤肺络,是咯血最常见的原因。其次为情志郁结,郁久化火,肝火犯肺,以及肺肾阴虚,虚火内炽,损伤肺络而致。治则为清热润肺,凉血止血,但应据其分属外感、内伤、实火、虚火的不同,采用不同的方药。此外咯血大多伴有咳嗽,因而不同程度兼夹肺失清肃、宣降失调的病变,治疗时应予兼顾。

咯血见于多种疾病,许多杂病及温热病都会引起咯血。内科范围的咯血,主要见于呼吸系统疾病,如支气管扩张症、急性支气管炎、慢性支气管炎、肺炎、肺结核、肺癌等。其中由肺结核、肺癌所致者,尚需参阅肺痨、肺癌辨证论治。

1. 燥热伤肺

证候:喉痒咳嗽,痰中带血,口干鼻燥,或有身热;舌质红,苔薄黄少津,脉数。

证机概要:燥热伤肺,肺络伤损。

治法:清热润肺,宁络止血。

代表方药:桑杏汤(《温病条辨》)。

桑叶、栀子、淡豆豉、沙参、梨皮、象贝、杏仁。

用法:水煎服。

临床运用:风热犯肺兼见发热、头痛、咳嗽、咽痛等症,加金银花、连翘、牛蒡子;津伤较甚而见干咳无痰,或痰黏不易咯出、苔少、舌红乏津者,可加麦冬、玄参、天冬、天花粉等;痰热蕴肺,肺络受损,症见发热面赤、咳嗽咯血、咳痰黄稠、舌红苔黄、脉数者,可加桑白皮、黄芩、知母、山栀、大蓟、小蓟、茜草等;热势较甚,咯血较多者,加连翘、黄芩、白茅根、芦根,冲服三七粉。

2.肝火犯肺

证候:咳嗽阵作,痰中带血或纯血鲜红,胸胁胀痛,烦躁易怒,口苦;舌质红,苔薄黄,脉弦数。

证机概要:肝火犯肺,肺络受损。

治法:清肝泻肺,凉血止血。

代表方药:泻白散(《小儿药证直诀》)合黛蛤散(《中国药典》)。

泻白散

桑白皮、地骨皮、粳米、甘草。

用法:水煎服。

黛蛤散

青黛、海蛤壳。

用法:水煎服。

临床运用:前方清泄肺热;后方泻肝化痰。可适当加凉血止血药。肝火较甚,头晕目眩、心烦易怒者,加牡丹皮、栀子;咯血量较多、纯血鲜红,可用犀角地黄汤加三七粉冲服。

3.阴虚肺热

证候:咳嗽痰少,痰中带血,或反复咯血,血色鲜红,伴口干咽燥,颧红,潮热盗汗;舌红苔少,脉细数。

证机概要:虚火灼肺,肺络受损。

治法:滋阴润肺,宁络止血。

代表方药:百合固金汤(《医方集解》)。

百合、玄参、贝母、桔梗、麦冬、生地黄、熟地黄、当归身、白芍、甘草。

用法:水煎服。

临床运用:咯血量多可合用十灰散。反复或咯血量多者,加阿胶、三七;潮热、颧红者,加青蒿、鳖甲、地骨皮、白薇;盗汗,加糯稻根、浮小麦、五味子、牡蛎等。

(四)吐血

经呕吐而出,血色红或紫暗,常夹有食物残渣,称为吐血,亦称为呕血。清·何梦瑶《医碥·吐血》说:"吐血即呕血。旧分无声曰吐,有声曰呕,不必。"其发病概由胃络受损所致,因胃腑本身或他脏疾患的影响,导致胃络损伤,血溢胃内,以致胃气上逆,血随气逆,经口吐出,其中以暴饮暴食、饥饱失常、过食辛辣厚味,致使胃中积热,胃络受损;或肝气郁结,脉络阻滞,郁久化火,逆乘于胃,胃络损伤;以及劳倦过度,中气亏虚,气不摄血,血溢胃内等三种情况所致的吐血为多见。吐血治疗当辨证候之缓急、病性之虚实、火热之有无。吐血初期以热盛所致者为多,故当清火降逆,但应注意治胃、治肝之别;吐血量多时容易导致气随血脱,当急用益气固脱之法;气虚不摄者,则当大剂益气固摄之品,以复统摄之权;吐血之后或日久不止者,则需补养心脾,益气生血。

吐血主要见于上消化道出血,其中以消化性溃疡出血及肝硬化所致的食管、胃底静脉曲张破裂最为多见,其次见于食管炎、急慢性胃炎、胃黏膜脱垂症以及某些全身性疾病(如血液病、尿毒症、应激性溃疡)引起的出血。

1. 胃热壅盛

证候:吐血色红或紫暗,常夹有食物残渣,伴脘腹胀闷,嘈杂不适,甚则作痛,口臭便秘,大便色黑;舌质红,苔黄腻,脉滑数。

证机概要:胃热内郁,热伤胃络。

治法:清胃泻火,化瘀止血。

代表方药:泻心汤(《金匮要略》)合十灰散(《十药神书》)。

泻心汤

大黄、黄连、黄芩。

用法:水煎服。

十灰散

大蓟、小蓟、侧柏叶、荷叶、茜根、栀子、白茅根、大黄、牡丹皮、棕榈皮。

用法:上药各烧灰存性,共研极细末。用时温开水调服。

临床运用:前方清胃泻火;后方清热凉血,收涩止血,为治疗血证的常用方剂,有止血而不留瘀的优点。若胃气上逆而见恶心呕吐者,加代赭石、竹茹、旋覆花;热伤胃阴而表现为口渴,舌红而干,脉象细数者,加麦冬、石斛、天花粉。

2. 肝火犯胃

证候:吐血色红或紫暗,伴口苦胁痛,心烦易怒,寐少梦多;舌质红,脉弦数。

证机概要:肝火横逆,胃络损伤。

治法:泻肝清胃,凉血止血。

代表方药:龙胆泻肝汤(《医方集解》)。

龙胆草、柴胡、栀子、黄芩、木通、泽泻、车前子、生地黄、当归、生甘草。

用法:水煎服。

临床运用:若胁痛甚者,加郁金、制香附;血热妄行,吐血量多,加水牛角、赤芍。

3. 气虚血溢

证候:吐血缠绵不止,时轻时重,血色暗淡,伴神疲乏力,心悸气短,面色苍白;舌质淡,脉细弱。

证机概要:中气亏虚,统摄无权。

治法:健脾益气摄。

代表方药:归脾汤(《济生方》)。

黄芪、人参、白术、茯神、当归、酸枣仁、远志、龙眼肉、木香、炙甘草、生姜、大枣。

用法:水煎服。

临床运用:若气损伤阳,脾胃虚寒,症见肤冷、畏寒、便溏者,可加柏叶炭、干姜。

吐血多属危重证,若出血量多,易致气随血脱;若出现面色苍白、汗出肢冷、脉微欲绝等症,亟当用独参汤等益气固脱,并结合西医方法积极救治。

(五)便血

便血系胃肠脉络受损,血不循经,溢入胃肠,随大便而下,或大便色黑呈柏油样为主要临床表现的病证。若病位在胃,因其远离肛门,血色变黑,又称远血;若病位在肠,出血色多鲜红,则称近血。便血的原因多样,但以热灼血络和脾虚不摄两类所致者为多。故清热凉血、健脾温中为便血的主要治法。

内科杂病的便血主要见于胃肠道的炎症、溃疡、肿瘤、息肉、憩室炎等。

1. 肠道湿热

证候:血色红黏稠,伴大便不畅或稀溏,或有腹痛,口苦;舌质红,苔黄腻,脉濡数。

证机概要:湿热蕴结,血溢肠道。

治法:清化湿热,凉血止血。

代表方药:地榆散(《太平圣惠方》)合槐角丸(《丹溪心法》)。

地榆散

地榆、黄连、犀角屑、茜根、黄芩、栀子仁。

用法:水煎服。

槐角丸

黄芩、槐角、地榆、当归、防风、枳壳。

用法:水煎服。

临床运用:前方清化湿热之力较强;后方则兼能理气活血。可根据临床需要酌情选用或合用。

2. 热灼胃络

证候:便色如柏油,或稀或稠,常有饮食伤胃史,伴胃脘疼痛,口干;舌淡红,苔薄黄,脉弦细。

证机概要:胃热蕴结,热伤胃络。

治法:清胃止血。

代表方药:泻心汤(《金匮要略》)合十灰散(《十药神书》)。

泻心汤

大黄、黄连、黄芩。

用法:水煎服。

十灰散

大蓟、小蓟、侧柏叶、荷叶、茜根、栀子、白茅根、大黄、牡丹皮、棕榈皮。

用法:上药各烧灰存性,共研极细末。用时温开水调服。

临床运用:前方清胃泻火;后方清热凉血,收涩止血。也可以选用生大黄粉调蜂蜜口服。若出血较多,增加大小蓟的用量,酌加仙鹤草、白及、地榆炭、紫草等。

3.气虚不摄

证候:便血淡红或紫暗不稠,伴倦怠食少,面色萎黄,心悸少寐;舌淡,脉细。

证机概要:中气亏虚,气不摄血。

治法:益气摄血。

代表方药:归脾汤(《济生方》)。

黄芪、党参、白术、茯苓、当归、酸枣仁、远志、龙眼肉、木香、炙甘草。

用法:水煎服。

临床运用:若中气下陷,神疲气短、肛坠,加柴胡、升麻、黄芪。

4.脾胃虚寒

证候:便血紫暗,甚则色黑,伴脘腹隐痛,素喜热饮,面色不华,神倦懒言,便溏;舌淡,脉细。

证机概要:中焦虚寒,统摄无力。

治法:健脾温中,养血止血。

代表方药:黄土汤(《金匮要略》)。

灶心黄土、白术、制附片、干地黄、阿胶、黄芩、甘草。

用法:水煎服。

临床运用:若阳虚较甚,畏寒肢冷者,去黄芩、地黄,加鹿角霜、炮姜、艾叶。

轻症便血应注意休息;重症者则应卧床。应注意观察便血的颜色、性状及次数,若出现头昏,心慌,烦躁不安,面色苍白,脉细数等症状,常为大出血的征兆,应积极救治。

(六)尿血

小便中混有血液,甚或伴有血块的病证,称为尿血。因出血量及病位不同,而使小便呈淡红色、鲜红色或茶褐色。尿血的病位在肾及膀胱,其主要病机是热伤脉络或脾肾不固,血入水道而成尿血。治疗当辨证候之缓急、病性之虚实、火热之旺盛。实热多由感受热邪所致,治应清热泻火;虚热则多由烦劳过度,耗伤阴精;或热邪耗阴,正虚邪恋所致,治应滋阴降火。脾肾不固所致则主要由饮食不节、劳伤过度、年老体衰及久病迁延等原因引起。脾虚则中气不足,统血无权,血随气陷,治当补脾摄血;肾虚则下元空虚,封藏失职,血随尿出,治当补肾固摄。

尿血是一种比较常见的病证。以往所谓尿血,一般指肉眼血尿而言。现在随着检测手段的发展,出血量微少、用肉眼不易观察到而仅在显微镜下才能发现红细胞的"镜下血尿",也包括在尿血之中。西医学所称的尿路感染、肾结核、肾小球肾炎、泌尿系肿瘤,以及全身性疾病(如血液病、结缔组织病等)出现的血尿,均可参照本病辨证论治。

1. 下焦湿热

证候:小便黄赤灼热,尿血鲜红,伴心烦口渴,面赤口疮,夜寐不安;舌质红,脉数。

证机概要:热伤阴络,血渗膀胱。

治法:清热利湿,凉血止血。

代表方药:小蓟饮子(《济生方》)。

小蓟、生地黄、滑石、木通、蒲黄、藕节、淡竹叶、当归、栀子、甘草。

用法:水煎服。

临床运用:若热盛而心烦口渴者,加黄芩、天花粉;尿血较甚者,加槐花、白茅根;尿中夹右血块者,加桃仁、红花、牛膝;大便秘结者,酌加大黄。

2. 肾虚火旺

证候:小便短赤带血,伴头晕耳鸣,颧红潮热,腰膝酸软;舌红,苔少,脉细数。

证机概要:虚火内炽,灼伤脉络。

治法:滋阴降火,凉血止血。

代表方药:知柏地黄丸(《医宗金鉴》)。

知母、黄柏、地黄、怀山药、山茱萸、茯苓、泽泻、牡丹皮。

用法:水煎服。

临床运用:若颧红潮热者,加地骨皮、白薇。

3. 脾不统血

证候:久病尿血,量多色淡,甚或兼见齿衄、肌衄,伴食少便溏,体倦乏力,气短声低,面色不华;舌质淡,脉细弱。

证机概要:中气亏虚,统血无力。

治法:补中健脾,益气摄血。

代表方药:归脾汤(《济生方》)。

黄芪、人参、白术、茯神、当归、酸枣仁、远志、龙眼肉、木香、炙甘草、生姜、大枣。

用法:水煎服。

临床运用:若气虚下陷而少腹坠胀者,酌加升麻、柴胡。

4. 肾气不固

证候:久病尿血,血色淡红,伴头晕耳鸣,精神困惫,腰脊酸痛;舌质淡,脉沉弱。

证机概要:肾虚不固,血失藏摄。

治法:补益肾气,固摄止血。

代表方药:无比山药丸(《太平惠民和剂局方》)。

地黄、山药、山茱萸、牛膝、肉苁蓉、菟丝子、杜仲、巴戟天、茯神、泽泻、五味子、赤石脂。

用法:水煎服。

临床运用:若尿血较重者,加藕节、仙鹤草、参三七;腰脊酸痛、畏寒神怯者,加龟板、鹿角片、枸杞。

(七)紫斑

血液溢出于肌肤之间,皮肤表现青紫斑点或斑块的病证,称为紫斑,亦称肌衄;而外感温毒所致者称葡萄疫。紫斑多发生在四肢,尤以下肢多见。皮肤呈点状或片状青紫斑块,大小不筹,形状不一,用手指按压紫斑处,其色不褪,部分患者可伴有发热,头痛,纳差,腹痛,肢体关节疼痛等症。儿童及成人均会患本病,以女性居多。紫斑的治疗,应根据紫斑的数量、颜色及有无其他部位出血等情况,辨识病情的轻重。紫斑面积小,数量少,斑色红赤者,病情较轻;面积大、数量多、斑色紫黑者,病情较重。紫斑还常伴有齿衄、鼻衄,少数甚至可见尿血或便血。紫斑治则是清热解毒、滋阴降火、益气摄血及宁络止血。本病由火热熏灼,血溢脉外所致者为多,其中属实火者,当着重清热解毒;属虚火者,着重养阴清热。而凉血止血、化瘀消斑的药物,均可配伍使用。对于反复发作,久病不愈;或气血亏虚,气不摄血者,又当益气摄血,并适当配伍养血止血、化瘀清斑的药物。

多种外感及内伤的原因都会引起紫斑。外感温热病热入营血所出现的发斑,可参阅《温病学》的有关内容。本处主要讨论内科杂病范围的紫斑,常见于西医学的原发性血小板减少性紫癜及过敏性紫癜。此外,药物、化学和物理因素等引起的继发性血小板减少性紫癜,亦可参考本病辨证论治。

1. 血热妄行

证候:皮肤出现青紫斑点或斑块,甚则鼻衄、齿衄、便血、尿血,伴有发热,口渴,便秘;舌质红,苔黄,脉弦数。

证机概要:热壅经络,迫血妄行。

治法:清热解毒,凉血止血。

代表方药:十灰散(《十药神书》)。

大蓟、小蓟、侧柏叶、荷叶、茜根、栀子、白茅根、大黄、牡丹皮、棕榈皮。

用法:上药各烧灰存性,共研极细末。用时温开水调服。

临床运用:若热毒炽盛,发热、出血广泛者,加生石膏、龙胆草、紫草、紫雪丹(冲服);热壅胃肠,气血郁滞,症见腹痛、便血者,加白芍、甘草、地榆、槐花;邪热阻滞经络,兼见关节肿痛者,酌加秦艽、木瓜、桑枝。

2. 阴虚火旺

证候:皮肤出现青紫斑点或斑块,时发时止,常伴鼻衄、齿衄或月经过多,颧红,口渴心烦,手足心热,或有潮热盗汗;舌红,苔少,脉细数。

证机概要:虚火内炽,灼伤脉络。

治法:滋阴降火,宁络止血。

代表方药:茜根散(《济生方》)。

茜根、黄芩、阿胶、侧柏叶、生地黄、炙甘草。

用法:水煎服。

临床运用:若阴虚较甚者,加玄参、龟甲、女贞子、旱莲草;潮热可加地骨皮、白薇、秦艽;肾阴亏虚而火热不甚,症见腰膝酸软,头晕无力,手足心热,舌红少苔,脉细数者,可改用六味地黄丸,酌加茜草根、大蓟、槐花、紫草。

3.气不摄血

证候:皮肤青紫斑点或斑块反复发生,久病不愈,伴神疲乏力,头晕目眩,面色苍白或萎黄,食欲不振;舌质淡,脉细弱。

证机概要:中气亏虚,统摄无力。

治法:补气摄血。

代表方药:归脾汤(《济生方》)。

黄芪、人参、白术、茯神、当归、酸枣仁、远志、龙眼肉、木香、炙甘草、生姜、大枣。

用法:水煎服。

临床运用:若兼肾气不足面见腰膝酸软者,可加山茱萸、菟丝子、续断。

【辨治备要】

(一)辨证要点

1.辨病证的不同

血证具有明确而突出的临床表现——出血,一般不易混淆。但由于引起出血的原因以及出血部位的不同,应注意辨清不同的病证。如从口中吐出的血液,有吐血与咯血之分;小便出血有尿血与血淋之别;大便下血则有便血、痔疮、痢疾之异。应根据临床表现、病史等加以鉴别。

2.辨脏腑病变之异

同一血证,可以由不同的脏腑病变而引起。例如,同属鼻衄,但病变脏腑有在肺、在胃、在肝的不同;吐血有病在胃、在肝之别;齿衄有病在胃、在肾之分;尿血则有病在膀胱、在肾或在脾的不同。

3.辨证候之虚实

一般初病多实,久病多虚;由火热迫血所致者属实,由阴虚火旺、气虚不摄,甚至阳气虚衰所致者属虚。实热证,病势急,病程短,血色鲜紫深红,质浓稠,血涌量多,体质多壮实,兼见实热症状。阴虚证,病势缓,病程长,血色鲜红或淡红,时作时止,血量一般不多,形体偏瘦,兼见阴虚内热症状。气(阳)虚证,病多久延不愈,血色暗淡,质稀,出血量少,亦可暴急量多,体质虚弱,伴阳气亏虚症状。

(二)治法方药

火热熏灼,损伤脉络,是血证最常见的病因病机。气为血帅,气能统血,气血休戚相关,治疗血证不能不治气。血证病位不离血,《血证论·吐血》说:"存得一分血,便保得一分命。"血证必须治血。因此治火、治气、治血是血证治疗三大原则。此外,还应注意各种血证的具体病因病机及损伤脏腑的不同,结合证候虚实及病情轻重辨证论治。

1. 治火

治火即泻火,根据证候虚实的不同,实热证应清热泻火,火降则血自宁静,用药如大黄、黄连、黄芩、山栀等;虚热证因阴虚火旺动血,故当滋阴降火,用药如生地黄、阿胶、白芍、龟胶、旱莲草等。还要结合受病脏腑,分别选择适当的方药。

2. 治气

明·赵献可《医贯·血症论》说:"血随乎气,治血,必先理气。"理气即根据证候虚实的不同,实证当清气降气,虚证当补气益气。一是清气,因气分热盛则血热妄行,气清血凉则血自循经,故凉血必先清气,药如石膏、知母、芦根等;二是降气,因气郁则化火,火性上炎,气降则火降,故对上焦血络损伤的咯血、吐血必须降气,药如旋覆花、苏子、竹茹、代赭石、降香等;三是补气,因气虚摄血无能,故当补气摄血,药如人参、黄芪等;四是益气,因阳虚不运则血不归经,若阳气旺盛,则气能帅血(循经而行,故应温阳益气,药如附子、肉桂、炮姜、艾叶等)。

3. 治血

唐容川《血证论》提出的止血、消瘀、宁血、补虚仍是当今治血应当遵循的四原则。唐氏认为血证治血:唯以止血为第一要法。血止之后,其离经而未吐出者,是为瘀血。既与好血不相合,反与好血不相能……必亟为消除,以免后来诸患,故以消瘀为第二治法。止吐消瘀之后,又恐血再潮动,则须用药安之,故以宁血为第三法。邪之所凑,其正必虚,去血既多,阴无有不虚者矣,阴者阳之守,阴虚则阳无所附,久且阳随而亡,故又以补虚为收功之法。

【临证要点】

血证是涉及多个脏腑组织,而临床又极为常见的一类病证。既可以单独出现,又常伴见于其他病证的过程中。中医学对血证具有系统而有特色的理论认识,积累了丰富的临床经验,具有重要的临床指导意义。

1. 中医学关于血证的特色理论中,唐容川提出的治血四法尤其值得重视。首先是止血,应根据病因病机进行辨证。凉血止血,用于血热妄行出血,血得热则行,血凉则自能归经,药用水牛角、丹皮、赤芍、白茅根等;收敛止血,用于出血量多不止者,当收敛止血治标为主,但须结合病理表现用药,忌单纯见血止血,而致蓄积成瘀,一般多取炭类药或酸涩药,如侧柏炭、茜根炭、藕节炭、血余炭,以及大小蓟、白及、仙鹤草等;祛瘀止血,用于离经之血瘀滞体内,血脉涩滞,气血不能循经畅行,血出不止者,药用郁金、蒲黄、三七、花蕊石、血竭、失笑散等。其次是消瘀,出血之后常有留瘀,因此血证之治都应消瘀,应辨证后采取止血祛瘀、祛瘀通络、祛瘀生新等法,也可在止血中兼祛瘀,或在止血之后施以祛瘀。第三是宁血,出血之证,血出虽止,须防再发,应祛病因以图安宁,故谓宁血。根据辨证施以清热泻火、滋阴降火、清气降气、益气养血、祛瘀生新等法。最后为补虚,阴损可以及阳,失血之后不但血虚,还可致气虚,轻者气血两虚,重者阴阳俱虚,因此补虚生血是血证调理善后不可缺少的步骤。气虚应扶脾益气;血虚宜养心补肝,或气血双补,或阴阳兼顾。治血四法临床应用时可以一法单行,亦可数法并用,应根据临床实际灵活运用。

2. 在急性上消化道出血(可表现为吐血及便血)的现代治疗中,大黄、白及、云南白药、三七、地榆等药常被选用。尤其是大黄,疗效确切,安全无毒。现代药理研究证实,大黄具有多方面的止血作用。因此,治疗急性上消化道出血,大黄可作为首选药物,常取生大黄粉,用蜂蜜调成浆液状口服,可以起到很好的止血消瘀作用,且蜂蜜可以减少大黄苦寒伤正之弊。

3. 近年来,众多医家对尿血的病因病机看法较为一致,认为主要有热、湿、瘀、虚,尤以前三者多见。因此,清热利湿、凉血止血,滋阴降火、养血止血,补脾固肾、益气摄血三法为尿血的重要治法。临床用药方面,白茅根、小蓟、石韦、琥珀等药,既能止血,又可利小便,可酌情使用。

4. 由于中医内科的血证至少包括鼻衄、齿衄、咯血、吐血、便血、尿血、紫斑七个病证,更见于西医学的百余种疾病。故在血证的诊断和治疗过程中,于辨证论治的同时,应与西医学的辨病相结合,以提高疗效。如根据临床观察,火热与瘀血是鼻黏膜糜烂出血的主要原因,凉血祛瘀是常用的治法,因此在辨证的基础上加川牛膝、白茅根、仙鹤草等引血归经、活血止血的药物,可以提高疗效。

5. 可以根据出血部位,有针对性地选用止血药。鼻衄和咯血可选白茅根、藕节;齿衄可选茜草根、旱莲草;吐血和便血(远血)除大黄粉外,还可选白及、云南白药或伏龙肝;便血(近血)选生槐花、生地榆;尿血选用大小蓟、鲜茅根,

6. 血证的预后,主要与三个因素有关。首先与出血量最为密切。出血量少者病轻;出血量多者病重,甚至可形成气随血脱的危急重证。其次是引起血证的原因。一般来说,外感易治,内伤难愈;新病易治,久病难疗。三是与伴随症状有关。伴有发热、咳喘、脉数等症者,一般病情较重,正如《景岳全书·血证》云:"凡失血等证,身热脉大者难治,身凉脉静者易治,若喘咳急而上气逆,脉见弦紧细数,有热不得卧者死。"

【预防调护】

预防方面,首先要注意气候变化。相关研究显示,上消化道出血在处暑至次年的春分,气候(气温)变化剧烈或急骤时,尤其是大雪节气前后容易发病,应"虚邪贼风,避之有时"。其次要注意饮食卫生。血证者饮食宜清淡,少食烟、酒、辛辣动火及油腻炙烤之物;吐血、便血者宜少量进食易于消化、富有营养的食物;紫斑的发生与进食某些食品有密切

关系者,应禁食诱发紫斑的食品。三是避免情志过极,保持精神愉快,劳逸适度,防止气机郁滞。

血证护理,应当根据出血量多少辨别疾病轻重缓急,进行辨证施护。无论何种血证,轻度出血应注意休息,重症则应卧床甚至绝对卧床休息。注意观察出血的颜色、性状、次数,以及伴随症,若出血急、量多、鲜红,伴随头昏心慌、烦躁不安、汗出肢冷、面色苍白、脉细数等症状,常为大出血的征兆,应积极抢救。

【医论精选】

《医学入门》说:"血随气行,气行则行,气止则止,气温则滑,气寒则凝。故凉血必先清气,知血出某经,即用某经清气之药,气凉则血自归队。若有瘀血凝滞,又当先去瘀而后调气,则其血立止。或元气本虚,又因生冷劳役,损胃失血者,却宜温补,敛而降之,切忌清凉,反致停瘀胸膈不散,量之。"

《先醒斋医学广笔记·吐血》说:"治吐血三要法,宜行血不宜止血。血不行经络者,气逆上壅也,行血则血循经络,不止自止。止之则血凝,血凝则发热恶食,病日痼矣。宜补肝不宜伐肝。经曰:五脏者,藏精气而不泻者也。肝为将军之官,主藏血。吐血者,肝失其职也。养肝则肝气平而血有所归,伐之则肝虚不能藏血,血愈不止矣。宜降气不宜降火。气有余即是火,气降即火降,火降则气不上升,血随气行,无溢出上窍之虞矣。降火必用寒凉之剂,反伤胃气,胃气伤则脾不能统血,血愈不能归经矣。"

《景岳全书·血证》说:"血从齿缝牙龈中出者为齿衄,此手足阳明二经及足少阴肾家之病。盖手阳明入下齿中,足阳明入上齿中,又肾主骨,齿者骨之所终也。此虽能为齿病,然血出于经,则惟阳明为最""便血之与肠澼,本非同类,盖便血者,大便多实而血自下也;肠澼者,因泻痢而见脓血,即痢疾也"。

第三节　痰　饮

痰饮是指体内水液输布、运化失常,停积于某些部位的一类病证,有广义和狭义之分。广义痰饮包括痰饮、悬饮、溢饮、支饮四类,是诸饮的总称。饮停胃肠则为狭义的痰饮;饮流胁下则为悬饮;饮溢肢体则为溢饮;饮撑胸肺则为支饮。

西医学中的慢性支气管炎、支气管哮喘、渗出性胸膜炎、慢性胃炎、心力衰竭、肾炎水肿等病。可参考本病辨证论治。

痰,古通"淡",是指水一类的可以"淡荡流动"的物质。饮也指水液,作为致病因素,则指病理性质的液体。为此,古代所称的"淡饮""流饮",实均指痰饮而言。"饮"始见于《黄帝内经》,其中有"水饮""积饮"的记载。《素问·至真要大论》《素问·气交变大论》

《素问·六元正纪大论》等篇,脾肾功能失调,湿邪淫溢,可发生停饮之病。《黄帝内经》对水液代谢生理及其病理的论述,为后世痰饮学说的形成和发展奠定了理论基础。

汉代始有"痰饮"之名,张仲景《金匮要略》中专篇加以论述,并提出痰饮有广义、狭义之分,其中狭义的痰饮则是指饮停胃肠之证,张仲景提出"温药和之"的治疗原则,至今仍为临床所遵循。

隋唐至金元时期,逐渐发展了痰的病理学说,提出"百病兼痰"的观点,对临床实践有十分重要的指导意义。隋·巢元方在《诸病源候论·痰饮病诸候》中列有"流饮""癖饮"等证候,说:"饮水多,水流走于肠胃之间,漉漉(辘辘)有声,谓之流饮。饮水多,水气停聚两胁之间,遇寒气相搏,则结聚而成块,谓之癖饮。"唐·孙思邈《备急千金要方·痰饮》有五饮之说。

宋·严用和提出"气滞"可以生痰饮,《济生方·痰饮论治》中说:"人之气道贵乎顺,顺则津液流通,决无痰饮之患。调摄失宜,气道闭塞,水饮停于胸膈。"从气与水的关系来论述本病的病机,明确阐明了气滞津凝则生痰饮,甚为精辟。宋·杨士瀛《仁斋直指方论》首先将饮与痰的概念作了明确的区分,提出饮清稀而痰稠浊。

清·叶天士总结前人治疗痰饮病的经验,重视脾、肾,提出了"外饮治脾,内饮治肾"的大法。

【病因病机】

正常生理情况下,水液的输布、排泄,主要依靠三焦的气化作用和肺、脾、肾的功能活动。三焦司全身的气化,为内脏的外府,是运行水谷津液的通道,气化则水行。若三焦失通失宣,阳虚水液不运,必致水饮停积为患。《圣济总录·痰饮统论》说:"三焦者,水谷之道路,气之所终始也。三焦调适,气脉平匀,则能宣通水液,行入于经,化而为血,溉灌周身。若三焦气涩,脉道壅闭,则水饮停滞,不得宣行,聚成痰饮。"因此痰饮的病机主要为中阳素虚,复加外感寒湿,或为饮食、劳欲所伤,致使三焦气化失常,肺、脾、肾通调、转输、蒸化无权,阳虚阴盛,津液停聚而成。

1. 外感寒湿

因气候湿冷,或冒雨涉水、坐卧湿地,寒湿之邪侵袭肌表,困遏卫阳,致使肺不能宣布水津、脾无以运化水湿,水津停滞,积而成饮。肺居上焦主气,育宣发肃降、通调水道的功能。若外感寒湿,肺气失宣,通调失司,津液失于布散,则聚为痰饮。

2. 饮食不当

如暴饮过量、恣饮冷水、进食生冷,或炎夏受热以及饮酒后,因热伤冷,冷热交结,中阳被遏,脾失健运,湿从内生,水液停积而为痰饮。《素问·至真要大论》说:"太阴之胜……独胜则湿气内郁……饮发于中。"《金匮要略·痰饮咳嗽病脉证并治》说:"夫病人饮水多,必暴喘满;凡食少饮多,水停心下,甚者则悸,微者短气。"即指此类。脾居中焦主运化,有运输水谷精微之功能。若湿邪困脾,或脾虚不运,均可使水谷精微不归正化,聚而为饮。

3. 劳欲体虚

劳倦、纵欲太过,或久病体虚,伤及脾肾之阳,水液失于输化,亦可停而成饮。金·张从正《儒门事亲·饮当去水温补转剧论》说:"人因劳役远来,乘困饮水,脾胃力衰"为饮停之因素。肾居下焦为水脏,主水液的气化,有蒸化水液、分清泌浊的职责。肾气、肾阳不足,蒸化失司,水湿泛滥,亦可导致痰饮内生。

本病的病理性质,总属阳虚阴盛,输化失调,由虚致实,水饮停积为患。虽然间有因时邪与里水相搏,或饮邪久郁化热,表现为饮热相杂之候,但究属少数。水饮属于阴类,非阳不运,若阳气虚衰,气不化津,则阴邪偏盛,寒饮内停。饮邪具有流动之性,饮留胃肠,则为痰饮;饮流胁下,则为悬饮;饮流肢体,则为溢饮;聚于胸肺,则为支饮。故中阳素虚,脏气不足,实是发病的内在病理基础。肺、脾、肾三脏之中,脾运失司,首当其冲。因脾阳虚,则上不能输精以养肺,水谷不归正化,反为痰饮而干肺;下不能助肾以制水,水寒之气反伤肾阳,由此必致水液内停中焦,流溢各处,波及五脏。其流溢停留的部位不同,分别演变成痰饮、悬饮、溢饮或支饮。

痰饮病虽久,若正虚而脉弱者,是脉证相符,可治。正虚而脉实者,若见痰黄稠成块,咯之难出或吐臭痰、绿色痰,或喉中痰鸣,是痰火灼津,正衰邪盛,难治。痰饮为阴邪,其脉当沉,如见弦数实大之脉,痰喘声高,喉中辘辘有声,不能咯出,精神昏聩,面色晦暗,脉散,汗出如油,通身冰冷者,为邪盛,脉气欲竭,神气溃散之证,此时饮邪尚盛,正气已竭,当属死候。

【诊断与鉴别诊断】

(一)诊断

应根据四饮的不同临床特征确定诊断。

1. 痰饮

心下满闷,呕吐清水痰涎,胃肠沥沥有声,形体昔肥今瘦,属饮停胃肠。

2. 悬饮

胸胁饱满,咳唾引痛,喘促不能平卧,或有肺痨病变,属饮流胁下。

3. 溢饮

身体疼痛而沉重,甚则肢体浮肿,汗当出而不出,或伴咳喘,属饮溢肢体。

4. 支饮

咳逆倚息,短气不得平卧,其形如肿,属饮邪支撑胸肺。

胸部 X 线及 CT 检查有助于慢性支气管炎、支气管哮喘、渗出性胸膜炎的诊断;胃镜检查可明确慢性胃炎诊断;有心衰临床表现者,颈静脉压或肺毛细血管楔压(PCWP)增高,有助于右心衰或左心衰的诊断;尿常规、肾功能等检查有助于肾炎等疾病的诊断。

（二）鉴别诊断

1. 悬饮与胸痹

两者均有胸痛。但胸痹为胸膺部或心前区闷痛，且可引及左侧肩背或左臂内侧，常于劳累、饱餐、受寒、情绪激动后突然发作，历时较短，休息或用药后得以缓解；而悬饮为胸胁胀痛，持续不解，多伴咳唾，转侧、呼吸时疼痛加重，肋间饱满，并有咳嗽、咳痰等肺系证候。

2. 溢饮与风水证

风水证即水肿之风水相搏证，可分为表实、表虚两个类型。表实者，水肿而无汗，身体疼重，与水泛肌表之溢饮基本相同。如见肢体浮肿而汗出恶风，则属表虚，与溢饮有异。

3. 支饮、伏饮与肺胀、喘证、哮病

上述病证均有咳逆上气、喘满、咳痰等表现。但肺胀是肺系多种慢性疾患日久渐积而成；喘证是多种急慢性疾病的重要主症；哮病是呈反复发作的一个独立疾病；支饮是痰饮的一个类型，因饮邪支撑胸肺而致；伏饮是指伏而时发的饮证。其发生、发展、转归均有不同，但其间亦有一定联系。如肺胀在急性发病阶段，可以表现支饮证候；喘证的肺寒、痰饮两证，又常具支饮特点；哮证也属于伏饮范围。

【辨证论治】

（一）痰饮

多由素体脾虚，运化不健，复加饮食不当，或为外湿所伤，而致脾阳虚弱，饮留胃肠引起。

1. 脾阳虚弱

证候：胸胁支满，心下痞闷，胃中有水声，伴脘腹喜温畏冷，泛吐清水痰涎，饮入易吐，口渴不欲饮水，头晕目眩，心悸气短，食少，大便或溏，形体逐渐消瘦；舌苔白滑，脉弦细而滑。

病机概要：脾阳虚弱，水饮停胃。

代表方药：苓桂术甘汤（《金匮要略》）合小半夏加茯苓汤（《金匮要略》）。

苓桂术甘汤

茯苓、桂枝、白术、甘草。

用法：水煎服。

小半夏加茯苓汤

半夏、生姜、茯苓。

用法：水煎服。

临床运用：前方温脾阳，利水饮，用于胸胁支满、目眩、气短；后方和胃降逆，用于水停心下、脘痞、呕吐、眩悸。水饮内阻，清气不升而见眩冒、小便不利者，加泽泻、猪苓；若脘部冷痛、吐涎沫者，加干姜、吴茱萸、川椒目、肉桂；若心下胀满者，加枳实。

2. 饮留胃肠

证候:心下坚满或痛,自利,利后反快;或虽利,但心下续坚满;或水走肠间,沥沥有声,腹满,排便不畅;舌苔腻,色白或黄,脉沉弦或伏。

证机概要:水饮壅结,留于胃肠。

治法:攻下逐饮。

代表方药:甘遂半夏汤(《金匮要略》)或己椒苈黄丸(《金匮要略》)。

甘遂半夏汤

甘遂、半夏、芍药、甘草。

用法:水煎服。

己椒苈黄丸

防己、椒目、葶苈子、大黄。

用法:水煎服。

临床运用:前方攻守兼施,因势利导,用于水饮在胃;后方苦辛宣泄,前后分消,用于水饮在肠,饮郁化热之证。饮邪上逆,胸胁满者,加枳实、厚朴,但不能图快一时,攻逐太过,损伤正气。

(二)悬饮

多因素体不强,或原有其他慢性疾病,肺虚卫弱,时邪外袭,肺失宣通,饮停胸胁,络气不和。如若饮阻气郁,久则可以化火伤阴或耗损肺气。在病程发生发展中,可见如下证型。

1. 邪犯胸肺

证候:胸痛气急,伴寒热往来,身热起伏,汗少,或发热不恶寒,有汗而热不解,咳嗽,痰少,呼吸、转侧则疼痛加重,心下痞硬;舌苔薄白或黄,脉弦数。

证机概要:邪犯胸肺,中枢不利。

治法:和解宣利。

代表方药:柴枳半夏汤(《医学入门》)。

柴胡、枳壳、半夏、黄芩、瓜蒌仁、桔梗、杏仁、青皮、甘草。

用法:水煎服。

临床运用:痰饮内结,肺气失肃,见咳逆气急,加白芥子、桑白皮;胁痛甚者,加郁金、桃仁、延胡索;心下痞硬,口苦,干呕,加黄连;身热盛、汗出、咳嗽气粗,去柴胡,加麻黄、石膏。

2. 饮停胸胁

证候:胸胁疼痛,咳唾引痛,痛势较前减轻,而呼吸困难加重,伴咳逆气喘,息促不能平卧,或仅能偏卧于停饮一侧,病侧肋间胀满,甚则肋间胀满,甚则可见偏侧胸廓隆起;舌苔白,脉沉弦或弦滑。

证机概要:饮停胸胁,脉络受阻。

治法:泻肺祛饮。

代表方药:椒目瓜蒌汤(《医醇賸义》)合十枣汤(《伤寒论》)。

椒目瓜蒌汤

川椒目、瓜蒌仁、桑白皮、葶苈子、橘红、半夏、茯苓、苏子、蒺藜、生姜。

用法:水煎服。

十枣汤

芫花、大戟、甘遂、大枣。

用法:水煎服。

临床运用:前方主泻肺降气化痰;后方峻下逐水,用于形体壮实、积饮量多者。应从小量递增,一般连服3~5日,必要时停两三日再服。必须注意顾护胃气,中病即止,如药后出现呕吐、腹痛、腹泻过剧,应减量或停服。若痰浊偏盛,胸部满闷、舌苔浊腻者,加薤白、杏仁;如水饮久停难去,胸胁支满、体弱、食少者,加桂枝、白术、甘草,不宜再予峻攻;若见络气不和之候,可同时配合理气和络之剂,以冀气行水行。

3.络气不和

证候:胸胁疼痛,如灼如刺,胸闷不舒,呼吸不畅,或有闷咳,甚则迁延,经久不已,阴雨天更甚,可见病侧胸廓变形;舌苔暗,质暗,脉弦。

证机概要:饮邪久郁,气机不利。

治法:理气和络。

代表方药:香附旋覆花汤(《温病条辨》)。

生香附、旋覆花、苏子霜、半夏、薏苡仁、茯苓、广皮。

用法:水煎服。

临床运用:若痰气郁阻,胸闷、苔腻者,加瓜蒌、枳壳;久痛入络,痛势如刺者,加桃仁、红化、乳香、没药;饮留不净,胁痛迁延,经久不已者,可加通草、路路通、冬瓜皮等。

4.阴虚内热

证候:咳呛时作,胸胁闷痛,咯吐少量黏痰,伴口干咽燥,或午后潮热,颧红,心烦,手足心热,盗汗,或伴胸胁闷痛,病久不复,形体消瘦;舌质偏红,少苔,脉小数。

证机概要:饮阻气郁,化热伤阴。

治法:滋阴清热。

代表方药:沙参麦冬汤(《温病条辨》)合泻白散(《小儿药证直诀》)。

沙参麦冬汤

沙参、玉竹、麦冬、天花粉、生扁豆、桑叶、甘草。

用法:水煎服。

泻白散

桑白皮、地骨皮、甘草、粳米。

用法:水煎服。

临床运用:前方清肺润燥,养阴生津,用于干咳,痰少,口干,舌质红;后方清肺降火,用于咳呛气逆、肌肤蒸热。若阴虚内热,潮热显著,可加鳖甲、功劳叶;咳嗽者,可加百部、川贝母;胸胁闷痛者,可酌加瓜蒌皮、枳壳、广郁金、丝瓜络;日久积液未尽,可加牡蛎、泽泻;兼有神疲、气短、易汗、面色㿠白者,酌加太子参、黄芪、五味子。

(三)溢饮

多因外感风寒,玄府闭塞,以致肺脾输布失职,水饮流溢四肢肌肉,寒水相杂为患;或宿有痰饮,复加外寒客表而致,因此,多属表里俱寒,为表寒里饮证。

表寒里饮

证候:身体沉重而疼痛,甚则肢体浮肿,伴恶寒无汗,或有咳喘,痰多白沫,胸闷,干呕,口不渴;苔白,脉弦紧。

证机概要:寒水内留,泛流肢体。

治法:解表化饮。

代表方药:小青龙汤(《伤寒杂病论》)。

麻黄、芍药、细辛、炙甘草、干姜、桂枝、五味子、半夏。

用法:水煎服。

临床运用:若表寒外束,内有郁热,伴有发热,烦躁,苔白兼黄,加石膏;若表寒之象已不著者,改用大青龙汤;水饮内聚而见肢体浮肿明显、尿少者,可配茯苓、猪苓、泽泻;饮邪犯肺,喘息痰鸣不得卧者,加杏仁、射干、葶苈子。

(四)支饮

多由受寒饮冷,饮邪留伏;或因久咳致喘,迁延反复伤肺,肺气不能布津,阳虚不运,饮邪留伏,支撑胸膈,上逆迫肺。此证多反复发作,在感寒触发之时,以邪实为主;缓解期以正虚为主。

1.寒饮伏肺

证候:咳逆喘满不得卧,痰吐白沫量多,经久不愈,天冷受寒加重,甚至引起面浮跗肿,或平素伏而不作,遇寒即发,发则寒热,背痛,腰痛,目泣自出,身体振振瞤动;舌苔白滑或白腻,脉弦紧。

证机概要:寒饮伏肺,宣降失常。

治法:宣肺化饮。

代表方药:小青龙汤(《伤寒杂病论》)。

麻黄、芍药、细辛、炙甘草、干姜、桂枝、五味子、半夏。

用法:水煎服。

临床运用:若无寒热、身痛等表证,见动则喘甚、易汗,为肺气已虚,可改用苓甘五味姜辛汤,不宜再用麻黄、桂枝表散;若饮多寒少,外无表证,喘咳痰稀或不得息,胸满气逆,可用葶苈大枣泻肺汤加白芥子、莱菔子;饮邪壅实,咳逆喘急、胸痛烦闷,加甘遂、大戟;邪实正虚,饮郁化热,喘满胸闷,心下痞坚,烦渴,面色黧黑,苔黄而腻,脉沉紧,或经吐下而不愈者,用木防己汤;水邪结实者,去石膏,加茯苓、芒硝;若痰饮久郁化为痰热,伤及阴津,咳喘、咳痰稠厚、口干咽燥、舌红少津、脉细滑数,用麦冬汤加瓜蒌、川贝母、木防己、海蛤粉。

2. 脾肾阳虚

证候:喘促动则为甚,心悸气短,或咳而气怯,痰多胸闷,伴怯寒肢冷,神疲,少腹拘急不仁,脐下动悸,小便不利,足跗浮肿,或吐涎沫而头目昏眩;舌体胖大,质淡,苔白润或腻,脉沉细而滑。

证机概要:脾肾阳虚,饮凌心肺。

治法:温脾补肾,以化水饮。

代表方药:金匮肾气丸(《金匮要略》)合苓桂术甘汤(《金匮要略》)。

金匮肾气丸

干地黄、山药、山茱萸、茯苓、牡丹皮、泽泻、桂枝、附子。

用法:水煎服。

苓桂术甘汤

茯苓、桂枝、白术、甘草。

用法:水煎服。

临床运用:前方补肾行水;后方温脾利水。二方主治各异,合用则温补脾肾,以化水饮。若痰涎壅盛、食少痰多,可加半夏、陈皮;水湿偏盛,足肿、小便不利、四肢沉重疼痛,可加茯苓、泽泻;脐下悸、吐涎沫、头目昏眩,是饮邪上逆,虚中夹实之候,可用五苓散。

【辨治备要】

(一)辨证要点

1. 辨清部位

辨明饮邪停聚的部位,即可区分不同的证候。留于肠胃者为痰饮;流于胁下者为悬饮;溢于肢体者为溢饮;聚于胸肺者为支饮。

2. 标本虚实

掌握阳虚阴盛、本虚标实的特点,本虚为阳气不足;标实指水饮留聚。无论病之新久,都要根据症状辨别两者主次。

3. 区分兼夹

痰饮虽为阴邪,寒证居多,但亦有郁久化热者。初期若有寒热见症,为夹表邪;饮积不化,气机升降受阻,常兼气滞。

4. 预后转归

痰饮之病,主要为肺、脾、肾三脏气化功能失常所致,若施治得法,一般预后尚佳。若饮邪内伏或久留体内,其病势多缠绵难愈,且易因感外邪或饮食不当而诱发。《金匮要略》根据脉诊推断痰饮病的预后,认为久病正虚而脉弱,是脉证相符,可治;如脉实大而数,是正衰邪盛,病为重危之候;脉弦而数,亦为难治之证,因饮为阴邪,脉当弦或沉,如脉数乃脉证相反之征。

（二）治法方药

1. 治疗总则

痰饮总属阳虚阴盛,本虚标实。因饮为阴邪,遇寒则凝,得温则行,因此阳虚阴盛,治疗应以温化为原则。通过温阳化气,可杜绝水饮之生成。《金匮要略·痰饮咳嗽病脉证并治》说:"病痰饮者,当以温药和之。"温化是痰饮治则。痰饮还为本虚标实,因此有治标、治本、善后调理等区别。其中发汗、利水、攻逐为治标之法,不能图快一时,攻伐太过,损伤正气,只可权宜用之;健脾温肾为治本之法,亦用作善后调理。

2. 临证化裁

若患者久病体虚,中气不足者应补中益气,可加人参、黄芪。当根据表里虚实的不同,采取相应的措施。必须指出,健脾温肾也可化气利水,行气导滞祛瘀亦为攻逐之术。因此水饮壅盛者应祛饮以治标,阳微气虚者宜温阳以治本;在表者当温散发汗,在里者应温化利水;正虚者补之,邪实者攻之;如属邪实正虚则当消补兼施,饮热相杂者又当温清并用。

【临证要点】

1. 温化痰饮,健脾温肾

痰饮总属本虚标实,阳虚为本,水饮壅盛为标,故应宗《金匮要略》"病痰饮者,当以温药和之"的原则,以温化为主,寓以行消之品,饮为阴邪,遇寒则聚,得温则化。如明末清初医家喻昌之喻,"如离照当空,则阴霾自散"。水饮壅盛,当采用汗、利、攻逐等治标之法,衰其大半即止,水饮渐去,转予温化之法以振奋阳气,使饮邪不再复停。《金匮要略》创苓桂术甘汤、肾气丸二方,"外饮治脾,内饮治肾",指出"饮之标在脾,饮之本在肾"。外感寒湿,饮食生冷,水谷不化精微而变生痰饮者责之脾;肾阳虚衰,阳不化阴,饮从内生者病属肾。如清·俞根初《通俗伤寒论·夹饮伤寒》说:"惟苓术二陈及真武加减,一主外饮治脾,一主内饮治肾,则治夹饮之属虚者也。"健脾、温肾为其正治;发汗、利水、攻逐,乃属治标的权宜之法;待水饮渐去,仍当温补脾肾,扶正固本,以杜水饮生成之源。

2. 急者治标,当以缓急

若痰饮壅盛,其证属实,可相应采用攻下逐饮、理气分消等法以祛其邪,继则扶脾固肾以治其本。至于脾肾阳虚之微饮,则以扶正为首务,略加化饮之品。如痰饮证,饮留胃肠标实为主者,当攻下逐饮。水饮在胃,心下坚满,可用甘遂半夏汤(遂、夏、芍、草、蜜)攻逐留饮。水饮在肠,腹满,沥沥有声,用己椒苈黄丸苦辛宣泄,前后分消。支饮喘咳痰盛不得卧,饮多寒少,外无表证,亦可用葶苈大枣泻肺汤以逐饮,剧者可予十枣汤,《金匮要略》

说:"夫有支饮家,咳烦胸中痛者,不卒死,至一百日或一岁,宜十枣汤。"说明久病未必皆虚,不能拘于常规不变。

3.明辨兼夹,预防传变

治疗本病,应注意辨明有无兼夹之证,施治方可中的。痰饮停积,影响气机升降,久郁又可化热,故本病有夹气滞、夹热的不同。饮邪内蓄,复染外邪,易诱发而使证情加剧。注意痰饮的转归,主要有脾病及肺、脾病及肾、肺病及肾。若肾虚开阖不利,痰饮也可凌心、射肺、犯脾。另一方面,痰饮多为慢性病,病程日久,常有寒热虚实之间的相互转化,而且饮积可以生痰,痰瘀互结,病情更加缠绵,故应注意对本病的早期防治。

【预防调护】

凡有痰饮病史者,平时应避免风寒湿冷,注意保暖。注意劳逸适度,以防诱发。饮食宜清淡,忌肥甘、生冷,戒烟、酒。

【医论精选】

《金匮要略·痰饮咳嗽病脉证并治》说"问:夫饮有四,何谓也? 师说:有痰饮,有悬饮,有溢饮,有支饮。问:四饮何以为异? 师说:其人素盛今瘦,水走肠间,沥沥有声,谓之痰饮。饮后水流在胁下,咳唾引痛,谓之悬饮。饮水流行,归于四肢,当汗出而不汗出,身体疼重,谓之溢饮。咳逆倚息,气短不得卧,其形如肿,谓之支饮。"

《儒门事亲·饮当去水温补转剧论》说:"此论饮之所得,其来有五:有愤郁而得之者,有困乏而得之者,有思虑而得之者,有痛饮而得之者,有热时伤冷而得之者。饮证虽多,无出于此。"

《临证指南医案·痰饮》邹滋九说:"总之痰饮之作,必由元气亏乏及阴盛阳衰而起,以致津液凝滞,不能输布,留于胸中。水之清者,悉变为浊,水积阴则为饮,饮凝阳则为痰……阳盛阴虚则水气凝而为痰,阴盛阳虚则水气溢而为饮。"

《医宗金鉴》说:"稠浊为痰,阳之盛也;稀清为饮,阴之盛也。有痰无饮,当以凉药治之;有饮无痰,当以热药温之。若痰而兼饮者,此不可纯凉,又不可纯热,故当以温药和之可也。"

第四节　肥　胖

肥胖是由于过食、缺乏体力活动等多种原因导致体内膏脂堆积过多,使体重超过一定范围,或伴有头晕乏力、神疲懒言、少动气短等症状的一种疾病,是多种其他疾病发生的基础。

西医学中的单纯性(体质性)肥胖、代谢综合征等属于本病范畴。其他具有明确病因的继发性肥胖,应以治疗原发病为主。对于无症状的 2 型糖尿病,若肥胖者可参考本节辨证沦治。

历代医籍对肥胖病的论述颇多。最早记载见于《黄帝内经》,该书系统地记载了肥胖病的病因病机及症状,并对肥胖进行了分类。《素问·通评虚实论》有"肥贵人"的描述。《灵枢·卫气失常》根据人皮肉气血的多少对肥胖进行分类,分为"有肥、有膏、有肉"三种类型。病因方面,《素问·奇病论》记载"喜食甘美而多肥";《素问·异法方宜论》还记载"西方者,其民华食而脂肥",说明肥胖的发生与过食肥甘、地理环境等多种因素有关。

《黄帝内经》认为肥胖与其他多种病证有关,认识到肥胖可转化为消渴,还与仆击、偏枯、痿厥、气满发逆等多种疾病有关。后世医家在此基础上对肥胖的病机及治疗有进一步的认识。

金·李东垣《脾胃论》指出了脾胃功能与肥胖之间的密切的联系,认为脾胃俱旺,则能食而肥;脾胃虚弱,则少食而肥。

元·朱震亨《丹溪心法》提出了肥胖具有多湿、多痰且气盛于外而歉于内的特点,认为肥胖应从湿热及气虚两方面论治。宋·刘完素《素问玄机原病式》认为肥人多血实气虚,腠理多郁滞,气血难以通利,可伴气滞血瘀的特点。

明·张介宾《景岳全书·杂证谟·非风》记载了肥人多气虚、多痰湿,易致气道不利,故多非风之证。

清·陈士铎《石室秘录·肥治法》认为:"肥人多痰,乃气虚也。"故治痰须补气兼消痰,并补命火,使气足则痰消。清·吴本立在《女科切要》中记载:"肥白妇人,经闭而不通者,必是痰湿与脂膜壅塞之故也。"指出了肥胖与妇人疾病之间的联系。近代由于人们生活水平的改善,肥胖已成为影响人类健康的重要因素,中医学也对肥胖病的防治有了更深的认识。

【病因病机】

肥胖多因年老体弱、过食肥甘、缺乏运动、情志所伤、先天禀赋等导致湿浊痰瘀内聚,留着不行,形成肥胖。

1.年老体弱

肥胖的发生与年龄有关。中年以后,人体的生理机能由盛转衰,脾的运化功能减退,又过食肥甘,运化不及,聚湿生痰,痰湿壅结;或肾阳虚衰,不能化气行水,酿生水湿痰浊,故而肥胖。

2.饮食不节

暴饮暴食之人,常胃热偏盛,腐化水谷功能亢旺。大量摄入肥甘厚味,久则致脾之运化功能受损。进一步发展,则导致超量水谷不能化为精微,遂变生膏脂,随郁气之流窜而停于筋膜腔隙,形成肥胖。

3. 劳逸失调

《素问·宣明五气》说"久卧伤气,久坐伤肉"之说。伤气则气虚,伤肉则脾虚,脾气虚弱,运化失司,水谷精微不能输布,水湿内停,形成肥胖。

4. 先天禀赋

阳热体质,胃热偏盛,食欲亢进,食量过大,脾运不及,可致膏脂痰湿堆积,形成肥胖。

5. 情志所伤

七情内伤,脏腑气机失调,水谷运化失司,水湿内停,痰湿聚积,亦成肥胖。

肥胖的基本病机是胃强脾弱,酿生痰湿,导致气郁、血瘀、内热壅塞。阳明热盛,胃强者易于化热,胃热消灼,使水谷腐熟过旺。脾为太阴之土,喜燥恶润,易受湿阻,乃生痰之源。胃纳太过,壅滞脾土,一则酿生湿热,进而化生痰湿;二则损伤脾阳,脾失运化而生痰湿。痰湿阻碍气机而致气郁。痰湿、气郁均可壅郁生热。痰阻、气郁、内热可形成瘀血。

病位主要在脾与肌肉,与肾虚关系密切,亦与心肺的功能失调及肝失疏泄有关。本病为本虚标实之候。本虚多为脾肾气虚,或兼心肺气虚;标实为胃热、痰湿,痰湿常与气郁、瘀血、水湿相兼为病,故痰瘀互结、痰气交阻、痰饮水肿者常见。

临床病机之间的转化常见于三种情况。一是虚实之间的转化。如肥胖早期阶段,胃强者过食肥甘,水谷精微超过机体的需要而化为痰湿,聚为膏脂,形成肥胖。但如长期饮食太过,加上痰湿郁遏,则可损伤脾胃,使脾阳不振、脾虚不运,也可导致胃失受纳,后天失养,正气渐耗,病性逐渐由实转虚,久则脾病及肾,终致脾肾两虚。脾虚失于运化,痰湿内生,停于脏腑,阻于经络,气因湿阻,瘀因痰生,而致痰湿、气郁、瘀血相杂,从而转为以邪实为主之证,或正虚与邪实兼杂。二是病理产物之间的相互转化。如痰湿内停日久,阻滞气血的运行,可导致气滞或血瘀,而气滞、痰湿、瘀血日久,常可化热,转化为郁热、痰热、湿热或瘀热互结。三是肥胖病变日久,常变生他病。《黄帝内经》中已经认识到肥胖与消瘅等病证有关,极度肥胖者,常易合并消渴、头痛、眩晕、胸痹、中风、胆胀、痹证等。

【诊断与鉴别诊断】

(一)诊断

1. 以形体肥胖为主要表现。

2. 起病缓慢,病程长,常伴有身体沉重、头晕乏力、行动迟缓,甚或动则喘促等症状。一旦形成肥胖,不易短时间内减轻体重。

3. 常有嗜食肥甘、缺乏运动的习惯,或有肥胖病的家族史。可因长期过重的精神压力以及不适当地服用药物诱发。

4. 肥胖病变日久,常变生他病,易合并消渴、眩晕、中风等。

测量体重、身高、腰围、腹围、血压,进行血脂、血糖、血清胰岛素、黄体生成素、皮质醇、睾酮等检查,计算体重指数可反映身体肥胖程度,腰围或腰臀比可反映脂肪分布,必要时行 CT 或 MRI 计算皮下脂肪厚度或内脏脂肪量检查,也可通过身体密度测量法、生物电阻抗法、双能量 X 线吸收法测定体脂总量。

（二）鉴别诊断

1. 水肿

两者均形体肥胖甚则臃肿。肥胖多因饮食不节、缺乏运动、先天禀赋等原因引起,经治疗体重可减轻,但较慢。水肿多因风邪袭表、疮毒内犯、外感水湿、久病劳倦等导致,以颜面、四肢浮肿为主,严重者可见腹部胀满、全身皆肿。经治疗体重可迅速减轻并降至正常。

2. 黄胖

两者均有面部肥胖。肥胖多由于年老体弱、饮食不节、缺乏运动、情志所伤、先天禀赋等原因引起。黄胖则由肠道寄生虫与食积所致,以面部黄胖、肿大为特征。

【辨证论治】

1. 胃热火郁

证候:肥胖多食,消谷善饥,可有大便不爽,甚或干结,尿黄,或有口干口苦,喜饮水;舌质红,苔黄,脉数。

证机概要:火热内郁,膏脂瘀积。

治法:清胃泻火,佐以消导。

代表方药:白虎汤（《伤寒论》）合小承气汤（《伤寒论》）。

白虎汤

石膏、知母、甘草、粳米。

用法:水煎服。

小承气汤。

大黄、枳实、厚朴。

用法:水煎服。

临床运用:前方清泄阳明胃腑郁热;后方通腑泄热,行气散结。若消谷善饥较重、口苦、嘈杂,加黄连;若口干多饮较重,加天花粉、葛根;若热盛耗气,症见疲乏、少力,加太子参,甚者可用西洋参。

2. 痰湿内盛

证候:形体肥胖,身体沉重,肢体困倦,脘痞胸满,可伴头晕,口干而不欲饮,大便黏滞不爽,嗜食肥甘醇酒,喜卧懒动;舌质淡胖或大,苔白腻或白滑,脉滑。

证机概要:痰湿内盛,阻滞气机。

治法:化痰利湿,理气消脂。

代表方药:导痰汤(《校注妇人良方》)合四苓散(《丹溪心法》)。

导痰汤

半夏、天南星、橘红、枳实、茯苓、甘草、生姜。

用法:水煎服。

四苓散

白术、茯苓、猪苓、泽泻。

用法:水煎服。

临床运用:前方燥湿化痰和胃,理气开郁消痞;后方利水渗湿。若湿邪偏盛,加苍术、薏苡仁、赤小豆、防己、车前子;痰湿化热,症见心烦少寐,纳少便秘,舌红苔黄,脉滑数,可酌加竹茹、浙贝母、黄芩、黄连、瓜蒌仁等;痰湿郁久,壅阻气机,以致痰瘀交阻,伴见舌暗或有瘀斑者,可酌加当归、赤芍、川芎、桃仁、红花、丹参、泽兰等。

3. 气郁血瘀

证候:肥胖懒动,喜太息,胸闷胁满,面晦唇暗,肢端色泽不鲜,甚或青紫,可伴便干,失眠,男子性欲下降甚至阳痿,女性月经不调、量少甚或闭经,经血色暗或有血块;舌质暗或有瘀斑瘀点,舌苔薄,脉弦或涩。

证机概要:气郁血瘀,气瘀壅阻。

治法:理气解郁,活血化瘀。

代表方药:血府逐瘀汤(《医林改错》)。

枳壳、柴胡、桃仁、当归、红花、川芎、牛膝、赤芍、生地黄、桔梗、甘草。

用法:水煎服。

临床运用:本证易于化热,若舌苔偏黄,可加栀子、知母;兼见便干难排者,加三棱、莪术、大黄;若兼失眠,加夜交藤、合欢皮;阳痿者,加水蛭、淫羊藿;月经稀少,加月季花、泽兰、益母草。

4. 脾虚不运

证候:肥胖臃肿,神疲乏力,身体困重,脘腹痞闷,或有四肢轻度浮肿,晨轻暮重,劳累后更为明显,饮食如常或偏少,既往多有暴饮暴食史,小便不利,大便溏或便秘;舌质淡胖,边有齿印,苔薄白或白腻,脉濡细。

证机概要:脾虚气弱,水湿内停。

治法:健脾益气,渗利水湿。

代表方药:参苓白术散(《太平惠民和剂局方》)合防己黄芪汤(《金匮要略》)。

参苓白术散

人参、白术、山药、茯苓、莲子、扁豆、薏苡仁、砂仁、桔梗、甘草、大枣。

用法:水煎服。

防己黄芪汤

防己、黄芪、白术、甘草、生姜、大枣。

用法:水煎服。

临床运用:前方健脾益气渗湿;后方益气健脾利水。若身体困重明显,加佩兰、广藿香;若浮肿明显,加泽泻、猪苓;若兼脘腹痞闷,加半夏,或合用平胃散。

5. 脾肾阳虚

证候:形体肥胖,易于疲劳,可见四肢不温,甚或四肢厥冷,喜食热饮,小便清长;舌淡胖,舌苔薄白,脉沉细。

证机概要:脾肾阳虚,水液失司。

治法:补益脾肾,温阳化气。

代表方药:真武汤合苓桂术甘汤(《伤寒论》)。

真武汤

制附片、桂枝、白术、茯苓、生姜、芍药。

用法:水煎服。

苓桂术甘汤

茯苓、桂枝、白术、甘草。

用法:水煎服。

临床运用:前方温阳利水;后方健脾利湿,温阳化饮。若嗜热食而恶冷饮者,加炮姜;若气虚明显,乏力困倦者,加太子参、黄芪;若兼肢厥者,加干姜。

【辨治备要】

(一)辨证要点

1. 辨虚实

本病辨证虽有虚实之不同,但由于实邪停滞是导致体重增加的根本,故总体上是实多而虚少,早期以虚为主,病久可由虚致实,证见虚实夹杂。实主要在于胃热、痰湿、气郁、血瘀。虚主要是脾气亏虚,进而出现脾肾阳气不足。虚实相兼者,当同时有虚实两类证候,又当细辨其虚与实孰多孰少之不同。

2. 辨标本

本病之标主要是膏脂堆积,可同时兼有水湿、痰湿壅郁。而导致膏脂堆积的根本,多在于胃热消灼、脾虚失运、脾肾阳气不足等;痰湿、气郁、瘀血久留,也是导致膏脂堆积不化的原因。临床辨证须抓住标本关键,若以脾胃等脏腑功能失调为主。痰湿、瘀血症状不重时,视其标缓可先治其本,后治其标;若痰浊、气滞、血瘀作祟,阻滞气机变生急证者,视其标急则先治其标,后治其本;标本并重者,可标本同治。

3. 辨脏腑病位

以脾、胃为主,涉及五脏、肥胖而多食,或伴口干、大便偏干,病多在胃。肥胖伴乏力,少气懒言,疲倦少动,或伴大便溏薄,四肢欠温,病多在脾。或伴腰酸背痛,或腿膝酸软,尿频清长,畏寒足冷,病多在肾。或伴心悸气短,少气懒言,神疲自汗等,则常病及心肺。或伴胸胁胀闷,烦躁眩晕,口干口苦,大便秘结,脉弦等,则常病及肝胆。

(二)治法方药

本病初期时年轻体壮者以实证为主,中年以上肥胖患者以虚证为主。补虚泻实是本病治疗的基本原则。虚则补之,多用健脾益气;脾病及肾,则结合益气补肾。实则泻之,常用清胃降浊或祛湿化痰法,并结合消导通腑、行气利水、行气化痰或痰瘀同治等法,以消除膏脂、痰浊、水湿、瘀血及郁热。虚实夹杂者,当补虚、泻实并举。无论痰湿内盛证还是气郁血瘀证,病延日久,均可转化为痰瘀互结证,治疗当以活血化瘀、祛瘀通络为主,可用导痰汤合血府逐瘀汤,或栝楼薤白半夏汤合桃红四物汤加减。

肝气郁结,中焦健运失常,三焦升降失调,水湿内停的肥胖,采用柴芍乌苓汤;对于痰湿互结,腑气不通,湿浊内停导致的肥胖,选用达原饮化湿祛痰;对于肺脾气虚,水湿运化输布异常导致的肥胖,选用降脂减肥饮。

本病需采取终生综合防治措施,提倡健康的生活及饮食方式,减少脂肪及热量的摄入,尤其注重减少晚餐进食过多热量,加强锻炼,注重早期预防。对于无痰湿症状可辨、舌脉正常而体型偏胖者,可嘱患者用鲜山楂或鲜荷叶煎水代茶饮,长期服用有减肥的效果。治疗上强调以饮食、生活习惯调理为关键,药物治疗为辅的原则,终生治疗,并注意预防与肥胖相关疾病的发生及发展。

【临证要点】

1. 肥胖常可兼血瘀,尤其是痰湿体质者,痰湿阻滞气机,气滞则血瘀,血行不畅,瘀血内停,形成气滞血瘀证。症见形体丰满,面色紫红或暗红,胸闷胁胀,心烦易怒,夜寐不安或夜不能寐,大便秘结,舌暗红或有瘀点瘀斑,或舌下脉络怒张,苔薄白或薄黄,脉沉细或涩。治以活血祛瘀、行气散结,方用血府逐瘀汤合失笑散加减。气滞明显者,见胸闷、脘腹胀满,加郁金、厚朴、陈皮、莱菔子;兼肝胆郁热内结,见心烦易怒、口干口苦、目黄、胁痛、便秘,加大黄、龙胆草、栀子、黄芩;湿热明显,兼见纳呆脘痞、舌质红、苔黄腻,加金钱草、泽泻、茵陈、栀子、虎杖等。

2. 病至后期可见阴虚阳亢。肥胖属于痰湿、气郁、血瘀者,常可化热,进而伤阴。胃腑郁热也常伤阴。因此,病至后期可出现阴虚阳亢证,表现为体胖,情绪急躁,心烦易怒,食欲旺盛,头晕胸闷,大便干结,舌质红,苔少,脉弦细,可用平肝潜阳之法,治以镇肝息风汤。

3. 病证结合有助于提高疗效。研究表明,具有减肥作用的中药有何首乌、荷叶、茶叶、菟丝子、枸杞子、玉竹、地黄、莱菔子、栀子、防己、泽泻、赤小豆、薏苡仁、猪苓、茯苓、柴胡、菊花、茵陈、大黄、芦荟、女贞子、旱莲草、苍术、夏枯草、三棱、丹参、魔芋、决明子、番泻叶、冬瓜皮、车前子、芒硝、麻仁、昆布、海藻等,临证时在辨证论治的基础上,可酌情选用。

4.非药物治疗。科学的生活方式是治疗肥胖的根本,必须持之以恒,严格控制饮食,坚持天天运动,而运动只有在配合饮食控制的情况下才能取得良好效果。

【预防调护】

肥胖对人体健康危害极大,一旦形成本病,治疗一般不易。对本病积极预防非常必要,应积极主动,持之以恒,坚持治疗。

本病患者饮食宜清淡,忌肥甘醇酒美味,多食蔬菜、水果等富含纤维、维生素的食物,适当补充蛋白质,宜低糖、低脂、低盐;养成良好的饮食习惯,忌多食、暴饮暴食,忌食零食;必要时有针对性地配合药膳疗法。适当参加体育锻炼,如根据情况可选择散步、快走、慢跑、骑车、爬楼、拳击等,也可做适当的家务等体力劳动。运动不可太过,以防难以耐受,贵在持之以恒,一般勿中途中断。减肥须循序渐进,使体重逐渐减轻,接近正常体重,不宜骤减,以免损伤正气,降低体力。

【医论精选】

《素问·奇病论》说:"此肥美之所发也,此人必数食甘美而多肥也,肥者令人内热,甘者令人中满,故其气上溢,转为消渴。"

《丹溪心法·中湿》说:"凡肥人沉困怠惰,是湿热,宜苍术、茯苓、滑石。凡肥白之人,沉困怠惰,是气虚,宜二术、人参、半夏、草果、厚朴、芍药。"

《石室秘录·肥治法》说:"肥人多痰,乃气虚也。虚则气不能运行,故痰生之,则治痰焉。可独治痰哉?必须补其气,而后兼消其痰为得耳。然而气之补法,又不可纯补脾胃之土,而当兼补命门之火,盖火能生土,而土自生气,气足而痰自消,不治痰正所以治痰也。"

第九章　肢体经络病证

第一节　痹　证

痹证是以肢体筋骨、关节、肌肉等处发生疼痛、酸楚、重着、麻木，或关节屈伸不利、僵硬、肿大、变形及活动障碍为主要表现的病证。因其发病多与风、寒、湿、热之邪相关，故病情呈反复性，病程有黏滞性、渐进性等特点。

西医学中的风湿性关节炎、类风湿关节炎、痛风、强直性脊柱炎、骨性关节炎均属于本病范畴，可参照本病辨证论治。

春秋战国时期，《黄帝内经·素问》设"痹"证专篇，《素问·痹论》说："风、寒、湿三气杂至，合而为痹也。"对痹证的病因及证候分类有明确的认识。就病因学而言，认为本病的发生与感受风寒湿邪有关，又说："所谓痹者，各以其时，重感于风寒湿之气也。"在痹证的分类上，可根据风寒湿的偏胜将其分为行痹、痛痹、着痹，《素问·痹论》说："其风气胜者为行痹，寒气胜者为痛痹，湿气胜者为着痹也。"又根据病变部位、发病时间的不同而分为皮、脉、肉、筋、骨痹，《素问·痹论》说："以冬遇此者为骨痹，以春遇此者为筋痹，以夏遇此者为脉痹，以至阴遇此者为肌痹，以秋遇此者为皮痹。"

东汉·张仲景《金匮要略·中风历节病脉证并治》中载有"历节"之名，将历节的特点概括为"历节疼痛，不可屈伸"，并采用桂枝芍药知母汤及乌头汤作为治疗方剂。

隋唐时期，巢元方《诸病源候论·风湿痹身体手足不随候》认为体虚外感是引起痹证的主要因素；唐·王焘《外台秘要·白虎方五首》述其症状痛如虎咬、昼轻夜重，故称"白虎病"；孙思邈《备急千金要方·治诸风方》首载独活寄生汤治疗痹证，至今仍为临床常用方剂。

金元时期，朱丹溪《格致余论·痛风论》首次提出"痛风"病名，认为本病的发生与生活环境有关。

明清时期，张介宾《景岳全书·风痹》概括了痹证的寒热阴阳属性；李中梓《医宗必读·痹》提倡行痹参以补血，痛痹参以补火，着痹参以补脾补气之法，并具体阐明"治风先治血，血行风自灭"的治则；叶天士对于痹证日久不愈则有"久病入络"之说，主张用活血化瘀法并重用虫类药物以活血通络；王清任《医林改错·痹证有瘀血说》认为痹证与瘀血关系密切，可用活血化瘀的身痛逐瘀汤治疗。

【病因病机】

痹证的发生主要有禀赋不足、外邪入侵、饮食不节、年老久病、劳逸不当等，导致素体亏虚，卫外不同；或风寒湿热，阻滞经络；或痰热内坐，痰瘀互结；或肝肾不足，筋脉失养；或精气亏损，外邪乘袭，导致经络痹阻，气血不畅，发为痹证。

1. 禀赋不足

素体亏虚，卫外不固，或脾虚运化失常，气血生化乏源，易感外邪，如《诸病源候论·风湿痹候》说："由血气虚，则受风湿，而成此病。"

2. 外邪入侵

风、寒、湿、热之邪为本病发病的外部条件。因久居湿地，涉水冒雨，睡卧当风，水中作业，冷热交错，或风寒湿痹日久不愈，郁而化热，亦可由于阳虚之体，而致风寒湿热之邪乘虚侵袭人体，留注经络而成痹证。《素问·痹论》说："风寒湿三气杂至，合而为痹也。"

3. 饮食不节

过食肥甘厚味，伤及脾胃，酿生痰热，痰瘀互阻，导致经络瘀滞，气血运行不畅，故发为痹证。《中藏经·论肉痹》说："肉痹者，饮食不节，膏粱肥美之所为也。"

4. 年老久病

年老体虚，肝肾不足，肢体筋脉失养；或病后气血不足。腠理空疏，外邪乘虚而入。《济生方·痹》说："皆因体虚，腠理空疏，受风寒湿气而成痹也。"

5. 劳逸不当

劳欲过度，精气亏损，卫外不同；或激烈活动，耗损正气，汗出肌疏，外邪乘袭。

此外，跌仆外伤，损及肢体筋脉，气血经脉痹阻，亦与痹证发生有关。

痹证的主要病机，概而论之有风、寒、湿、热、痰、瘀、虚七端。在一定条件下可相互影响，相互转化，引起经络痹阻，气血运行不畅，从而导致痹证的发生。风、寒、湿、热病邪为患，各有侧重，风邪甚者，病邪流窜，病变部位游走不定为行痹；寒邪甚者，肃杀阳气，疼痛剧烈为痛痹；湿邪甚者，病邪重着、黏滞，病变部位固定不移为着痹；热邪甚者，煎灼阴液，病变部位热痛而红肿为热痹。另外，风、寒、湿、热病邪又可相互作用。痹证日久不愈，气血津液运行不畅则血脉瘀阻，津液凝聚，痰瘀互结，闭阻经络，病邪入骨，出现关节肿胀、僵硬、畸形等症，甚至深入脏腑，出现脏腑痹的证候。

本病的病变部位在经脉，累及肢体、关节、肌肉、筋骨，日久则耗伤气血，损伤肝肾；痹证日久可累及脏腑，出现脏腑痹。病初以肢体、关节、肌肉疼痛、肿胀、酸楚、重着为主症，为病在肌表与经络之间；久则深入筋骨，以关节疼痛、麻木、僵直、变形、活动障碍为主症；

病变日久,病邪可由表入里,经病及脏,即可形成顽固而难愈的"五脏痹"。《素问·痹论》说:"五脏皆有合,病久而不去者,内舍于其合也。故骨痹不已,复感于邪,内舍于肾;筋痹不已,复感于邪,内舍于肝;脉痹不已,复感于邪,内舍于心;肌痹不已,复感于邪,内舍于脾;皮痹不已,复感于邪,内舍于肺。所谓痹者,各以其时重感于风寒湿之气也。"

本病的病机演变常见于本虚标实之间。本病初期因风、寒、湿、热之邪相互作用所致,故属实。痹证日久,耗伤气血,损及肝肾,病理性质为虚实相兼;部分患者肝肾气血大伤,而筋骨肌肉疼痛酸楚症状较轻,呈现以正虚为主的虚痹。因此,痹证日久可发生三个方面的病机演变:一是风寒湿痹或风湿热痹日久不愈,气血运行不畅,出现瘀血痰浊,痹阻经络;二是病久正气耗伤,呈现不同程度的气血亏虚或肝肾不足证候;三是痹证日久不愈,病邪由经络累及脏腑,出现脏腑痹的证候。

【诊断与鉴别诊断】

(一)诊断

1. 突然或逐渐肢体关节、肌肉疼痛、酸楚、麻木、重着、屈伸不利及活动障碍为本病的临床特征。

2. 肢体关节疼痛或游走不定,恶风寒;或痛剧,遇寒则甚,得热则缓;或重着而痛,四肢沉重,活动不灵,肌肤麻木不仁;或肢体关节疼痛,痛处焮红灼热,筋脉拘急;或关节剧痛,肿大,僵硬,变形;或绵绵而痛,麻木尤甚,伴心悸、乏力者。

3. 本病可发生于任何年龄。不同年龄的发病与疾病的类型有一定关系。

4. 抗溶血性链球菌"O"、红细胞沉降率、C反应蛋白、类风湿因子、血清抗核抗体等检查常有助于本病的诊断;X线和CT等影像学检查有助于了解骨关节疾病的病变部位与损伤程度;心电图、心脏彩超、肺功能等检查有助于诊断本病是否累及脏腑。

(二)鉴别诊断

痿证　痹证是由风、寒、湿、热之邪侵袭肌腠经络,痹阻筋脉关节而致;痿证则以邪热伤阴,五脏精血亏损,经脉肌肉失养为患。鉴别要点首先在于痛与不痛,痹证以关节疼痛为主,而痿证则为肢体痿弱不用,一般无疼痛症状;其次在于肢体活动障碍与否,痿证是无力运动,痹证是痛而影响活动;其三,部分痿证病初即有肌肉萎缩,而痹证则是由于疼痛甚或关节僵直不能活动,日久废而不用导致肌肉萎缩。

【辨证论治】

(一)风寒湿痹

1. 行痹

证候:肢体关节、肌肉疼痛,屈伸不利,可累及多个关节,疼痛呈游走性,初期可见恶风、发热等表证;舌质淡,苔薄白或薄腻,脉浮或浮缓。

证机概要:风邪为主,兼夹寒湿,留滞经络。

治法:祛风通络,散寒除湿。

代表方药:防风汤(《宣明论方》)。

防风、秦艽、麻黄、肉桂、当归、赤茯苓、杏仁、葛根、甘草、黄芩、生姜、大枣。

用法:水煎服。

临床运用:若疼痛以上肢为主,加羌活、白芷、威灵仙、川芎;若疼痛以下肢为主,加独活、牛膝、萆薢、防己;若疼痛以腰背为主,加巴戟天、续断、杜仲、淫羊藿。

2. 痛痹

证候:肢体关节疼痛,疼势较剧,痛有定处,关节屈伸不利,局部皮肤或有寒冷感,遇寒痛甚,得热痛减;口淡不渴,恶风寒;舌质淡,苔薄白,脉弦紧。

证机概要:寒湿之邪,凝滞经络。

治法:温经散寒,祛风除湿。

代表方药:乌头汤(《金匮要略》)。

川乌、麻黄、芍药、黄芪、甘草。

用法:水煎服。

临床运用:若寒邪甚,加附子、桂枝、细辛、干姜。

3. 着痹

证候:肢体关节、肌肉酸楚、重着、疼痛,关节活动不利,肌肤麻木不仁,或有肿胀,手足困重;舌质淡,苔白腻,脉濡缓。

证机概要:湿邪为主,兼夹风寒,阻塞经络。

治法:除湿通络,祛风散寒。

代表方药:薏苡仁汤(《类证治裁》)。

薏苡仁、苍术、羌活、独活、防风、川乌、麻黄、桂枝、当归、川芎、生姜、甘草。

用法:水煎服。

临床运用:若关节肿胀,加萆薢、猪苓;若肌肤不仁,加海桐皮、豨莶草;若小便不利、肢体浮肿,加茯苓、泽泻、车前子。

(二)风湿热痹

证候:肢体关节疼痛,活动不利,局部灼热红肿,得冷则舒,可有皮下结节或红斑,多兼有发热,恶风,汗出,口渴,烦闷不安,尿黄,便干;舌质红,苔黄腻或黄燥,脉滑数或浮数。

证机概要:风湿热邪,壅滞经络。

治法:清热通络,祛风除湿。

代表方药:白虎加桂枝汤(《金匮要略》)。

石膏、知母、桂枝、粳米、甘草。

用法:水煎服。

临床运用:若皮肤有瘀斑者,加牡丹皮、生地黄、地肤子、白鲜皮;若咽喉肿痛者,加连翘、牛蒡子、薄荷;若热盛伤津,而见口渴心烦者,加天冬、麦冬、生地黄。

（三）痰瘀痹阻

证候:病程日久,肢体关节肿胀刺痛,痛有定处,夜间痛甚;或关节肌肤紫暗、肿胀,按之较硬,肢体顽麻或重着;或关节僵硬变形,屈伸不利,甚则肌肉萎缩,有硬结,瘀斑,面色暗黧,肌肤甲错,眼睑浮肿,或痰多胸闷;舌质暗紫或有瘀点瘀斑,苔白腻,脉弦涩。

证机概要:痰瘀互结,留滞经脉。

治法:化痰祛瘀,蠲痹通络。

代表方药:双合汤（《万病回春》）。

桃仁、红花、当归、川芎、白芍、生地黄、茯苓、半夏、陈皮、白芥子、甘草、竹沥。

用法:水煎服。

临床运用:若症状较严重者,加丹参、牛膝、鸡血藤或蜈蚣、地龙、全蝎等虫类药;若痰瘀化热者,加黄芩、黄柏、牡丹皮。

（四）肝肾两虚

证候:痹证日久不愈,关节肿大,僵硬变形,屈伸不利,肌肉瘦削,腰膝酸软;或畏寒肢冷,阳痿遗精;或头晕目眩,骨蒸潮热,面色潮红,心烦口干,失眠;舌质红,少苔,脉细数。

证机概要:肝肾不足,经脉失养;风寒湿邪,乘虚而入。

治法:补益肝肾,舒筋活络。

代表方药:独活寄生汤（《备急千金要方》）。

独活、细辛、防风、秦艽、肉桂、桑寄生、杜仲、牛膝、当归、川芎、地黄、芍药、人参、茯苓、甘草。

用法:水煎服。

临床运用:若肾气虚明显者,加黄芪、续断;若肾阳虚明显者,加附子、巴戟天、淫羊藿;若阴虚明显者,去肉桂,加龟甲、女贞子、熟地黄;若脾虚湿盛明显者,加焦白术、茯苓、薏苡仁。

【辨治备要】

（一）辨治要点

1. 辨邪气偏盛

风、寒、湿、热为病各有偏盛,可根据临床主症辨别,如疼痛游走不定者为行痹,属风邪盛;疼痛剧烈,痛有定处,遇寒加重,得热则减者为痛痹,属寒邪盛;痛处重着、酸楚、麻木不仁者为着痹,属湿邪盛;病变处掀红灼热、疼痛剧烈者为热痹,属热邪盛。

2. 辨别虚实

根据发病特点及全身症状辨别虚实。一般痹证新发,风、寒、湿、热之邪明显者多为实证;经久不愈,耗伤气血,损及脏腑,肝肾不足者多为虚证;病程缠绵,痰瘀互结,肝肾亏虚者为虚实夹杂证。

（二）治法方药

1.痹证治疗以祛邪通络、宣痹止痛为基本原则,根据邪气的偏盛,分别予以祛风、散寒、除湿、清热、化痰、行瘀,兼以舒筋通络。久痹正虚者,应重视扶正,以益气养血、培补肝肾为法。虚实夹杂者,宜标本兼顾。

2.多数痹证患者经过积极治疗后,可逐渐恢复或缓解;但也有部分患者日久不愈,转为慢性,迁延经年。若痹证初期,风寒湿邪在表,无汗表实,可用麻黄加术汤。若邪初化热,症见恶风、口渴、烦闷、关节灼热红肿疼痛等热象,而风寒湿邪仍在者,可用麻黄连翘赤小豆汤加味。若见关节肿大,苔薄黄,邪有化热之象者,宜寒热并用,可用桂枝芍药知母汤。若肝肾阴亏,腰膝疼痛,低热心烦,或午后潮热,加龟甲、熟地黄、女贞子或合用河车大造丸。

【临证要点】

1.诊断之要

痹证是正气不足,感受风、寒、湿、热外邪,阻滞经络,闭阻气血,引起肌肉、筋骨、关节等部位酸痛、麻木、重着、肿胀、屈伸不利或关节肿大变形为临床表现的病证,随着病情的发展,可形成痰瘀痹阻,甚至内传脏腑,故首先应分清虚实及病邪的偏盛,除了四诊合参外还需依据抗溶血性链球菌"O"、红细胞沉降率、C反应蛋白、类风湿因子、血清抗核抗体等理化检查,明确病因,针对风、寒、湿、热、痰、瘀、虚采取不同的辨证论治。

2.治疗之法

需辨证施治而非偏用一法。明·李中梓《医宗必读·痹》说:"治风先治血,血行风自灭",除了介绍祛风、散寒、除湿等基本治法外,还介绍了行痹则补血、痛痹则补火、着痹则补脾益气之治法。清·叶天士对痹证日久不愈有"久病入络"之说,主张用活血化瘀法及重用虫类药物以活血通络。病程日久应辅以补益气血、补养肝肾、祛痰、化瘀等治法,虚实兼顾,标本并治。

3.临证之师

当参悟古今而非拘泥于教材。隋·巢元方《诸病源候论·风湿痹候》在病因学上提出了"由血气虚,则受风湿,而成此病"。王肯堂《证治准绳》对膝关节肿大者称为"鹤膝风";手指关节肿大者称为"鼓槌风"。痹证的含义有广义、狭义之分。痹者闭也,广义的痹证,泛指机体正气不足,卫外不同,邪气乘虚而入,脏腑经络气血为之痹阻而引起的疾病统称为痹证,包括《黄帝内经》所说的肺痹、心痹等脏腑痹及肉痹、筋痹等肢体经络痹。狭义的痹证,即指肢体经络痹。可见,本节痹证的辨证论治主要针对肢体经络痹;五脏痹还得参照其他文献。

【预防调护】

首先,针对痹证的危险因素采取预防干预措施,如避免感受风寒湿热之邪、改变不良饮食习惯、坚持适当运动等,以减少痹证的发生风险。对于已经罹患痹证的人群,应当积极采取治疗性干预措施,以预防痹证的进一步加重和肢体肌肉萎缩、脏腑痹等继发病证的发生。

其次,病后调摄护理方面,更需做好防寒保暖等预防工作。应保护病变肢体,提防跌仆等以免受伤,视病情适当对患处进行药物热熨、冷敷等;亦可配合针灸、推拿等进行治疗。鼓励和帮助患者对病变肢体进行功能锻炼,有助于痹证康复。

【医论精选】

《诸病源候论·风湿痹身体手足不随候》说:"人腠理虚者,则由风湿气伤之,搏于气血,血气不行则不宣,真邪相击,在于肌肉之间,故其肌肤尽痛。"

《类证治裁·痹症论治》说:"诸痹,风寒湿三气杂合,而犯其经络之阴也。风多则引注,寒多则掣痛,湿多则重着,良由营卫先虚,腠理不密,风寒湿乘虚内袭,正气为邪气所阻,不能宣行,因而留滞,气血凝涩,久而成痹。"

《医宗金鉴》说:"痿痹之证,今人多为一病,以其相类也。然痿病两足痿软不痛,痹病通身肢节疼痛。但观古人治痿,皆不用风药,则可知痿多虚,痹多实,而所因有别也。"

《朱良春医论集》说:"痹痛,久痛多瘀,凡顽痹久治泛效,关节肿痛,功能障碍,缠绵不愈者,多是病邪与瘀血凝聚经隧,胶结难解,叶天士所云:'络瘀则痛'是也。常规用药,恒难奏效。必须采用透骨搜络,涤痰化瘀之品,始可深入经隧之瘀,以蠲肿痛。而首选药品,则以蜈蚣、全蝎、水蛭、僵蚕、天南星、白芥子之属最为合拍。其中虫类药殊效众所周知,唯天南星之功,其值一提:生天南星苦辛温有毒,制则毒减,能燥湿化痰,祛风定惊,消肿散结,专行经络,善止骨痛,对各种关节疼痛,具有佳效……其用量制南星可用 15～30 g。"

第二节　腰　痛

腰痛是以腰脊或脊旁部位疼痛为主要表现的病证。又称"腰脊痛",其发病有急性和慢性之分。急性腰痛,病程较短,腰部多拘急疼痛、刺痛,脊柱两旁常有明显的按压痛;慢性腰痛,病程较长,时作时止,腰部多隐痛或酸痛。

西医学中的腰肌纤维炎、腰椎骨质增生、强直性脊柱炎、腰椎间盘病变、腰肌劳损病等腰部病变均属于本病范畴,可参照本病辨证论治。

春秋战国时期,《黄帝内经》中首次出现"腰痛"病名及其专篇,对腰痛的病因病机有了较为深入的论述。就病因学发展而言,认为本病的发生与肾精亏虚、外邪侵袭、外伤瘀血、情志内伤等有关。《素问·脉要精微论》说:"腰者,肾之府,转摇不能,肾将惫矣。"《素问·五常政大论》说:"太阴司天,湿气下临,肾气上从……当其时反腰椎痛,动转不便。"《素问·刺腰痛》中说:"衡络之脉,令人腰痛,不可以俯仰,仰则恐仆,得之举重伤腰,衡络绝,恶血归之。"《灵枢·本神》云:"肾盛怒而不止则伤志,志伤则喜忘其前言,腰脊不可以俯仰屈伸。"

东汉·张仲景首开腰痛辨证论治先河,《金匮要略·五脏风寒积聚病脉证并治》提出"肾著"这一病名,描述了寒湿腰痛的病因病机及其症状特点,治以甘姜苓术汤。隋唐时期,医家对腰痛的病因病机认识更趋完善。

隋·巢元方《诸病源候论·腰背病诸候》认为腰痛与肾关系密切,肾虚是发病之本,在证候分类上,首先提出急慢性腰痛的分类。

唐·孙思邈《备急千金要方·腰痛》载运用补肝肾、祛风湿的独活寄生汤治疗腰痛,至今仍是临床治疗腰痛的著名方剂。

宋金元时期,众医家又在《黄帝内经》及唐以前医家论述腰痛的病因病机基础上,加深了对肾虚腰痛、湿热腰痛、寒湿腰痛、瘀血腰痛等的理论认识。陈无择《三因极一病证方论·腰痛叙论》主张:"夫腰痛,虽属肾虚,亦涉三因所致。在外则脏腑经络受邪,在内则忧思恐怒,以至房劳坠堕,皆能致之。"朱丹溪《丹溪心法·腰痛》提出腰痛病因有"肾虚、瘀血、湿热、痰积、闪挫",首次提出"湿热、痰饮留滞,气血不通,引起腰痛"。

明清时期,张介宾《景岳全书》提出腰痛的辨证治疗应辨明虚实,并延续了《黄帝内经》中脏腑病变及情志内伤能够引起腰痛这一观点,认为肝脾病变亦能引起腰痛。秦景明《症因脉治》提出"湿热岁气"可致腰痛。吴谦《医宗金鉴》以歌诀的形式归纳了腰痛的九种病因。李用粹《证治汇补》提出在治疗上要分清"标本缓急"。黄元御《四圣心源》说:"肾水寒,则脾土必湿,脾土湿则肝木郁,郁则阳气陷,陷而不已,而致腰痛发作。"

【病因病机】

腰痛的发生主要因外邪侵袭、体虚年老、跌仆闪挫引起经脉受阻,气血不畅;或肾气亏虚,腰府失养;或气血阻滞,瘀血留着,进而痹阻经脉,气血不通,发为腰痛。

1. 外邪侵袭

多由居处潮湿,或劳作汗出当风,衣着单薄,或冒雨着凉,或暑夏贪凉,腰府失护,风、寒、湿、热等六淫之邪乘虚侵入,导致经脉受阻,气血运行不畅而发腰痛。《素问·六元正纪大论》说:"感于寒,则病人关节禁固,腰脽痛,寒湿推于气交而为疾也。"

2. 体虚年老

先天禀赋不足,或久病体虚,或年老体衰,或房事不节,以致肾之精气亏虚,无以濡养筋脉而发生腰痛。《杂病源流犀烛·腰脐病源流》说:"腰痛,精气虚而即客病也。"

3.跌仆闪挫

举重抬异,屏气闪挫,暴力扭转,坠落跌打,或体位不正,用力不当,导致腰部经络气血运行不畅,气血阻滞不通,瘀血留着而发生疼痛。《景岳全书·腰痛》说:"跌仆伤而腰痛者,此伤在筋骨而血脉凝滞也。"

腰痛的主要病机概而论之为邪阻经脉,腰府失养。寒为阴邪,其性收引,郁遏卫阳,凝滞营阴,以致腰府气血不通;湿邪侵袭,其性黏滞,留着筋骨肌肉,闭阻气血,阳气不运,以致肌肉筋脉拘急而痛;感受热邪,常与湿合,或湿蕴生热而滞于腰府,经脉不畅而生腰痛。内伤腰痛多因肾之精气亏虚,腰府失养。偏于阴虚则腰府不得濡养,偏于阳虚则腰府不得温煦,故发生腰痛。内外二因,相互影响,风、寒、湿、热诸邪,常因肾虚而乘袭,痹阻经脉,发生腰痛。

本病的病变部位在肾,与膀胱经、督脉、带脉和足少阴肾经等经脉密切相关。

外感腰痛,起病较急,腰痛明显,常伴有风、寒、湿、热等外邪症状。寒湿者,腰部冷痛重着,转侧不利,静卧病痛不减;湿热者,腰部热痛重着,暑湿天加重,活动后或可减轻。内伤腰痛,多起病隐匿,腰部酸痛,病程缠绵,常伴有脏腑虚损症状,多见于肾虚。《诸病源候论·腰痛候》说:"凡腰痛有五:一曰少阴,少阴申也,七月万物阳气伤,是以腰痛。二曰风痹,风寒着腰,是以痛。三曰肾虚,役用伤肾,是以痛。四曰腰,坠堕伤腰,是以痛。五曰寝卧湿地,是以痛。其汤熨针石,别有正方,补养宣导,今附于后。"

本病的病机演变常见于本虚标实之间。外感腰痛,或跌仆损伤多属实证,为邪阻经脉,"不通则痛"。内伤腰痛多属虚证,为肾精亏虚,腰府失养,"不荣则痛"。

【诊断与鉴别诊断】

(一)诊断

1.急性腰痛,病程较短,轻微活动即可引起一侧或两侧腰部疼痛加重,脊柱两旁常有明显的按压痛。

2.慢性腰痛,病程较长,缠绵难愈,遇劳则剧,按之则舒。可因体位不当、劳累过度、天气变化等因素诱发或加重。

3. 常有居处潮湿阴冷、涉水冒雨、跌仆闪挫、腰椎劳损或劳累过度等相关病史。

腰椎、骶髂关节 X 线、CT、MRI 等检查有助于腰椎病变的诊断。血、尿常规,抗链球菌溶血素"O"、红细胞沉降率、类风湿因子有助于风湿和类风湿疾病的诊断。肾脏影像学检查和尿常规化验有助于肾脏疾病的诊断。妇科检查可排除妇科疾病引起的腰痛,有助于本病的诊断。

根据椎管内外病变可将腰痛分为椎管内和椎管外病变两大类。腰椎管内病变,主要包括腰椎间盘膨出、突出、腰椎管狭窄、肿瘤、脊柱结核、多发性硬化症等。椎管外病变,主要是椎管外的组织病变,包括腰脊神经后支源性下腰痛,除此之外尚有急性腰扭伤、慢性腰肌劳损、骨性关节炎、骶髂关节疾病、棘上韧带损伤、强直性脊柱炎、内脏病牵涉痛、盆腔疾患、感染性疾病等在临床上需要鉴别诊断。

（二）鉴别诊断

1. 背痛

背痛是指由于身体某组织受伤或怀孕、肥胖、不佳的静态姿势等所致的背脊以上部位出现疼痛的症状。

2. 尻痛

尻痛是尻骶部位的疼痛。

3. 胯痛

胯痛是指尻尾以下及两侧胯部的疼痛。

4. 肾痹

肾痹是指腰背强直弯曲、不能屈伸、行动困难而言，多由骨痹日久发展而成。

【辨证论治】

1. 寒湿腰痛

证候：腰部冷痛重着，转侧不利，静卧病痛不减，寒冷或阴雨天加重；舌质淡，苔白腻，脉沉而迟缓。

证机概要：寒湿留着，闭阻经脉。

治法：散寒行湿，温经通络。

代表方药：甘姜苓术汤（《金匮要略》）。

干姜、白术、茯苓、甘草。

用法：水煎服。

临床运用：若寒邪偏胜，加附子、川乌、细辛；若湿邪偏胜，加苍术、厚朴、薏苡仁。

2. 湿热腰痛

证候：腰部疼痛，重着而热，暑湿阴雨天气加重，活动后或可减轻，身体困重，小便短赤；舌质红，苔黄腻，脉濡数或弦数。

证机概要：湿热壅阻，经脉不畅。

治法：清热利湿，舒筋止痛。

代表方药：四妙丸（《成方便读》）。

黄柏、苍术、牛膝、薏苡仁。

用法：水煎服。

临床运用：若小便短赤不利，加栀子、草薢、车前草；若湿热蕴久，耗伤阴津，加生地黄、知母、女贞子、墨旱莲。

3. 瘀血腰痛

证候：腰痛如刺，痛有定处，痛处拒按，日轻夜重，轻者俯仰不便，重者不能转侧；舌质暗紫,或有瘀斑,脉涩。部分患者有跌仆闪挫病史。

证机概要:瘀血阻滞,气血不通。

治法:活血化瘀,通络止痛。

代表方药:身痛逐瘀汤(《医林改错》)。

桃仁、红花、当归、川芎、香附、没药、五灵脂、地龙、牛膝、秦艽、羌活、甘草。

用法:水煎服。

临床运用:若腰痛日久,肾虚者,加杜仲、续断、狗脊、桑寄生;若兼有风湿,身体困重、阴雨天加重,加独活、秦艽;若腰痛引胁,加柴胡、郁金;若有跌仆、扭伤、挫闪病史,加乳香、没药、青皮。

4.肾虚腰痛

(1)肾阴虚

证候:腰部隐隐作痛,酸软无力,缠绵不愈,心烦少寐,口燥咽干,面色潮红,手足心热;舌红少苔,脉弦细数。

证机概要:肾精亏虚,腰肾失养。

治法:滋补肾阴,濡养筋脉。

代表方药:左归丸(《景岳全书》)。

熟地黄、山茱萸、山药、枸杞子、龟甲胶、鹿角胶、菟丝子、牛膝。

用法:水煎服。

临床运用:若肾阴不足,相火偏亢,可选用知柏地黄丸或大补阴丸;若虚劳腰痛,日久不愈,阴阳俱虚,阴虚内热者,可选用杜仲丸。

(2)肾阳虚

证候:腰部隐隐作痛,酸软无力,缠绵不愈,局部发凉,喜温喜按,遇劳更甚,卧则减轻,常反复发作,面色㿠白,肢冷畏寒;舌质淡,苔薄白,脉沉细无力。

证机概要:肾阳不足,温煦无力。

治法:补肾壮阳,温煦经脉。

代表方药:右归丸(《景岳全书》)。

肉桂、附子、鹿角胶、熟地黄、山药、山茱萸、枸杞子、菟丝子、杜仲、当归。

用法:水煎服。

临床运用:若无明显阴阳偏盛者,可合青娥丸;若房劳过度而致肾虚腰痛者,可用血肉有情之品调理,如河车大造丸。若脾气亏虚,甚或脏器下垂者,加黄芪、党参、白术、升麻。

【辨治备要】

(一)辨证要点

1.辨虚实

外感腰痛,多起病较急,腰痛明显,常伴表证,多属实;内伤者,多起病隐匿,腰部酸痛,病程缠绵,常伴有脏腑症状,多属虚;跌仆闪挫所致者,起病急,疼痛部位固定,多属瘀血为患,亦以实证为主。

2. 辨病理性质

腰部冷痛,得热则舒,足寒肢冷,为寒;腰部疼痛重着,难以转侧,身体困重,为湿;腰部热痛,身热汗出,小便热赤,为热;腰痛如刺,痛处拒按,多为闪挫或瘀血。

(二)治法方药

1. 腰痛治疗当分标本虚实。感受外邪属实,宜祛邪通络,根据寒湿、湿热的不同,分别予以温散或清利;外伤腰痛属实,宜活血祛瘀,通络止痛;内伤致病多属虚,宜补肾固本为主;虚实兼见者,宜分清主次轻重,标本兼顾。

2. 多数腰痛患者经过积极治疗后,可逐渐恢复或缓解;但也有部分患者日久不愈,转化为慢性,迁延难愈。若年高体弱或久病不愈,肝肾虚损,气血亏虚,而兼见腰膝酸软无力、脉沉弱等症,宜独活寄生汤。若瘀血明显,肾阴不足,相火偏亢,可酌用知柏地黄丸或大补阴丸。若虚劳腰痛,日久不愈,阴阳俱虚,阴虚内热者,可选用杜仲丸。若房劳过度而致肾虚腰痛者,可用血肉有情之品调理,如河车大造丸。

【临证要点】

1. 诊断之要

首在分清腰痛之虚实。外伤腰痛属实,宜活血祛瘀、通络止痛,还应借助腰椎 X 线、CT 或 MRI 等检查,明确虚实,这对于腰痛的辨证治疗是极为重要的。感受外邪属实,宜祛邪通络,根据寒湿、湿热的不同,分别予以温散或清利;内伤致病多属虚,宜补肾固本为主。

2. 治疗之法

需辨证施治而非偏用一法。《灵枢·五乱》说:"有道以来,有道以去。"实则泻之,虚则补之,故感于六淫,由外而内侵袭者,由外祛之,或祛风,或散寒,或利湿,或清热;缘于内脏情志,由内而外之者,由内调之,以补肾为主,兼调养气血;中外不相及者,治其主病;两感者,度其虚实,辨其标本,和其五脏,通其六腑,调其荣卫,平其气血,存其津液,顺其气机,以平为期。《万病回春·腰痛》说:"新痛宜疏外邪、清湿热;久则补肾,兼补气血。"《景岳全书·腰痛》说:"所以凡病腰痛者,多由真阴之不足,最宜以培补肾气为主。其有实邪而为腰痛者,亦不过十中之二三耳。"

3. 临证之师

当参悟古今而非拘泥教材。《杂病源流犀烛·腰脐病源流》说:"腰痛,肾精气虚而邪客病也。"并指出:"肾虚其本也;风、寒、湿、热、痰饮、气滞、血瘀、闪挫其标也;或从标,或从本,贵无失其宜而已。"因此,治疗腰痛虽以补肾为主,但在外感偏盛时,则应急则治其标,先祛邪,后治本。《古今医统大全·腰痛门》说:"凡攻补之剂常要相因,标痛甚者,攻击之后须是补养,以固其本,庶无复作之患也。"

【预防调护】

首先,针对腰痛的危险因素采取预防性干预措施,如避免坐卧湿地;暑季湿热蕴蒸时,亦应避免夜宿室外,贪冷喜凉;应注意保暖,免受风寒湿邪侵袭;涉水冒雨或运动汗出后即应换衣擦身;在日常生活中要保持正确的坐、卧、行体位,劳逸适度,不可强力负重;避免腰部跌仆闪挫以减少腰痛的发生风险。对于已经罹患腰痛的人群,应当积极采取治疗措施,以预防腰痛再次发生。

其次,急性腰痛,应及时治疗,愈后注意休息调养,以巩固疗效。慢性腰痛除药物治疗外,注意腰部保暖,或加用腰托固护,避免腰部损伤。避免劳欲太过,防止感受外邪,经常活动腰部,或进行腰部自我按摩、打太极拳等活动,有助于腰痛的康复。

【医论精选】

《金匮要略·五脏风寒积聚病脉证并治》说:"肾着之病,其人身体重,腰中冷,如坐水中,形如水状,反不渴,小便自利,饮食如故,病属下焦。身劳汗出,衣里冷湿,久久得之,腰以下冷痛,腹重如带五千钱,甘姜苓术汤主之。"

《诸病源候论·腰背病诸候》说:"劳损于肾,动伤经络,又为风冷所侵,血气击搏,故腰痛也。"

《七松岩集·腰痛》说:"然痛有虚实之分,所谓虚者,是两肾之精神气血虚也,凡言虚证,皆两肾自病耳。所谓实者,非肾家自实,是两腰经络血脉之中,为风寒湿热之所侵,闪肭挫气之所得,腰内空腔之中,为湿痰瘀血凝滞,不通而为痛,当依据脉证辨悉而分治之。"

《证治准绳·腰痛》说:"有风、有湿、有寒、有热、有挫伤、有瘀血、有滞气、有痰积、皆标也,肾虚其本也……大抵诸腰痛,皆起肾虚,既夹邪气,则须除其邪。如无外邪积滞而自痛,则惟补肾而已。"

附录　名老中医周海清谈疫病

疫病是流行性急性传染病的统称。疫者民皆疾也,可分为瘟疫、寒疫、杂疫。

一、古代疫病流行概况

古人对疫病的认识,早在《左使》中就有"疫"病的记载;《山海经》中有"天下大疫"的记录;《礼论·月令》中说:"孟春……行秋令,其民则大疫。"已认识到疫病流行与气候异常密切相关。

《素问·制法论》说:"五疫之至,皆相染易,无问大小,病状相似。"这说明疫病具有流行性和传染性。

东汉·张仲景《伤寒杂病论》自序中说:"余宗族素多,向余二百,建安纪年以来,犹未十稔,其死亡者,三分有二……"

三国·曹植《说疫气》说:"建安二十二年,疠气流行,家家有僵尸之痛,室室有号泣之哀"。

明末·吴又可《温疫论》原序中说:"崇祯辛巳,疫气流行,感者甚多,于五六月益甚,或合门传染",据《吴江县志》记载:"一巷百余家,无一家仅免;一门数十口,无一口仅存"。

鉴于上述,可知古代疫病流行的悲惨状况。据《中国疫情史鉴》载,从西汉到清末,我国至少发生过321次大型疫病流行。中医在与疫病作斗争中,开展了力所能及的防治工作,取得了不少成绩,积累了丰富的经验,在疫情的控制和疫病的治疗方面都发挥了重要的作用。

二、病因病机

疫病的病因是疫疠病邪,又称"疠气""疫邪",疫疠病邪可分别兼有风、寒、暑、湿、燥、火六淫之性,就具体而言,其中有风寒疫邪、风热疫邪、暑热疫邪、湿热疫邪等区别。疫疠病邪具有极强的致病力,触之者极易感染而病,所以疫病具有较强的传染性,并可引起不同程度地流行。疫疠病邪的形成往往与反常的或灾害性的气候条件有关系,或由于战乱、自然灾害、饥饿劳累、卫生条件低劣、污秽不洁之物处理不善,导致疫疠病邪的形成并侵犯人体。

疫病的发病,取决于人体的正气强弱和疫疠病邪盛衰两方面。吴又可《温疫论》说:"本气充满,邪不易人;本气适逢亏欠,呼吸之间,外邪因而乘之。"余师愚《疫疹一得》说:"以其胃本不虚,偶染邪气,不能入胃。"无论是"本气"或"胃气",都说明人体正气强盛,虽有御病能力,即使人体正气尚无明显不足,也难以抵御疫疠病邪的侵犯。吴又可《温疫论》说:"无问老少强弱,触之者即病。"总之,外因疫疠病邪,内因正气亏虚,邪盛正虚不能战胜疫疠病邪而发病。

《素问·刺法论》疫病之源往往由口鼻而入,即"天牝(鼻之别名)从来,复得其往"。吴又可《温疫论》又说:"时疫之邪,自口鼻而入""温疫之来,邪自口鼻而入"。因而疫疠致病多犯肺系与脾胃,并发现"邪之所着,有天受,有传染,所感虽殊,其病则一"。

疫病之气大都毒烈,但并非染之皆病。古代医家认为普通人是否感染疫病与毒性强度及染毒程度相关,但更与人体正气有密切关系。《素问·刺法论》说:"不相染者,正气存内,邪不可干……"

三、疫病的特性与诊断要点

(一)疫病特性

疫病的首要特征是具有传染性,《素问·刺法论》说:"五疫之至,皆相染易,无问大小,病状相似。"(《素问·六元正纪大论》)说:"其病温厉大行,远近咸若。"这些都说明疫病在流行地域,无论男女老少,凡触之者多可发病,且症状相似。《说文解字》解释"疫"为"民皆疾也",也可作为佐证。巢元方《诸病源候论》中说:"病无长少,率皆相似……转相染易,乃至灭门,延及外人。"

疫病发病急骤,病情危笃。疫之伤人,多来势凶猛,发病急骤,甚则染之即发,且变化多端,病情险恶,常因束手无策或救治不及而亡。《说疫气》中说:"或阖门而殪,或覆族而丧。"清代余师愚《疫疹一得》中说:"一人得病,传染一家,轻者十生八九,重者存一二,合境之内,大率如斯。"

疫病为一气致一病。疠气种类不一,致病各异,也就是说,每一种疠气所致之病,均有各自的临床特点和传变规律。而同一种疠气对人体的致病部位具有亲和力,或特异性与选择性,即某一疠气可专门侵犯某脏腑经络或某一部位,因而往往同病者同症。

(二)诊断要点

1. 流行季节。

2. 流行区域。

3. 疫病接触史。

4. 临床表现。

5.物理、化学检查数据。

参考西医《实用传染病学》,明确诊断,及时上报。

四、辨病与辨证论治

(一)辨病

1.中医辨病。

2.中西医结合辨病。

(二)辨证论治

疫病可分三类:瘟疫、寒疫、杂疫。

1.瘟疫

夫瘟者,热之始,热者,温之终,始终属热证。初得之即发热,自汗而渴,不恶寒。其表里分传也,在表则现三阳经证,入里则现三阴经证,入腑则有应下之证。其愈也,总以汗解,而患者多在热时。其与伤寒不同者,初不因感寒而得,疠气自口鼻入,始终一于为热。热者,温之终,故名之曰瘟疫。按卫气营血,三焦辨证论治。如用白虎汤(石膏、知母、甘草、粳米)随症加减,治疗暑痉(乙型脑炎)。用清瘟败毒饮(生地、丹皮、赤芍、水牛角、甘草、黄连、黄芩、栀子、石膏、知母、玄参、桔梗、连翘、淡竹叶)治疗暑温(钩端螺旋体病)。高热昏迷,可选安宫牛黄丸,清心开窍;痰热内闭,可选至宝丹,清热化痰开窍;高热抽搐,可选紫雪丹,清热息风止痉;此为"温病三宝"(中成药)救命之品,药房必备,妥善保管。参考高等医药院校试用教材《温病学》《温病条辨》《温热经纬》《温疫论》《疫疹一得》等书,兹不赘述。

2.寒疫

不论春夏秋冬,天气忽热,众人毛窍方开,倏而暴寒,被冷气所逼即头痛、身热、脊强。感于风者有汗,感于寒者无汗,此病亦与太阳伤寒伤风相似,但系天作之孽,众人所病皆同,且间有冬月而发疹者,故亦得以疫称焉。其治法则有发散、解肌之殊,其轻者鼻塞声重或咳嗽气喘,虽不治,亦可自愈。又有病发于夏秋之间,其症亦与瘟疫相似,而不受凉药,未能一汗即解,缠绵多日而始愈者,此皆所谓寒疫也,按六经辨证论治。

据临床资料报道:用荆防败毒散(荆防、防风、羌活、独活、柴胡、前胡、川芎、枳壳、桔梗、茯苓、薄荷、甘草)治疗风寒疫(流行性感冒)。余在山区行医多年,见风寒疫者有之,症见风寒表实证者用麻黄汤(麻黄、桂枝、杏仁、甘草),温覆取汗;证见风寒表虚证者用桂枝汤(桂枝、白芍、大枣、生姜、甘草)。吃热稀粥,以助药力,取微汗,解肌发表,调和营卫。参考高等医药院校试用教材《伤寒论》《伤寒论浅注》《伤寒论注》《伤寒来苏集》《伤寒论译释》等书,兹不赘述。

3.杂疫

其症千奇百怪,其病则寒热皆有,除诸瘟、诸寒、诸痧瘴等暴怪之病外,如疟疾、痢疾、黄疸、霍乱、疫厥等疾,众人所患皆同者,皆有疠气以行乎其间,故往往有以平素治法治之不应,必深究脉症之微,细心体察,方能奏效,较之瘟疫更难揣摩。盖治瘟疫尚有一定之法,而治杂疫竟无一定之方也。且其病有寒者,有热者,有上寒下热者,有上热而下寒者,有表寒而里热者,有表热而里寒者,种种变态,不可枚举。按脏腑经络辨证论治,参考高等医药院校试用教材《金匮要略》《金匮要略浅注》《金匮要略论注》《金匮要略心典》《金匮玉函要略辑义》等书,兹不赘述。

余在临床常用小柴胡汤(柴胡、黄芩、人参、半夏、大枣、生姜、炙甘草)加常山、草果(去壳)、槟榔截疟,汤药不宜热服,否则易呕。用白头翁汤(白头翁、秦皮、黄连、黄柏)、白头翁加阿胶甘草汤治痢。用茵陈蒿汤(茵陈、栀子、大黄)、茵陈五苓散(茵陈、茯苓、甘草、泽泻、白术、桂枝)治疗黄疸。中华人民共和国成立前用桃花汤(干姜、粳米、赤石脂)、理中汤(党参、白术、干姜、炙甘草)治霍乱;用四逆汤(干姜、附子、炙甘草),再加人参为四逆加人参汤治疫厥等。

总之,世有温疫之名,不知有寒疫之说,至于杂疫,往往皆视为本病,而不知为疫者多矣。故特别强调,以便拓展临床思维。

五、调护

1. 谨守病机,严密观察患者症、舌、脉的变化。
2. 温疫:存津液,保胃气。
3. 寒疫:顾阳气,调脾胃。
4. 杂疫:重气血,调脾胃。

附:周海清先生传略

先师周海清(字学镜),少读诗书,喜爱书法。弱冠之年,随父习医,勤奋好学,尽得其传。熟读经典,勤于临证,悬壶济世,救人无数,屡起沉疴,声名鹊起。

中华人民共和国成立之后,于成都中医药大学(原中医学院),两次深造,历时 3 载,博览群书,涉猎医著,《黄帝内经》师资培训(班),学成结业,因妻亡子幼,回归故里,从事临床,门庭若市,排队至街,日诊百号,年逾四万。望知吉凶,闻知何病,问抓主症,切判生死。不畏寒暑。全天上班,每年出勤 364 天,爱岗敬业,堪称楷模。相信科学,反对迷信,唯物辩证,历史唯物,中西融汇,两法治病,学术主张,寒温流一。人生有涯,学海无涯,学如逆水行舟,不进则退。学而不厌,诲人不倦,挑灯夜读,深夜备课,乡镇医生,讲解《伤寒杂病论》,教予知识,育予心灵,指予方向,授予方法。临床研究,疑难杂病,20 世纪 70 年代,扶正祛邪,治疗肝癌,存活 16 月。阴性结石,活血化瘀,利尿通淋,排出结石。有毒药品,以身试药,编印资料,全县发放。自力更生,艰苦奋斗,为院修建,两座高楼,一身清廉,两袖清风,誉满乡梓,闻名巴蜀。曾任中国人民政治协商会议荣县委员会第二、三届委员,荣获自贡市人民政府首届名老中医,四川省卫生厅先进个人。先师仙逝,精神永存!

时值先师诞辰 100 周年之际,填词一首:《相见欢·师生》"师生长山(地名,指荣县长山镇)相逢,喜盈盈。传道授业解惑践行中。学子敬,恩师辞,常教诲。实行救死扶伤敢担当。"以示纪念。

参考文献

［1］吴有性.温疫论［M］.北京:学苑出版社,2003.

［2］吴瑭.温病条辨［M］.北京:人民卫生出版社,1962.

［3］王孟英.温热经纬［M］.北京:人民卫生出版社,1962.

［4］张之文.温病学［M］.北京:人民卫生出版社,2009.

［5］孟澍江.温病学,［M］.上海:上海科学技术出版社,1985.

［6］温病学教学参考资料［M］.南京:江苏人民出版社,1959.

［7］谷晓红.温病学［M］.北京:中国中医药出版社,2014.

［8］方药中.温病条辨讲解［M］.北京:人民卫生出版社,2007.

［9］方药中.温病汇讲［M］.北京:人民卫生出版社,1988.

［10］马健.温病学［M］.北京:中国中医药出版社,2016.

［11］高辉远.蒲辅周医案［M］.北京:人民卫生出版社,1959.

［12］陈修国.医学实在易［M］.林朗晖校.福州:福建科学技术出版社,1982.

［13］陈修国.医学从众录［M］.上海:上海科学技术出版社,1958.

［14］吴谦.医宗金鉴［M］.北京:人民卫生出版社,1963.

［15］张伯臾.中医内科学［M］.北京:人民卫生出版社,1986.

［16］张伯礼.中医内科学［M］.北京:中国中医药出版社,2017.

［17］黄文东,方药中,邓铁涛,等.实用中医内科学［M］.上海:上海科学技术出版社,1986.

［18］张伯臾.中医内科学［M］.北京:人民卫生出版社,1985.

［19］王永炎.中医内科大全［M］.北京:人民卫生出版社,2006.

［20］邱仕君.邓铁涛医案与研究［M］.北京:人民卫生出版社,2009.

［21］任继学.任继学经验集［M］.北京:人民卫生出版社,2009.

［22］朱良春.朱良春医论集［M］.北京:人民卫生出版社,2009.

［23］张锡纯.医学衷中参西录［M］.保定,河北人民出版社,1957.

［24］王肯堂.证治准绳［M］.上海:上海卫生出版社,1957.

［25］张介宾.景岳全书［M］.上海:上海卫生出版社,1959.

［26］中医研究院研究生班.黄帝内经·素问注评［M］.北京:中国中医药出版社,2011.

［27］中医研究院研究生班.伤寒论注评［M］.北京:中国中医药出版社,2011.

［28］中医研究院研究生班.金匮要略注评［M］.北京:中国中医药出版社,2011.

［29］王永炎.任应秋医学全集［M］.北京:中国中医药出版社,2015.

［30］湖南中医药研究所.脾胃论注释［M］.北京:人民卫生出版社,1976.

［31］程国彭.医学心悟［M］.北京:人民卫生出版社,1963.

［32］王清任.《医林改错》评注［M］.北京:人民卫生出版社,1976.

［33］巢元方.诸病源候论［M］.北京:人民卫生出版社,1956.

［34］孙思邈.备急千金要方［M］.北京:人民卫生出版社,1955.

［35］孙思邈.千金翼方［M］.北京:人民卫生出版社,1955.

［36］王焘.外台秘要［M］.北京:人民卫生出版社,1955.

后 记

清·彭端淑《为学》中说:"天下事有难易乎,为之,则难者亦易也;不为,则易者亦难也。人之为学有难易乎。学之,则难者亦易也,不学,则易者亦难也。"学医者亦然也,贵在持之以恒,勤奋学习,刻苦钻研,熟读经典,勤于临证,参拜名师,虚心学习,励志博学,厚德精医。唐·韩愈《进学解》中说:"业精于勤荒于嬉,行成于思毁于随。"唐·孙思邈《千金要方·大医精诚》中说:"学者必须博极医源,精勤不倦……"方可成为苍生大医。

中医药学是我国劳动人民长期与疾病作斗争的经验总结和逐步形成的医学理论,也是中华文化的重要组成部分。习近平总书记说:"中医药学凝聚着深邃的哲学智慧和中华民族几千年的健康养生理念及其实践经验,是中国古代科学的瑰宝,也是打开中华文明宝库的钥匙。深入研究和科学总结中医药学对丰富世界医学事业、推进生命科学研究具有积极意义。"

中医治疫历史悠久,早已形成了防治疫病的理论与方法体系。如《黄帝内经》《伤寒杂病论》《瘟疫论》《温病条辨》《温热经纬》等书,皆有论治疫病的理论和方药记载。

中医内科学中风、虚劳、鼓胀、噎膈等疑难杂病,在本书编写前所著《中医诊治疑难杂病》一书中已作详细介绍,兹不赘述;本书对咳嗽、喘证、呕吐、泄泻等常见疾病作了简明论述。传承精华,正宗创新,结合临床,抒以己见,勤求古训,博采新知,整理旧稿,撰写新篇,反复修改,数易其稿,辑成本书,取名《中医诊治常见疾病》。

本书写成,感谢各级党、政领导亲切的关怀,各位老师谆谆的教诲,同志们耐心的帮助。鉴于笔者才疏学浅,错漏之处在所难免,祈盼读者斧正。

编者
2021 年 6 月